LUZIFER
VERLAG

NICCI BARSINI

ÜBER DAUERN

THRILLER

LUZIFER
VERLAG

Deutsche Erstausgabe

www.luzifer-verlag.de

Umschlag: Michael Schubert | Luzifer-Verlag
Printed in Germany

Dieses Buch wurde nach Dudenempfehlung (Stand 2023) lektoriert.

ISBN: 978-3-95835-793-8

Bibliografische Information der Deutschen Nationalbibliothek:
Die Deutsche Nationalbibliothek verzeichnet diese Publikation in der Deutschen Nationalbibliografie; detaillierte bibliografische Daten sind im Internet über http://dnb.d-nb.de abrufbar.

Pour ma petite Roquette de montagne,
pour être toujours près de toi avec tout mon cœur.

TAG 1

Der azurblaue Himmel zeichnet eine kontrastreiche Linie zum warmen, rötlichen Sand auf dem Boden seitlich der Straße. Die Farben sind strahlend und klar. William genießt diesen Anblick. Die Ruhe, die endlose Weite und den Frieden, den die Wüste ausstrahlt. Täglich auf der Autofahrt zur Arbeit genießt er dieses hinreißende Bild, das nie an Reiz verliert. Er liebt die Wüste, besonders hier in der Nähe des Four Corners Monument, welches die kreuzförmige Grenze der Staaten Utah, Colorado, Arizona und New Mexico bildet.

Es ist eine große Touristenattraktion im Mittleren Westen. Die einzige in dieser Gegend, um genau zu sein. Ursprünglich stammt William aus Phoenix, einer Großstadt in Arizona, in der er auch Maschinenbau studierte. Nach dem Studium zog es ihn in direkt in diese abgelegene Gegend, beziehungsweise war es vielmehr seine damalige Ehefrau. Ihre Familie kam von hier und sie wollte gern zurückkehren, also zogen sie in ein malerisches Haus in Waterflow und er bekam eine Stelle auf dem kleinen Flughafen in Cortez. Dort arbeitet er heute noch immer, er wohnt auch noch in dem Städtchen Waterflow, jedoch in einem anderen, nicht ganz so hübschen Haus und er lebt nun alleine. Die Scheidung kam knapp zwei Jahre nach der Hochzeit und für ihn vollkommen überraschend. Seither besteht sein Leben im Grunde nur noch aus arbeiten und Auto fahren. Zumindest denkt William das manchmal bitter, so wie heute, als er in seinem Wagen sitzt und auf dem Weg zur Spätschicht am Flughafen ist.

Er liebt die Wüste, ja, aber er hasst die Zeit zum Nachdenken, die sich bei der Autofahrt jedes Mal bietet. Seit der Trennung versucht William derartige Gedanken zu verdrängen, sich ihnen einfach gar nicht hinzugeben. Aber das funktioniert nicht mehr. »Es funktioniert nicht!«, spricht er laut aus und schüttelt den Kopf. Er muss jetzt endlich etwas ändern in seinem Leben, so oft spielte er mit diesem Gedanken bereits und blieb anschließend untätig. Er sollte wegziehen, vielleicht wieder nach Phoenix, an den Stadtrand, wo es etwas ruhiger ist und man die Wüste sehen kann. Hier gibt es doch nichts mehr für ihn. Zwar mag er seinen Job am Flughafen sehr, seine Kollegen auch, aber dauerhaft reicht das nicht aus. Er muss etwas verändern, sonst wird es für immer genauso bleiben wie in den vergangenen Monaten. Tagein, tagaus. Und das will er auf gar keinen Fall. Lange genug schiebt er den nächsten Schritt in seinem Leben schon vor sich her.

William atmet laut durch die Nase aus, presst die Lippen aufeinander und nickt. Er wird etwas ändern, das hat er nun beschlossen. Gleich heute Abend wird er anfangen. Er wird … William kann den Gedanken nicht mehr zu Ende führen. Von einer Sekunde auf die nächste tritt eine Frau hinter einem hohen Kreosotbusch auf die Fahrbahn. William beginnt reflexartig und unverzüglich mit einer Vollbremsung. Er registriert noch, wie sich die Frau, ohne sich umzusehen oder ihre Schritte zu verlangsamen, weiter auf die Straße bewegt. Ihr Gesicht ist blutüberströmt, ihr helles T-Shirt rot durchtränkt. Sie geht mit grobmotorischen Schritten vorwärts. Ich werde es nicht schaffen, denkt William, ich werde sie anfahren. Die Sekunden vergehen quälend langsam. Die Erschütterung durch den Aufprall ist heftiger, als William erwartet hatte. Die Frau wird für einen kurzen Augenblick auf die Kühlerhaube seines Wagens gehoben, bevor sie seitlich nach rechts von der Windschutzscheibe hinunter auf den Asphalt fällt und sich der leblose Körper noch einige Male Richtung Fahrbahnrand überschlägt. Auf der Windschutzscheibe klebt so viel dickflüssiges Blut, dass William kaum noch durchsehen kann. Sein Escalade kommt einige Meter weiter zum Stehen, er reißt die Wagentür auf und läuft zurück. Am Straßenrand liegt sie auf dem Bauch, ganz bewegungslos. Der zierliche Körper ist rot gefärbt. Die Arme und Beine sind in einem merkwürdigen Winkel vom Körper abgespreizt, der Kopf liegt auf der Seite. Er ist zu William gewandt, jedoch ist es unmöglich, Gesichtszüge oder Anzeichen von Leben in ihm zu erkennen. Das Gesicht und der Kopf sind derart mit Blut überzogen, dass er nicht einmal ihre Haarfarbe schätzen könnte. Ob sie noch lebt? William geht noch näher heran. Atembewegungen kann er nicht erkennen. Nach der dumpfen Ungläubigkeit über das soeben Passierte überfällt ihn jetzt die blanke Panik. Beim Herausziehen seines Mobiltelefons fällt es ihm aus der Hand auf den Asphalt der Fahrbahn, er hebt es auf und stellt erleichtert fest, dass es noch funktioniert. Er wählt 911, den Notruf, und geht im Kopf durch, wo genau er sich befindet und was er sagen muss.

»911, was ist ihr Notfall?«, klingt eine weibliche Stimme aus dem Telefon.

»Es gab einen Unfall, ich habe eine Frau angefahren, sie ist sehr stark verletzt, vielleicht sogar tot. Wir sind auf dem Highway 160, etwa zehn Kilometer südlich von Cortez. Bitte schicken Sie schnell Hilfe!«, ruft er aufgeregt.

»Bleiben Sie ganz ruhig«, sagt die Frau am Telefon absurd gelassen. »Ein Rettungswagen aus Cortez ist jetzt unterwegs. Bitte bewahren Sie Ruhe.«

»Was soll ich denn jetzt machen?«, kreischt William. Seine Stimme bricht beim letzten Wort weg. Nachdem er das Was und Wo beim Notruf genau vermitteln konnte, verlassen ihn nun die Nerven.

»Bringen Sie das Unfallopfer in die stabile Seitenlage und sichern Sie den Unfallort ab. Und stehen Sie um Himmels willen nicht auf der Straße herum!«, sprudelt die Frau weiter.

William hat Mühe, ihr gedanklich zu folgen. Stabile Seitenlage. Das kann er. Eigentlich. Aber nun liegt hier ein so schwer verletzter Mensch vor ihm. Er hat Angst den Körper zu berühren und damit alles noch viel schlimmer zu machen. Er schiebt sein Telefon in die Hosentasche. Das ist doch alles nicht wahr, denkt er, während er, so behutsam es nur geht, die Frau auf die Seite dreht, sowie Arme und Beine zum Stabilisieren platziert. Auch jetzt, ganz dicht an der Frau, kann William nicht mit Gewissheit sagen, ob sie noch atmet. Eine Mischung aus fürchterlicher Übelkeit und plötzlicher Erschöpfung überfällt ihn. Beim Aufrichten wird ihm kurz schwindelig. Er geht zum Kofferraum und greift nach dem Warndreieck und dem Verbandskasten. Das Warndreieck stellt er einige Meter hinter der liegenden Frau auf, obwohl er das für unnötig hält, hier ist weit und breit kein Mensch und auch kein Auto. Den Verbandskasten öffnet er und sieht starr hinein. Nachdem er eine Ewigkeit hineingestarrt hat, zumindest kommt es ihm so vor, nimmt der die Rettungsdecke hinaus und überlegt unschlüssig und überfordert, ob er diese auspacken und der verletzten Frau umlegen soll. In diesem Augenblick hört er, wie in der Ferne der Rettungswagen auf der Straße rasch heranfährt. Er blickt Richtung Norden und kann ihn bereits erkennen. Er fuchtelt mit den Armen und schreit: »Hier! Hier!«. Dann bemerkt er schnell, wie sinnlos das Rufen ist, und beschränkt sich auf das Winken.

Eine knappe Minute später bremst der Rettungswagen neben ihm, zwei Männer steigen aus und sind mit wenigen, schnellen Schritten bei der verletzten Frau. William stellt sich daneben, wohl wissend, dass er ab jetzt nichts mehr zu ihrer Rettung beitragen kann. Vielleicht hat er sie bei der Kollision bereits getötet? Er nahm keine Atembewegung bei der Frau wahr, nichts, was nach einem Lebenszeichen aussah.

»Was ist passiert?«, fragt einer der Sanitäter, ohne zu William aufzublicken.

»Sie ist auf die Straße gelaufen. Ich konnte nicht mehr bremsen.«

»Kennen Sie die Person?«, will er wissen.

»Nein.«

»Und die Frau ist einfach auf die Straße gelaufen?«

Der Sanitäter blickt sich kurz in der einsamen Landschaft um.

»Ja«, antwortet William.

War es nicht offensichtlich, was geschehen war?

»Treten Sie bitte an den Seitenstreifen und warten Sie dort auf den Sheriff!«

Auf den Sheriff, wiederholt William in Gedanken. Er tritt noch einige Schritte zur Seite und sieht die Straße auf und ab. Es war nichts und niemand zu erkennen. Er blickt wieder auf die verletzte Frau, nun umringt von den beiden Sanitätern.

»Da ist ein schwacher Puls«, sagt der eine.

Gott sei Dank! William macht noch einen Schritt nach hinten, dieses Mal nicht mit Absicht. Er muss sich kurz auf seine Beine konzentrieren, auch sein Oberkörper hat eine leichte Schieflage.

»Der kippt gleich um«, bemerkt einer der Rettungskräfte mit einer Kopfbewegung in seine Richtung.

William versucht stillzustehen. Er nimmt nun ein blaues, flackerndes Licht wahr. Erst einen Moment später realisiert er den vor ihm stehenden Explorer des Sheriffs.

Ein rundlicher Mann in Uniform, etwa Ende fünfzig, schätzt William, bewegt sich gemächlich auf ihn zu. Auf der Beifahrerseite springt eine dunkelhaarige Frau in Uniform aus dem Wagen, sie hält einige Gegenstände in den Händen. Blitzschnell und routiniert ist sie dabei, Fotos vom Unfallort zu machen. Sie benutzt einen länglichen Gegenstand als Maß, zwischendurch spricht sie in ein Diktiergerät. Der Sheriff unterhält sich unterdessen mit den Sanitätern, welche die verletzte Frau bereits auf eine Tragbahre gelegt haben und dabei sind, diese in den Rettungswagen zu transportieren. Nun kommt der Sheriff auf ihn zu.

»Guten Tag, Sheriff Miller«, stellt er sich vor. »Das da ist Deputy Ramirez.« Der Sheriff macht eine halb ausgeführte Zeigegeste zu der uniformierten Frau mit dem schwarzen Zopf hinüber. »Und Sie sind?«

»William Harold Birch Jr.«, antwortet William und merkt sofort, dass er nicht einmal einen guten Tag wünschte.

»Gut, William Harold Birch Jr., dann steigen Sie mal ein.« Sheriff Miller sieht zu seinem Auto hinüber.

»Ich?« Mit dieser Aufforderung rechnete er nicht. »Und mein Wagen?«, möchte er wissen.

»Der wird abgeschleppt. Der ist ja vielleicht gar nicht mehr verkehrstauglich.«

Der Sheriff sieht William nun direkt in die Augen.

»Und fahren sollten Sie besser auch nicht mehr«, fügt er streng hinzu.

William bewegt sich langsam und noch leicht unsicher hinüber zum Fahrzeug des Sheriffs. Natürlich kann er jetzt nicht mehr weiterfahren. Was dachte er sich denn? Dass er zum Flughafen fährt und ohne Weiteres mit seiner Arbeit beginnt?

Er setzt sich auf die Rückbank. Obwohl es im Wagen unangenehm nach Zigarettenrauch riecht, tut es ihm gerade so gut zu sitzen und sich anlehnen zu können. Regungslos wartet er, die Augen halb geschlossen. Er kann nicht einschätzen, wie lange es dauert, bis der Rettungswagen abfährt und Deputy Ramirez die Dokumentation des Unfalls beendet. Durch das Zuschlagen einer Autotür wird William schließlich wieder aufmerksam. Ein Abschleppwagen nähert sich bereits. Sheriff Miller grüßt den Fahrer mit einer Handgeste und den Worten: »Tag, Eric!«

Dann startet er den Motor.

Auf der Fahrt fällt William mindestens zweimal in einen unruhigen Sekundenschlaf. Vor dem kleinen Sheriffs-Department in Cortez hält Sheriff Miller. William erkennt das Gebäude. Von der Straße, die er täglich zum Flughafen nimmt, kann er es regelmäßig sehen. Beim Aussteigen hilft ihm Deputy Ramirez, eine freundlich aussehende Frau in den Vierzigern. Im Büro angekommen, befördert sie ihn auf einen Stuhl und drückt ihm eine kleine Flasche Wasser in die Hand. »Ich gucke mal, ob wir noch etwas Nervennahrung für Sie auftreiben können«, sagt sie lächelnd und kehrt wenig später mit einer Tasse Kaffee und einem eingeschweißten Donut zurück. Danach sitzt sie sofort am Computer und tippt. Ihr Schreibtisch steht gegenüber dem des Sheriffs. Das Department ist so klein, dass es nur aus einem Büroraum besteht. Die Einrichtung ist zweckmäßig und schon etwas in die Jahre gekommen, an den Wänden hängen abgewetzte Landkarten und Flaggen von Colorado und von Montezuma County. Rich tig, wird William klar, hier sind wir ja schon in Colorado. Er nimmt einige Schlucke Wasser und isst den glasierten Donut, ohne zu pausieren, so nötig hat er die Kohlenhydrate. Sheriff Miller lässt sich mit einem leichten Stöhnen in seinen

Schreibtischsessel nieder und stellt seine Kaffeetasse auf den unordentlichen Tisch.

»Du machst den Schreibkram, Theresa?«

Auf eine Antwort scheint Sheriff Miller nicht zu warten.

»Also, sagen Sie doch nochmal Ihren Namen und das Geburtsdatum und so für das Protokoll«, fordert er William auf.

»Mein Name ist William Harold Birch Jr. und ich wurde am 20. Juli 1994 in Phoenix, Arizona geboren. Ich wohne zurzeit in der Main Street 178 in Waterflow, New Mexico. Das ist in San Juan County, nördlich des Navajo Reservats.«

»Ja. Verheiratet? Familie?« Der Sheriff nimmt sich seine Tasse und streckt die Beine aus.

»Geschieden. Keine Kinder.«

»Und wo wollten Sie gerade hin, als der Unfall passierte?«, fragt er und nippt zwischendurch an seinem Kaffee.

»Nach Cortez zum Flughafen. Ich arbeite dort«, fügt William noch hinzu.

»Ok«, gibt Sheriff Miller zurück und scheint zu überlegen, was er anschließend noch fragen könnte oder sollte. Er trinkt noch einen Schluck Kaffee, um sich mehr Zeit zum Nachdenken zu verschaffen.

Deputy Ramirez hilft ihm aus der Verlegenheit: »Bitte schildern Sie uns den Hergang des Unfalls von Anfang an und so detailreich wie möglich.«

Sie blickt William direkt und ermutigend an.

»Nehmen Sie sich Zeit.« Sie lächelt erneut.

William trinkt von seinem Kaffee, bevor er beginnt. Zwar kommt ihm diese Geste etwas theatralisch vor, aber er fühlt, dass er jetzt jede Energie braucht, die er bekommen kann.

»Ich fuhr wie jeden Tag zur Arbeit von Waterflow nach Cortez. Kurz hinter dem Navajo Reservat ist es passiert. Ich habe zwar auf die Straße gesehen, aber die Frau konnte ich erst im letzten Augenblick erkennen, weil sie hinter einem Kreosotbusch auf die Fahrbahn lief. Ich habe sofort gebremst, wirklich, aber es war zu spät.«

Unbewusst schluckt er.

»Es war merkwürdig, weil die Frau ohne zu gucken auf die Straße kam. Sie war auch schon vor dem Unfall verletzt, ihr Gesicht war bereits voller Blut.«

Deputy Ramirez wirft Sheriff Miller einen kurzen, scharfen Blick zu.

»War die Frau auf der Flucht vor jemandem?«, hakt sie nach. »Haben Sie noch jemanden beobachtet?«

»Nein. Zumindest habe ich niemanden gesehen. Die Gegend ist eigentlich leicht zu überblicken, nur ein paar kleinere Felsen und Büsche und ansonsten ziemlich flach.«

Deputy Ramirez verzieht den Mund nachdenklich zur Seite.

»Fahren Sie fort, bitte. Was geschah nach der Kollision?«

So genau wie möglich schildert William den Ablauf.

»Ich hoffe, ich habe mich richtig verhalten«, fügt er zum Schluss fragend hinzu.

»Natürlich. Seien Sie unbesorgt. Das hier ist nur Routine.« Nach einem längeren Blick in sein verzweifeltes Gesicht ergänzt sie: »Das Unfallopfer wurde in die Southwest Memorial Klinik in Cortez gebracht. Wir warten auf Neuigkeiten. Wenn welche eintreffen, gebe ich Ihnen Bescheid, wie es der Frau geht. Ich bringe Sie gleich nach Hause, Sie sollten sich heute ausruhen. Ich nehme noch Ihre Telefonnummer auf, damit wir Sie erreichen können.«

»Vielen Dank, das ist wirklich sehr freundlich.«

»Natürlich.«

Deputy Ramirez lächelt ihn kurz an und tippt danach die Telefonnummer in den Computer ein, die William ihr diktiert.

»Was für ein Morgen!«, bemerkt Sheriff Miller und macht es sich zunehmend bequem, indem er seine Füße auf dem Schreibtisch ablegt und seinen Oberkörper einmal ausgiebig streckt.

Deputy Ramirez nimmt nun, nachdem sie den Unfallzeugen vor seinem Haus abgesetzt hat, Platz auf ihrem Schreibtischstuhl im Department.

»Die Sache ist doch merkwürdig!«

In ihrer Stimme schwingt ein Unterton mit, den Sheriff Miller nicht ganz definieren kann.

»Wie meinst du das? Der Zeuge war doch glaubhaft.«

»Nicht der Zeuge!«, gibt Deputy Ramirez ungeduldig zurück. »Wo kommt diese Frau her?«

»Sie hatte keine Papiere bei sich.«

Der Sheriff sieht in seine Tasse, um die Menge des verbleibenden Kaffees zu schätzen.

»Das meine ich nicht. Was macht eine Frau ganz alleine in der Wüste? Ohne Auto oder Motorrad oder was auch immer? Ohne Sonnenschutz und Trinkwasser? Und dann war sie auch bereits verletzt, laut dem Zeugen Birch. Das ist doch komisch!«

Sie sieht Sheriff Miller erwartungsvoll an.

»Ja.«

Deputy Ramirez lässt nicht locker: »Wir müssen das nochmal untersuchen.«

»Wozu? Sobald die Frau zu sich kommt, kann sie diese Fragen alle beantworten. Da müssen wir jetzt nicht durch die Wüste fahren, bei der Mittagshitze. Und das auch noch Ende Juli!«

Verärgert schüttelt er den Kopf.

»Aber eventuell wacht die Frau nicht mehr auf. Sie haben sie doch gesehen, sie sah schlimm aus. Es gibt doch einen Grund, warum diese Frau in dem Zustand alleine im Nirgendwo der Wüste herumirrt!«

Der Gesichtsausdruck von Sheriff Miller verrät nicht viel über seine Gedankentätigkeit.

»Muss ich Sie daran erinnern, Sheriff, dass es höchstwahrscheinlich einen nicht geschnappten Serienmörder in dieser Gegend gibt?«

Fassungslos wirft sie die Hände hoch.

»Moment mal! Es ist nicht erwiesen, dass es sich um einen Serienkiller handelt. Es gibt noch nicht mal eine einzige Leiche. Und wo der herkommt oder wohnt ist doch auch nicht sicher. Oder soll eine Person für all die verschwundenen Personen hier im ganzen Mittleren Westen verantwortlich sein? Das ist doch Blödsinn!«

Die Augenbrauen von Deputy Ramirez ziehen sich zusammen und sie spricht etwas lauter als zuvor weiter: »Aber es sind so viele Frauen verschwunden in den letzten Jahren. Keine ist wieder aufgetaucht. Was bedeutet das wohl? Und das alles im Umkreis von hier. Alle Vermissten stammen aus den Bundesstaaten Utah, Arizona, Colorado und New Mexico. Die Presse nennt ihn deshalb schließlich auch den Four-State-Killer.«

Sheriff Miller winkt ab und rollt die Augen.

»Die Presse! Bitte! Du darfst nicht alles glauben, was die schreiben. Und außerdem: Was willst du machen? Durch die Wüste fahren? Wie weit? Wo hin? Das macht doch gar keinen Sinn!«

Deputy Ramirez presst die Lippen zusammen und fixiert den Sheriff mit ihren dunkelbraunen Augen. Jetzt bloß nichts sagen, was du später bereuen wirst, befiehlt sie sich. Am liebsten würde sie rufen: Sie sind ein fauler, dummer, sexistischer Mann, der mich die ganze Arbeit erledigen lässt, während Sie Privatgespräche am Telefon führen und sich von mir Kaffee servieren lassen. Das Einzige, was Sie tun, ist einmal im Jahr das Fest der Freiwilligen Feuerwehr hier im Ort zu eröffnen!

Oft hat sich Deputy Ramirez einen anderen Sheriff oder zumindest einen weiteren Kollegen oder eine weitere Kollegin herbeigesehnt, doch seit nunmehr drei Jahren arbeiten sie schon in dieser Konstellation. Eines Tages würde sie noch verrückt werden, vielleicht sogar heute bereits.

Doch anstatt den Sheriff anzugehen, fährt sie diplomatisch fort: »Sheriff, Sie müssen doch nicht einmal das Department verlassen, um die Gegend abzusuchen. Wir haben doch neuerdings diese Drohne mit der Kamera. Ich kann in die Wüste fahren und sie dort fliegen lassen.«

Diese Drohne hat Sheriff Miller schon ein paar Male wie ein Spielzeug durch Cortez fliegen lassen. »Zur Probe«, so sagte er jedenfalls seinerzeit.

»Die Drohne!«

Der freudige Klang in seiner Stimme verrät, dass ihm die Existenz dieser nun erst wieder in den Sinn kommt.

Deputy Ramirez zieht die Augenbrauen fragend hoch. »Na?«

»Ja, das lässt sich durchaus realisieren«, gibt er zurück, in seiner Ausdrucksweise sehr darauf bedacht, sein Gesicht nicht noch mehr zu verlieren.

Die im Department verfügbare Drohne, die einen deutlichen Gegensatz zur ansonsten eher einfachen, veralteten Ausrüstung bildet, hat eine Reichweite von ungefähr acht Kilometern. Sheriff Miller und Deputy Ramirez beschließen, sich zur Unfallstelle zu begeben und von dort aus querfeldein ein paar Kilometer östlich in die Wüste zu fahren, um einen möglichst großen Radius abdecken zu können. Vom Department aus brauchen sie etwa zehn Minuten zu der Stelle, an dem sich der Unfall ereignet hat und noch einmal eine Viertelstunde durch die Wüste. Es ist nun bereits Mittag, die Sonne steht in voller Kraft am Himmel und wirft ihre Strahlen erbarmungslos auf die heiße, staubtrockene Erde. Hier könnte ich nicht einen einzigen Kilometer laufen, ist Deputy Ramirez sich sicher, als sie konzentriert aus den Fenstern des Wagens sieht. Es gibt hier jede Menge roten Sand, Felsen, Kakteen und Büsche. Doch nicht den geringsten Hinweis auf eine menschliche Spur. Die Tatsache, dass das Unfallopfer hier zu Fuß umhergeirrt sein soll, hält sie für unvorstellbar. Warum hat die Frau das gemacht? Dafür muss es einen triftigen Grund geben. Und dieser Grund ist ganz gewiss kein harmloser.

»Am besten bleiben wir im Wagen, wegen der Klimaanlage«, schlägt Sheriff Miller vor und unterbricht sie so in ihren Gedanken. Der Explorer stoppt. Zum Equipment gehört ein kleines Tablet, auf welches die Bilder der Drohne übertragen werden. »Eine Funktion zum Aufzeichnen gibt es nicht«, erklärt der Sheriff. Deputy Ramirez ist geradezu beeindruckt, wie kundig und zügig der Sheriff die Drohne und das Tablet bedient. Er verlässt kurz den Wagen, um die Drohne auf der Kühlerhaube zu positionieren. Wahrscheinlich ist es bei einem einzigen Probeflug nicht geblieben, folgert Deputy Ramirez süffisant. Dank der Erfahrung von Sheriff Millers Probe-Rundflügen gelingt es ihm schnell, die Drohne in die Luft zu bringen. Das Bild der Kamera wird auf dem Bildschirm des Tablets wiedergegeben, Deputy Ramirez dreht ihren Oberkörper dichter zu Sheriff Miller, um besser darauf blicken zu können. Sheriff Miller steuert die Drohne in östliche Richtung in etwa zwanzig Metern Höhe über dem Boden. Von diesem Abstand aus hat man einen guten Überblick, merkt Deputy Ramirez. Die Sonne brennt förmlich auf dem rötlichen Sand und den vereinzelten, dunkelgrünen Büschen auf dem Boden. Hier und dort charakterisieren einige kleine, zerklüftete Felsen die Landschaft. Die Drohne bewegt sich weiter nach Osten. In einer Anzeige auf dem Bildschirm sieht sie, wo genau die Drohne sich befindet, die

Koordinaten geben dies an. Inzwischen flog die Drohne circa fünf Kilometer. Aber zu sehen gibt es auf dem Bildschirm stets das Gleiche. Deputy Ramirez strengt ihre Augen, die vom Betrachten des Bildschirms langsam ermüden, nochmal an. Sie versucht sich auf alles zu konzentrieren, das vom üblichen Bild abweicht. Vielleicht liegengebliebene Kleidung oder ein verlassenes Fahrzeug. Aber nichts. Nur Wüste, so weit das Auge reicht.

»Eventuell ist das Unfallopfer auch diagonal zum Unfallort gelaufen«, schlägt sie vor. »Wir sollten den ganzen Umkreis abfliegen.«

Sheriff Miller wirft einen Blick auf seine Armbanduhr: »Zeit genug haben wir ja noch.«

Knapp zwei Stunden und unzählige virtuelle Kilometer später stöhnt Sheriff Miller auf und streckt seinen Rücken, ohne die Finger vom Control Pad der Drohne zu lassen.

»Nichts. Ich fliege zurück.«

Deputy Ramirez ist nun auch erschöpft vom stundenlangen, ergebnislosen Suchen auf dem kleinen Bildschirm. Sie steigt aus, um ihren verkrampften Körper für einen Augenblick zu bewegen.

»Das kann doch nicht sein! Die Frau ist doch nicht einfach so vom Himmel gefallen!«, platzt sie heraus, als sie wieder im Wagen Platz nimmt.

»Hmm«, macht Sheriff Miller nachdenklich. »Wir fahren zurück ins Department. Ruf du im Krankenhaus an, versuche herauszufinden, wie es der Frau geht und ob sie reden kann, ob die Identität festzustellen ist. Und wir brauchen ihre Kleidung. Das sollen die in eine Plastiktüte packen und du holst es heute noch ab. Wir werden die Sachen morgen früh brauchen. Ich kümmere mich um einen Suchtrupp mit Spürhunden. Morgen suchen wir weiter.«

In seinem kleinen Haus am Rande von Waterflow wird William wieder wach. Es dämmert bereits und er kann die Einrichtung in seinem Schlafzimmer schemenhaft erkennen. Als Nächstes wird ihm bewusst, dass er durch das Klingeln seines Mobiltelefons aufgeweckt wurde. Er nimmt es aus seiner Hosentasche, wo es seit dem Unfall offensichtlich verblieben war, und meldet sich mit seinem Nachnamen.

»Guten Abend Mr. Birch, hier spricht Deputy Ramirez aus dem Sheriffs-Department in Cortez.«

William ist sofort wieder hellwach und setzt sich im Bett auf.

»Guten Abend«, erwidert er.

»Ich rufe Sie an, um Ihnen mitzuteilen, dass das Unfallopfer im Krankenhaus versorgt wurde. Die Verletzungen sind schwer, so dass die Frau nicht bei Bewusstsein ist. Der Arzt sagt, er könne noch keine Prognose abgeben, aber momentan ist die Frau wohl stabil. Wir wissen noch nicht, wer sie ist. Wie geht es Ihnen?«

»Ähm, gut.«

»Haben Sie gegessen?«

»Noch nicht. Ich habe geschlafen.«

»Das ist gut. Und nun essen und trinken Sie noch ordentlich. Wenn es etwas Neues gibt, rufe ich Sie an. Schönen Abend noch!«

»Ja, danke Deputy Ramirez, das wünsche ich Ihnen auch.«

William blickt noch eine Weile regungslos in das halbdunkle Zimmer. Der Unfall kommt ihm so unwirklich vor und doch ist er passiert. Nachdem er am Vormittag zu Hause abgesetzt wurde, schaffte er es noch, seinen Vorgesetzten am Flughafen anzurufen. Bill war sehr bestürzt und gab William einige Tage frei, damit er sich erholen kann. Im Nachhinein ist William nun klar, wie verstört er sich wohl am Telefon anhörte. Eigentlich wollte er heute endlich damit beginnen, sein Leben zu verbessern und neu zu ordnen, wieder glücklich zu werden. Stattdessen wird alles noch schlimmer, das kann doch nicht wahr sein! Seine Augen füllen sich langsam aber sicher mit Tränen. Er denkt angestrengt über seinen nächsten Schritt nach, um jetzt nicht die Kontrolle zu verlieren: Morgen wird er ins Krankenhaus fahren und sich nach der Frau erkundigen. Er wird bei seiner Versicherung nachfragen, ob diese für die Behandlung aufkommt. Er wird alles unternehmen, um der verletzten Frau so gut es geht zu helfen. Und er wird hoffen und beten, dass sie sich wieder erholt. Denn wenn sie das nicht tun sollte, dann wird auch er sich nicht mehr erholen, dessen ist er sich sicher.

TAG 2

Deputy Ramirez streichelt Karl, den Deutschen Schäferhund, am Kopf und sucht lächelnd Augenkontakt zu Officer Atkins, dem Hundeführer der Polizei. Ihre strahlend weißen Zähne bilden einen starken Kontrast zu der gebräunten Haut ihres Gesichts.

»Und Sie sprechen wirklich Deutsch mit ihm?«, möchte sie wissen.

»Ja. Er wurde in Deutschland trainiert, und es geht schneller, wenn ich die deutschen Wörter lerne, als wenn er sich alle Kommandos noch einmal auf Englisch merken muss.«

»Das ist ja wirklich zu komisch!« Sie lacht laut und über das ganze Gesicht.

»In den USA sind ungefähr die Hälfte aller Polizeihunde Deutsche Schäferhunde. Einige wurden bereits trainiert aus Deutschland gekauft. So kommt das«, erklärt Officer Atkins.

»Er ist so ein lieber Kerl«, bemerkt sie.

Aus dem Augenwinkel nimmt sie den wertenden Blick des Sheriffs wahr. Sie lässt den Hund los und richtet sich wieder auf. Der Sheriff telefonierte am Tag zuvor, während sie die Kleidung des Unfallopfers aus dem Krankenhaus abholte, mit der State Police, der Staatspolizei des Staates Colorado sowie einem Mitarbeiter des United-States-Polizeihundeverbands. Er organisierte einen Spürhund samt Hundeführer für den heutigen Morgen. Zugetraut hatte sie ihm das eigentlich nicht. Doch hier stehen sie nun zu dritt am Unfallort. Ihre Finger umschließen den Griff der Plastiktüte, in der sich die Kleidung der verletzten Frau befindet.

Officer Atkins erklärt ihnen das Vorgehen: Karl nimmt durch die Kleider den Geruch der Zielperson auf, er und Karl gehen anschließend voraus. Sheriff Miller und Deputy Ramirez sollen mit einigem Abstand im Wagen langsam hinter Officer Atkins und seinem Diensthund herfahren. Notfalls haben er und der Hund so die Möglichkeit, im Auto den Rückweg anzutreten. Die Spurensuche ist körperlich sehr fordernd für Mensch und Tier, auch muss genug Trinkwasser mitgeführt werden und damit kann sich der Hundeführer nicht noch zusätzlich belasten. Officer Atkins nimmt Deputy Ramirez die Plastiktüte ab und öffnet sie. Er geht in die Hocke, um Karl das Aufnehmen des Geruchs zu erleichtern. Der Schäferhund steckt seinen Kopf bis zur Hälfte in die Tüte und vollzieht kurze und schnelle Atemzüge. Dann lässt der Hund von der Tüte ab und blickt Officer Atkins an.

»Such!«, befiehlt dieser laut auf deutscher Sprache.

Karl läuft los, den Kopf gesenkt und die lange Schnauze eine Hand breit über dem Erdboden haltend. Seine Schnüffelgeräusche sind noch einige Meter entfernt deutlich zu hören, während der Sheriff und sein Deputy in den Explorer steigen. Als Officer Atkins und Karl ungefähr zweihundert Meter Vorsprung haben, startet Sheriff Miller den Wagen und fährt mit Schrittgeschwindigkeit hinter den beiden her, die sich erstaunlich schnell bewegen.

»Und die im Krankenhaus konnten auch heute früh wirklich nichts sagen?«, vergewissert sich Sheriff Miller noch einmal bei Deputy Ramirez.

»Nein«, gibt sie zurück. »Keine Veränderung des Zustands, keine Hinweise auf die Identität. Ich habe ja gestern Abend noch die paar Angaben, die ich aus dem Krankenhaus zum Aussehen und geschätztem Alter, Größe und so, bekommen habe, in den Computer eingegeben, aber die passen zu keiner vermisst gemeldeten Frau in den vier Staaten. Niemand scheint sie bisher zu vermissen. Aber vielleicht kommt noch eine Anzeige rein.« Sie zuckt mit den Schultern, denn daran glaubt sie eigentlich nicht. Die Sache wird immer merkwürdiger, stellt sie fest. Hoffentlich finden wir heute eine Spur!

»Gestern im Krankenhaus habe ich auch ein Foto vom Gesicht der Frau gemacht und es zur Staatspolizei gemailt. Die können es durch das Gesichtserkennungsprogramm laufen lassen, eventuell ergibt das noch einen Hinweis auf die Identität des Unfallopfers.«

»Ja. Du musst diesen Birch nicht informieren, das ist dir klar, oder?« Der Sheriff klingt belehrend.

»Ja, schon, aber er hat mir so leidgetan«, rechtfertigt sie sich. »Er macht sich Vorwürfe.«

Nach einigen Kilometern, laut der Anzeige im Fahrzeug des Sheriffs sind es fünf, wird es Zeit für eine Pause. Officer Atkins holt für sich und den Hund Wasser aus dem Auto. Obwohl es noch früh am Morgen ist, breitet sich die Hitze bereits rasant aus. Die Sonnencreme fließt Officer Atkins, mit Schweiß gemischt, in kleinen, weißen Rinnsalen von der Stirn unter seiner Schirmmütze bis in den Kragen hinein.

»Ich habe was«, stöhnt er, nachdem er einige Schlucke Wasser genommen hatte.

Sheriff Miller und Deputy Ramirez schauen ihn mit großen, neugierigen Augen an. »Bluttropfen auf dem Sand. Ich habe Proben genommen. Karl hat die Spur noch, wir gehen gleich weiter.«

Deputy Ramirez und der Sheriff sehen sich an und scheinen unüblicherweise den gleichen Gedanken zu teilen.

Zurück im Fahrzeug ist sie ganz aufgeregt: »Ich wusste es doch! Äh, ich meine, wir hatten recht! Die Frau ist mitten durch die Wüste gegangen und hatte bereits eine Wunde. Vielleicht finden die beiden gleich noch mehr Spuren.«

»Das wäre gut, dann müsste ich mich beim County nicht für diesen Einsatz rechtfertigen, die stellen sich immer so an.«

Na, Hauptsache Ihre Prioritäten stimmen, spottet Deputy Ramirez gedanklich.

Nach zwei weiteren Pausen und etwa neun weiteren Kilometern bleiben Karl und Officer Atkins stehen.

»Das war's. Schicht im Schacht. Wir müssen umkehren. Das hält doch niemand mehr aus!« Sheriff Miller klingt so angestrengt und erschöpft, als sei er persönlich die Strecke zu Fuß gelaufen. Er parkt das Fahrzeug und sie verlassen es. Officer Atkins hebt den rechten Arm, in der linken Hand hält er Karls Leine, der nun fürchterlich anschlägt.

»Warum bellt der Köter so?« Sheriff Miller verzieht das Gesicht.

Deputy Ramirez spricht atemlos vor Anspannung: »Ich glaube, die haben was!«

William hält den üppigen, farbenfrohen Blumenstrauß vor seinem Körper, als er auf der Unfallstation der Southwest Memorial Klinik am Schalter der Station steht.

»Ja?« Die Krankenpflegerin sieht von ihrem Stuhl zu ihm auf, als sie seine Anwesenheit bemerkt.

»Guten Tag, mein Name ist William Birch. Ich möchte gern zu der Frau, die gestern eingeliefert wurde. Die, die den Autounfall hatte.«

»Gehören Sie zur Familie?«

»Nein. Ich habe sie angefahren.«

»Oh.«

Die Frau sieht ihm jetzt zum ersten Mal direkt in die Augen, dann wandert ihr Blick zurück auf den Bildschirm ihres Computers.

»Das geht eigentlich nicht, nur für die Familie.«

»Ist ihre Familie hier?«

»Nein.«

Diese Bemerkung wird sie nicht weiter ausführen, schätzt William.

»Aber könnte ich stattdessen vielleicht kurz … ich meine, wenn sie sonst keine Besucher bekommt. Bitte?«

William fixiert hoffnungsvoll den Blick der Krankenpflegerin.

Diese mustert ihn eine ganze Weile vom Scheitel bis zur Sohle und wieder zurück. Schwester Parker lässt sich bei diesem herzzerreißenden Anblick erweichen. Der Mann mit dem großen Blumenstrauß ist ungefähr Ende zwanzig und äußerst attraktiv. Dazu kommen noch diese schuldbewussten, wasserblauen Augen. Umrahmt wird sein Gesicht von dichten, goldblonden Haaren.

Nach einer gefühlten Ewigkeit, so nimmt es William zumindest wahr, erwidert sie: »Na gut, ganz kurz. Vasen sind da im Schrank.«

Sie deutet mit ihrer Blickrichtung zu einem halbhohen, grauen Schrank auf dem Flur. William nimmt eine weiße Vase heraus und füllt etwas Wasser aus dem Hahn des Waschbeckens zur Linken des Schranks hinein. Die Krankenpflegerin steht bereits hinter ihm, als er sich umdreht.

»Die Blumen müssen hier bleiben, die dürfen nicht aufs Zimmer. Wenn es ihr besser geht, bekommt sie sie. Da lang!«

Sie nimmt ihm unvermittelt die Vase ab, stellt diese auf den Schrank und geht vor. William folgt ihr einen langen, leeren Gang hinunter. Er hat das Gefühl, auf gar keinen Fall irgendetwas falsch machen zu dürfen, ansonsten würde er seinen Ausnahmebesuch verspielen.

»Nur eine Minute. Und nichts berühren!«, ermahnt sie ihn, während sie ihm eine Schutzmaske in die Hand drückt und bis zum Ende des Flures führt.

Sie deutet mit der Hand auf eine in die Wand eingelassene Glasscheibe. Hinter der großen Scheibe fallen Williams Augen sofort auf das Krankenbett, umringt von technischen Geräten, die teilweise blinken oder ein leises Geräusch von sich geben. Er hört die auditive Anzeige des Pulsschlags und sieht einen Monitor mit der Angabe der Herzfrequenz und des Blutdrucks. Das Bett, wie für Krankenbetten üblich, ist besonders hoch, um die Versorgung zu erleichtern. Jedoch sieht es, zusammen mit den zahlreichen Maschinen, die es umstellen, bedrohlich und riesig aus. Und die Frau zerbrechlich und winzig darin liegend, von Schläuchen übersät. Unwillkürlich schluckt William, als er es wagt, einen Schritt näherzutreten. Nun, da ihr Gesicht und ihr Haar vom Blut gesäubert sind, kann er ihre Gesichtszüge und die Haarfarbe ausmachen. Sie mag etwa sein Alter haben. Ihr schulterlanges Haar ist dunkelblond und leicht gewellt, das Gesicht von einer schlichten, unaufgeregten Schönheit. Über dem linken Auge ist eine große, geschwollene Platzwunde, welche lila verfärbt ist. Welche Farbe ihre Augen wohl haben? William würde der Krankenpflegerin gern alle möglichen Fragen stellen. Jedoch weiß er, dass er ihre Gunst nicht überstrapazieren darf. Die verletzte Frau liegt auf dem Rücken, das Gesicht zur Zimmerdecke gerichtet. Wie sie dort liegt, sieht sie so friedlich und unschuldig aus.

»So, das reicht«, reißt ihn die Pflegerin aus seinen Gedanken. »Gehen wir.«

»Haben Sie vielen Dank, Mrs. …«, er versucht schnell ihr Namensschild zu lesen, »… Parker.«

William probiert ein freundliches Lächeln zustande zu bringen, obwohl es ihm zurzeit gar nicht möglich scheint.

»Ist ok.«

Die Frau winkt ab und geht zügig zurück in Richtung Stationsschalter.

»Danke nochmal«, versichert William, als er sich an ihr vorbei zum Ausgang bewegt.

Die automatischen Türen öffnen sich und er gleitet hindurch. Draußen im grellen Tageslicht bleibt er stehen, stützt die Hände auf die Knie und holt tief Luft, um sich wieder zu fangen. Ein Ehepaar mittleren Alters, welches auf dem Weg zum Krankenhauseingang ist, hält inne und schaut ihn besorgt an.

»Alles wieder ok«, lügt William.

Das Paar zieht weiter. William hoffte im Vorhinein, der Besuch im Krankenhaus würde ihm helfen, ihn irgendwie beruhigen. Jedoch stellt er jetzt das Gegenteil fest. Er ist genauso schockiert und bestürzt wie gestern nach dem Unfall. Zurück im Auto verweilt er betroffen noch einige Minuten, bevor er den Mietwagen schließlich anlässt.

Deputy Ramirez und Sheriff Miller nähern sich dem Officer und seinem Diensthund. Eine Art Spannung liegt in der Luft, die das Atmen schwer macht und Umgebungsgeräusche ausblendet. Die Sonne strahlt sengend auf die Erde, die derart trocken ist, dass der Sand beim Gehen staubt. Die Haut auf den Unterarmen, die aus Deputy Ramirez' Uniform herausschauen, sticht unangenehm in der prallen Sonne.

»Was ist?«, ruft Sheriff Miller mit zusammengekniffenen Augen.

»Hier ist etwas.«

Officer Parker deutet auf einen schulterhohen Busch. Unter dem Busch lugt eine Art schmales Rohr aus Aluminium aus der staubigen Erde. Am Ende des Rohres, das circa vierzig Zentimeter herausragt, ist ein hellrotes Tuch oder Ähnliches hineingestopft. Sheriff Miller und Deputy Ramirez treten neben den Officer. Sie betrachten die Stelle gemeinsam, ohne sich weiter nach vorne zu bewegen. Deputy Ramirez mustert das Rohr ganz genau. Was ist das? Sie zieht die Augenbrauen zusammen und sammelt ihre Konzentration. Bis auf das herausstehende Rohr, das vielleicht einen Durchmesser von fünfzehn Zentimetern haben mag, scheint die Stelle unter dem Busch unauffällig. Aber nein! Neben dem Rohr ist die Erde auf der rechten Seite leicht aufgewühlt, nur ein bisschen, aber sie bemerkt den Unterschied, wenn sie genau hinsieht.

Sie zeigt mit dem Finger auf die Stelle: »Da rechts ist die Erde irgendwie anders.«

»Stimmt.«

Officer Atkins sticht mit seinem Suchstock hinein, jedoch stößt dieser direkt unter der Oberfläche auf etwas Hartes und erzeugt einen metallischen Klang.

»Da ist etwas darunter!«

Nun ist auch der Officer aufgeregt. Alle folgen dem Suchstock mit den Augen, der von Officer Atkins hin und her bewegt wird, um den Sand von einer Stelle zu entfernen. Auf einem kleinen Stück gelingt es, und so können sie das Metall erkennen, welches sich unter der dünnen Sandschicht verbirgt.

»Deputy Ramirez, können Sie sich Handschuhe holen und hier nachsehen, was genau das für ein Metallgegenstand ist?«

Deputy Ramirez muss nur in ihre Hosentasche greifen, schon hat sie die Handschuhe parat. Sie macht einen Schritt vorwärts, senkt ein Knie auf den Boden und streicht vorsichtig den Sand mit den behandschuhten Händen weiter zur Seite. Es kommt mehr und mehr Metall zum Vorschein. An einer Stelle ist, ebenfalls aus Metall, eine Art Griff angebracht.

Sie schiebt den Sand beiseite, immer mehr, bis der Gegenstand freigelegt ist.

Nun erkennen sie, was sie dort mitten in der Wüste entdeckt haben: Es ist eine Luke. Diese ist durch einen Klemmmechanismus verschlossen. Deputy Ramirez läuft der Schweiß über die Stirn. Sie atmet durch den Mund. Für einen Augenblick hat sie Angst, vor Anspannung und Hitze ohnmächtig zu werden.

»Was soll ich machen?«, haucht sie.

»Öffnen Sie vorsichtig und langsam die Luke«, fordert sie Officer Atkins auf, der Karl stramm an der kurzen Leine hält und mit der freien Hand nun seine Dienstwaffe zieht.

Karl starrt ebenfalls auf die Luke und sieht aus, als ob er jeden Moment losspringen würde. Sheriff Miller wirft einen Seitenblick auf Officer Atkins und scheint jetzt erst wieder richtig bei sich zu sein. Auch er nimmt nun seine Waffe aus dem Halfter und visiert die Luke an. In Deputy Ramirez' Kopf rasen die Gedanken: Ob gleich etwas oder jemand aus der Luke kommt? Was ist da drin, hier im Nirgendwo? Alle Versorgungsleitungen laufen doch an den Straßen. Zu ihrer Überraschung gehorchen ihr ihre Hände noch einwandfrei. Sie öffnet den Verschluss und umschließt den Griff mit der rechten Hand. Bevor sie die Luke anhebt, schaut sie sich um und vergewissert sich noch einmal, ob der Sheriff und Officer Atkins bereit sind. Anschließend öffnet sie die Luke, ganz langsam, den Oberkörper in gebückter Haltung. Es geht leichter, als sie erwartete. Bedächtig zieht sie weiter, ungefähr eine Handbreit ist inzwischen offen, da schlägt ihr ein Gestank entgegen, den sie niemals in ihrem Leben wieder vergessen wird. Während alles in ihrem Körper rebelliert und sie zügig das Erbrochene wieder runterschluckt, das zuvor reflexartig bis in ihre Mundhöhle aufgestiegen war, fokussiert sie sich auf das Festhalten des Griffes. Hinter ihr produzieren nun auch Officer Atkins und Sheriff Miller Geräusche, die ihre Abscheu und ihren Ekel widerspiegeln. Sie hört Schritte hinter sich, die sich entfernen, kurz bevor sie an den Würgegeräuschen die gequälte Stimme des Sheriffs erkennt.

Officer Atkins bleibt standhaft: »Öffnen Sie weiter.«

Deputy Ramirez bewegt die Luke mit der rechten Hand allmählich weiter auf, während sie mit der linken ihren Kragen vor Nase und Mund drückt. Jeder Millimeter ihrer Haut ist mit Schweiß bedeckt, noch nie hatte sie derart Angst in ihrem Leben. Als der Deckel fast halb angehoben ist, stellt sie irritiert die Beleuchtung unter der Luke fest. Warum ist da Licht? Der süßlich abstoßende Geruch intensiviert sich. Das Öffnen dieser Luke verlangt ihr körperlich und psychisch alles ab. Nachdem sie den Deckel um hundertachtzig Grad auf die andere Seite gelegt hat, bewegt sie ihren noch immer geschockten Körper rückwärts, weiterhin in der Hocke, damit Officer Atkins das beleuchtete Loch inspizieren kann. Was in Teufels Namen ist das? Ein Bunker? Mit einem Haufen Leichen darin? Deputy Ramirez schnaubt Luft mit Druck aus der Nase, um den widerlichen Geruch loszuwerden. Doch das scheint unmöglich. Reiß dich zusammen, sagt sie innerlich zu sich und richtet sich mit weichen Knien auf. Sie sieht Officer Atkins neben der geöffneten Luke stehen, er hält Karl auf Abstand zu dieser, die andere Hand mit der Waffe ist in die Öffnung gerichtet. Seine Augen sind weit aufgerissen, seine Unterlippe zittert leicht.

»Officer Atkins?« Deputy Ramirez zieht nun ebenfalls ihre Dienstwaffe.

»Ist okay, die können Sie wieder einstecken. Da unten sind alle tot.«

Für einen Moment spricht niemand ein Wort. Das Licht der Sonnenstrahlen ist grell und die Luft fühlt sich stickig, staubig und brütend an. Weit und breit ist keine Bewegung zu erkennen. Alles ist erstarrt.

Deputy Ramirez ging zwar davon aus, eventuell im Rahmen der Suche auf irgendetwas zu stoßen, jedoch rechnete sie im Leben nicht mit dem, was soeben passierte. Nach einigen Sekunden der Schockstarre ist es Officer Atkins, der sich als Erster sammelt. Mit bedächtigen Schritten bewegt er sich rückwärts von der geöffneten Luke weg.

Er sucht Blickkontakt mit Sheriff Miller und fordert ihn auf: »Rufen Sie bei der State Police in Denver an, die sind zuständig. Die sollen ein Ermittlungsteam und ein komplettes forensisches Team schicken, mit Rechtsmedizinern und forensischen Anthropologen. Wir machen hier nicht weiter, wir warten im Wagen.«

Mit einem Blick auf Deputy Ramirez versichert er sich, ob sie noch imstande ist zum Explorer zu laufen. Er kommt zu ihr, legt dann trostspendend und stützend den Arm um ihre Schultern. So gehen sie gemeinsam zum Fahrzeug.

TAG 3

Der Wecker, der sich auf dem Nachttisch von Deputy Ramirez befindet, beginnt ein nervtötendes Geräusch von sich zu geben. Augenblicklich stellt sie ihn aus, wach ist sie bereits eine ganze Weile. Schlaf konnte sie vergangene Nacht, nach diesem langen und entsetzlichen Tag kaum finden, so aufgewühlt war sie. Noch immer kommt ihr der geistige Tag wie ein Film im Fernsehen vor. Er war zu dramatisch, zu ereignisreich und zu entsetzlich, um wahr zu sein. Schlicht fernab ihrer Realität. Sie sieht auf die rechte Seite des Bettes, auf der ihr Mann noch immer tief und fest schläft. Ihm erzählte sie alles, als sie am Abend erschöpft und verstört zu Hause eintraf. Um den Tag zu verarbeiten, zumindest ein Stück weit. All die Dinge, die sie sah, roch und fühlte. Es war einfach zu viel gestern. Normalerweise besteht ihr dienstlicher Alltag daraus, Verkehrsdelikte aufzunehmen und Verwaltungsarbeiten zu erledigen. Das ist alles andere als aufregend und fordernd. Einen Mordfall, oder vielmehr mehrere Mordfälle, gab es hier im County noch nie, seit sie denken kann. Und dazu auch noch so scheußliche Morde.

Nachdem der Sheriff bei der State Police angerufen hatte, warteten sie im Explorer, bis die ersten Einsatzkräfte eintrafen.

Das Gelände um die Luke wurde großräumig abgesperrt und die Arbeiten der zahlreichen Forensiker nahmen ihren Anfang. Sheriff Miller, Officer Atkins und Deputy Ramirez wurden noch an Ort und Stelle befragt. Die Fragen waren sehr genau und differenziert, Deputy Ramirez musste ihre letzte Energie mobilisieren, um diese gewissenhaft beantworten zu können. Anschließend durften sie nach Hause fahren. Für heute ist morgens ein Termin im Sheriffs-Department zur internen Besprechung angesetzt, am Vormittag soll es eine kurze, erste Pressekonferenz vor dem Department geben. Du musst jetzt aufstehen und dich auf den Weg machen, befiehlt sie sich. Deputy Ramirez atmet noch einmal ganz tief ein und aus, sie schließt ihre dunklen, großen Augen währenddessen, bevor sie ihren noch immer erschöpften Körper aus dem Bett bewegt.

Es sind noch etwa fünfhundert Meter bis zu dem Gebäude, in dem sich das Departement befindet, dennoch ist die Aufregung und die Geschäftigkeit bereits zu sehen und zu spüren. Es parken fremde Einsatzfahrzeuge vor dem Haus, einige auch in Zivil. Auf der anderen Seite der schmalen Straße versammelten sich erste Reporter mit Kleinbussen, die eifrig dabei sind, die Ausrüstung auszuladen. Wie die Aasgeier, denkt Deputy Ramirez angewidert, als sie ihren roten Kleinwagen auf dem letzten verbleibenden Platz vor dem Department hält. Vor der Eingangstür stehen zwei Männer in Uniform und rauchen Zigaretten. Bei dem einen handelt es sich um den Sheriff. Sheriff Miller zündete stets im Büroraum seine Zigaretten an, aber vermutlich möchte er sich vor Publikum dann doch lieber an die Vorschriften halten und verlagert das Rauchen nach draußen.

»Morgen, Theresa.«

Zu ihrer Überraschung schenkt ihr der Sheriff ein breites Lächeln und sieht ihr direkt ins Gesicht. Er hält eine Tasse mit dampfendem Kaffee in der einen Hand. Bei dem Duft bekommt sie augenblicklich Appetit auf eine Tasse, während sie sich noch wundert, dass überhaupt Kaffee fertig ist, ohne ihn persönlich gekocht zu haben.

»In zehn Minuten fangen wir an, nimm dir doch vorher noch eine Tasse«, fordert er sie freundlich auf.

»Ok, danke.«

Irritiert geht sie weiter und drückt die Eingangstür auf. Den vertrauten, kleinen Büroraum erkennt sie kaum wieder. Es sind drei weitere, ihr unbekannte Männer anwesend, alle tragen Zivilkleidung. Zudem befinden sich jede Menge zusätzlicher Computer, andere Geräte und ein großes Smartboard im Raum. Es steht vor dem Fenster und ist derart ausladend, dass es nahezu das gesamte Tageslicht aussperrt und daher das elektrische Licht brennt. An einer Seite des Büroraumes ist ein großer Klapptisch samt Klappstühlen provisorisch als gemeinsamer Arbeitsplatz aufgestellt. Ein Mobiltelefon klingelt im hinteren Teil des Büros, ein Mann mit Halbglatze nimmt das Gespräch an. Die Wanduhr gibt ein wahrnehmbares Ticken von sich, als der Stundenzeiger auf die Sieben vorrückt. Deputy Ramirez' Augen fallen auf den Mann links neben ihr.

»Hallo, ich bin Agent Cooper«, stellt sich ein sympathisch und dynamisch aussehender Mann Mitte dreißig bei ihr vor, während er einen Schritt auf sie zugeht und seine Hand zur Begrüßung ausstreckt.

Agent, wiederholt Deputy Ramirez im Kopf. FBI? Das FBI ist hier? Dann ist es doch ein Bundesstaat übergreifender Fall.

»Angenehm, Deputy Theresa Ramirez.«

Sie lächelt und hofft, ihre Verunsicherung würde unbemerkt bleiben.

»Wir haben ein Chaos veranstaltet, nicht wahr?« Agent Cooper schaut sich im überfüllten Raum um. »Wir beginnen gleich, wenn Sheriff Miller und Officer Reach zurück sind. Bitte nehmen Sie doch Platz.« Er schiebt Unterlagen auf der Tischplatte zur Seite, um Platz zu schaffen: »Bitte sehr.«

»Geschätzte Kollegen, beginnen wir.«

Agent Cooper übernimmt das Wort, als sie vollzählig um den Tisch versammelt sind.

»Zuerst möchte ich alle miteinander bekannt machen. Zu meiner Rechten haben wir Mr. Strong, Leiter des Teams der Spurensicherung. Und das ist Dr. Benekee, der leitende Gerichtsmediziner«, fährt Agent Cooper mit einem Kopfnicken zum hageren Mann an seiner linken Seite fort, welcher freundlich durch seine dicken Brillengläser in die Runde schaut. »Bei dem Herrn dort drüben am Kopfende handelt es sich um Detective Reach von der State Police aus Colorado.«

Mit einem aufrichtigen Lächeln wendet er sich dem Sheriff und seinem Deputy zu, die auf der gegenüberliegenden Seite des Tisches Platz nahmen.

»Und natürlich wären wir alle nicht hier ohne die hervorragende Arbeit von Sheriff Miller und Deputy Ramirez.«

Er nickt ihnen wertschätzend zu.

»Ich bin Agent Cooper aus dem Federal Bureau of Investigation, von der Behörde aus Denver.«

Er nippt flüchtig von seinem Kaffee.

»Seit nun mehr als vier Jahren ist meine Behörde auf der Suche nach einer oder mehreren Personen, die für das spurlose Verschwinden von insgesamt zwölf jungen Frauen aus den Staaten Utah, Colorado, New Mexico und Arizona verantwortlich sind. Und mit spurlos meine ich: spurlos. Forensische Anhaltspunkte waren weder in den Häusern noch den Fahrzeugen der Vermissten zu finden, keine Hinweise auf Einbrüche oder dergleichen. Wir vermuten, dass der oder die Täter die Opfer von der Straße entführt haben und dass er oder sie eine Art Kleinbus oder größeres Fahrzeug benutzt haben, um die Frauen schnell vom Entführungsort zu entfernen. Auch gab es niemals Augenzeugen oder Überwachungsaufnahmen. Keine ergiebigen Hinweise aus der Bevölkerung. Vom ungefähren Zeitpunkt der Entführungen an waren keine Mobilfunkdaten der Opfer mehr verfügbar, die Geräte müssen zerstört worden sein. Kein erkennbarer Zusammenhang zwischen den Vermissten, alle stammen aus stabilen Elternhäusern, kein Drogenmissbrauch oder sonstige soziale oder psychische Auffälligkeiten. Leichname oder Kleidung wurden ebenfalls nicht gefunden. Bis gestern.«

Er blickt reihum in die ernsten Gesichter.

»Leider ist eine viel zu lange Zeit ins Land gestrichen, bevor sich das FBI eingeschaltet hat. Durch die Orte der mutmaßlichen Verbrechen, die in vier verschiedenen Bundesstaaten liegen, wurde die Verbindung der Fälle untereinander und der Verdacht, dass es sich hier um einen Serientäter handelt, erst zu einem späten Zeitpunkt in Betracht gezogen. Ich werde jetzt zusammenfassen, was Detective Reach und ich bisher an Informationen zusammengetragen haben. Die Umstände von der Entdeckung des Tatortes gestern am frühen Nachmittag sind ja inzwischen allen bekannt. Also: Es wurden drei weibliche Leichen in dem unterirdischen Raum geborgen, allesamt erst vor Kurzem verstorben. Eine einhundertprozentige Identifizierung steht noch aus, aber es handelt sich höchstwahrscheinlich um Carrie Davis, dreiundzwanzig, aus Moab, Utah, vermisst seit dem 26. Mai. Das zweite Opfer ist vermutlich Giulia Garcia, neunzehn, aus San Ysidro, New Mexico, vermisst gemeldet am 11. Juni. Das hat der Abgleich mit den Vermisstenanzeigen ergeben, wie gesagt, DNA und Gebissabgleiche laufen noch. Die dritte Frau heißt wahrscheinlich Tenaya Brown, vierundzwanzig, aus Flagstaff, Arizona. Die Vermissten-anzeige wurde am 19. Juli gestellt, also erst vor sechs Tagen. Der oder die Täter, ich kürze das ab jetzt mal mit der Täter ab, wenn niemand etwas dagegen hat, muss also bis vor Kurzem hier noch aktiv gewesen sein. Das ist eine ganz heiße Spur. Unter Umständen befindet er sich noch in der Umgebung, in kurz- bis mittellanger Reichweite zum Tatort. Wir nehmen an, er entführte die jungen Frauen, zu diesem Zweck fuhr er über eine der vier Staatsgrenzen, um seinen Wohnort möglichst gut zu kaschieren. Nachdem er das Opfer in seiner Gewalt hatte, brachte er es in sein unterirdisches Versteck. Dort suchte er seine Opfer regelmäßig auf. Vermutlich, so denken wir jedenfalls aktuell, gehen die weiteren neuen Vermisstenfälle, die weiter in der Zeitleiste zurückliegen, auch auf sein Konto.«

Agent Cooper richtet seinen Blick auf die Wand neben dem Tisch. Hier sind die Fotos der vermissten Frauen in zwei Reihen angebracht. Unter jedem Bild sind Name, Geburtsdatum, die letzte Meldeadresse sowie das Datum der gestellten Vermisstenanzeige vermerkt. Das jüngste Opfer war erst siebzehn Jahre alt, stellt Deputy Ramirez entsetzt fest. Vor drei Jahren und acht Monaten ist das Mädchen verschwunden. Die Fotografien wurden offensichtlich im Rahmen der Vermisstenmeldungen von den Familien gestellt. Auf diesen schauen die jungen Frauen in die Kamera und zeigen fröhlich ihr schönstes Lächeln. Betroffen sehen die sechs Ermittler auf die befestigten Bilder. Deputy Ramirez fühlt, wie sich ihr Magen zusammenzieht. Die Gesichter der Anderen am Tisch sind bleich und ernst, fast versteinert, wie sie bemerkt.

Nach einem langen Atemzug fährt Agent Cooper fort: »Leider müssen wir davon ausgehen, die Frauen nicht mehr lebend zu finden. Er hat sie mutmaßlich, nachdem er sie über Monate gefangen hielt und sie infolge der Misshandlungen und der unzureichenden Versorgung verstorben waren, irgendwo versteckt. Daher wird das Gelände um den Fundort jetzt großräumig abgesucht, da wir weitere tote Frauen in der Nähe vermuten.

Jetzt komme ich zu dem halbwegs erbaulichen Punkt in meiner Ausführung: Die Frau, die vorgestern auf dem Highway angefahren wurde, worauf die ganze Ermittlung ja erst ins Rollen kam, ordnen wir ebenfalls diesem Täter zu. Sie muss es irgendwie geschafft haben ihm zu entkommen, irrte danach panisch und verletzt durch die Wüste, auf der Suche nach Hilfe. Zurzeit nehmen wir an, dass ihr der Täter, zumindest vom Aussehen her, bekannt ist. Folglich handelt es sich bei der Frau um die einzig Überlebende und unsere wichtigste Zeugin. Unglücklicherweise wurde sie bei dem Unfall schwer verletzt und liegt momentan im künstlichen Koma. Wann wir sie vernehmen können, oder ob wir sie überhaupt jemals befragen können, steht deshalb nicht fest. Der behandelnde Arzt im Krankenhaus, Dr. Sherman, sicherte mir gestern zu, alles Menschenmögliche für sie zu tun. Sie bekäme die beste Behandlung rund um die Uhr. Sie hat wohl innere Verletzungen und diverse Knochenbrüche, außerdem eine ernstzunehmende Schädelverletzung. Das ist nach Angaben von Dr. Sherman durch den Unfall mit dem Auto verursacht worden. Sie ist aber wohl im Moment einigermaßen stabil. Hoffen wir alle, es bleibt dabei. Ältere Verletzungen konnten ebenso festgestellt werden.«

Er sieht auf seine auf dem Tisch liegenden Notizen.

»Dr. Sherman hat ältere Hämatome am gesamten Oberkörper und vaginale Verletzungen dokumentiert. Eine Platzwunde an der Stirn, die stark blutete, hatte sie bereits vor dem Unfall, wahrscheinlich wurde sie bei ihrer Flucht vom Täter verletzt.«

Kopfschüttelnd atmet Agent Cooper aus.

»Die arme Frau kann man nur bedauern.«

Er schluckt. Nach einer kurzen Pause spricht er weiter.

»Da wir annehmen, hier eine sehr bedeutende Zeugin zu haben, entschloss ich mich Polizeischutz für sie abzustellen. Ein Kollege oder eine Kollegin wird sich fortan vor ihrem Krankenzimmer aufhalten und sicherstellen, dass sie sich in Abschirmung befindet. Möglicherweise könnte der Täter von ihrer Einlieferung erfahren haben und würde versuchen sie zum Schweigen zu bringen, ehe sie ihn verraten kann. Außer Dr. Sherman und einem weiteren Arzt aus der Nachtschicht dürfen nur noch die beiden Krankenpflegerinnen, die ab sofort abwechselnd und ausschließlich für sie verantwortlich sind, das Krankenzimmer betreten. Je weniger Menschen da rein und raus gehen, desto übersichtlicher und einfacher für uns. Sie haben vorhin nochmal nach der Identität der Frau gefragt, Henry.«

Er dreht seinen Kopf zu Mr. Strong, dem Leiter der Spurensicherung mit der Halbglatze. »Leider noch nichts Neues. Wir haben noch immer keine Idee, um wen es sich bei unserer Zeugin handelt. Der Sheriff hat ja bereits Versuche unternommen mit der Gesichtserkennungssoftware, die sie in Denver haben. Ohne Ergebnis. Ich habe gestern noch eine Eingabe beim Programm CODIS veranlasst. Mit dem DNA-Profil der Frau und einer landesweiten Suche haben wir vielleicht mehr Erfolg, dachte ich. Aber enttäuschenderweise kam bisher ein Treffer zurück und davon gehe ich jetzt auch nicht mehr aus.«

Er fasst sich an die Stirn, als leide er an Kopfschmerzen.

»Okay, das ist alles, was wir zum jetzigen Zeitpunkt sagen können. Es ist nicht viel und das Meiste sind Annahmen, aber ich bin optimistisch einen guten Ausgangspunkt für dic Ermittlungen zu haben. Wir werden später bei der Pressemitteilung ein Foto der Zeugin zeigen, mit etwas Glück meldet sich jemand, der sie kennt. Bedeutend sind nun die Erkenntnisse der forensischen Disziplin und ob wir den

Täter so aufspüren können. Möchten Sie fortfahren, Mr. Strong?«

»Ja, selbstverständlich. Das Team steckt allerdings noch mitten in der Arbeit, jedoch konnten wir bereits einige wertvolle Erkenntnisse gewinnen. Ich beginne einmal mit den menschlichen Spuren: In dem unterirdischen Raum haben wir zahlreiche Fingerabdrücke und Teilabdrücke sicherstellen können. Jede Menge. Einige stammen von den drei tot aufgefundenen Opfern aus dem Raum, es sind auch bereits welche des Unfallopfers identifiziert worden. Das Team muss die übrigen noch bestimmen, wie gesagt, es waren viele Abdrücke vor Ort. Leider sind diese nur im Innenraum gefunden worden, nicht am Deckel außen, wo ich die Spuren des Täters vermuten würde. Wahrscheinlich wurden Handschuhe getragen oder der Bereich ist abgewischt worden. So, kommen wir zu den DNA-Spuren: Wir konnten ebenfalls eine Vielzahl von verschiedenen DNA-Spuren nachweisen. Drei meiner Mitarbeiter haben die halbe Nacht gearbeitet, um die Profile bestimmen zu können, jedoch sind wir noch lange nicht fertig. Ist einfach zu viel Arbeit auf einmal. Im Laufe des Tages wird es die ersten definitiven Ergebnisse geben, schätze ich. Meine Vermutung ist, dass vier der gefundenen Profile zu den vier bisher gefundenen Opfern passen. In den meisten Fällen der neun weiteren Vermissten liegen Vergleichsproben vor, welche die Familien damals zur Verfügung abgaben. Die haben wir angefordert und wenn sie eintreffen, können wir die Profile vergleichen. In der vergangenen Nacht konnten meine Mitarbeiter jedoch noch eine weitere, überaus bedeutsame Entdeckung machen.«

Während Mr. Strong noch einen tiefen Atemzug nimmt, sind alle Augenpaare am Tisch gespannt auf ihn gerichtet.

»Es handelt sich um dreizehn weibliche DNA-Profile und lediglich eine einzige männliche Spur. Für die besteht kein Eintrag bei CODIS, leider, habe ich sofort versucht.«

»Das muss der Täter sein!«, wirft Sheriff Miller ein, nachdem alle bereits diesen Gedanken gefasst hatten.

Mit nachdenklichem Gesichtsausdruck fragt Agent Cooper: »Also müssen wir derzeit davon ausgehen, es mit nur einem Täter zu tun zu haben, den wir nicht mal identifizieren können?«

»Zurzeit ja. Bedauerlicherweise«, gibt Mr. Strong etwas verhalten zurück. »Das sagen uns zumindest die Spuren. Ein Kollege hat gestern noch spezielle Sonargeräte angefordert, um den Boden rund um den Fundort zu untersuchen. Die kommen heute früh an und dann können wir bald sagen, ob noch mehr Opfer dort vergraben sind. Wenn der Täter Leichen beseitigen wollte, dann wird er wohl kaum mit ihnen durch das ganze County gefahren sein, sondern sie in der unmittelbaren Nähe verscharrt haben.«

Was für eine fürchterliche Vorstellung! Deputy Ramirez dringen unweigerlich Bilder in den Kopf. Diese zauberhaften jungen Frauen von den Fotos dort an der Wand werden auf einer einsamen Straße gekidnappt, dann in dieses unterirdische Verlies gesperrt, gefangen gehalten über Monate, vielleicht sogar noch länger, bis sie zu krank oder zu schwach wurden oder schlichtweg ermordet. Und anschließend vergräbt er sie einfach in der Wüste. Was für ein ekelhafter, perverser Kerl ist das? Sie spürt die Wut in sich aufsteigen und wünscht sich nichts mehr, als diesem Monster Handschellen anzulegen. Was für eine unfassbare Angst die Frauen gehabt haben mussten! Sie will es sich eigentlich gar nicht vorstellen. Isoliert und ausgeliefert, eingesperrt unter der Erde. Nach und nach sterben die Frauen, vielleicht mussten die anderen sogar dabei zusehen. Ohne Chance auf Hilfe oder Flucht. Es ist so unvorstellbar grausam. Deputy Ramirez fühlt, wie sich ihre Augen mit Tränen füllen. Sie schluckt. Gott sei Dank hat eine Frau überlebt! Sie wird hoffentlich helfen können, diesen Unmenschen zu fassen.

»Dann kommen wir jetzt zu dem unterirdischen Raum«, unterbricht sie Mr. Strong in ihrer qualvollen Vorstellung. »Äußerst interessant. Es handelt sich hier um einen Kleinbus, der an der Decke mit einer Luke und einem Rohr, relativ fachmännisch, versehen wurde. Komplett eingegraben, nur das Rohr, welches als Sauerstoffzubringer fungierte, ragte aus der Erde vor. In diesem war ein kleiner Ventilator eingebaut, auch gab es elektrisches Licht da unten.«

»Wie das denn?«, will Agent Cooper wissen.

»Ein Generator. Benzinbetrieben. Ebenfalls eingegraben, nicht tief, direkt neben dem Bus. Jemand hat dort richtig Mühe investiert. Das perfekte Versteck. Ohne die entflohene Frau hätte doch niemand jemals das Verlies gefunden, oder? Also ich bezweifele das. Bei dem Bus handelt es sich um ein altes Modell, ich schätze um einen Taunus Transit, aus den Sechzigern.« Er muss lächeln: »Das weiß ich, weil mein Großvater so ein Ding mal gefahren hat. Wir werden noch genau bestimmen, um welches Modell es sich handelt, wenn es vollständig ausgegraben ist und noch viel wichtiger: woher es stammt. Das Fahrzeug ist komplett ausgenommen worden, sogar der Motor wurde entfernt. Das Inventar ist sehr alt und verbraucht. Ich würde schätzen, der Täter hat es vom Sperrmüll, schwer zurückzuverfolgen. Es handelt sich hierbei um drei Matratzen, achtzig mal einhundertachtzig Zentimeter und ein paar alte, abgenutzte Wolldecken. Wir haben einen stark verschmutzen Toiletteneimer gefunden, an einem Seil befestigt. Eine Mülltüte mit Verpackungsresten von Lebensmitteln. Das war es. Wie gesagt, das Inventar gibt nicht viele Anhaltspunkte für Ermittlungen her, der Wagen möglicherweise schon, nach der vollständigen Untersuchung.«

»Wann wird das sein?«, fragt Agent Cooper.

»Puh, schätzungsweise morgen Vormittag. Ich melde mich dann. Tja, da sind wir auch schon bei meinem letzten Punkt für heute Morgen: Der Pullover, der in dem Lüftungsrohr steckte. Absichtlich platziert, das ist sicher. Es handelt sich bei dem Stück um einen sehr alten Joggingpullover der Marke Adidas, Größe M. Ursprünglich ist er wohl mal rot gewesen, aber durch das viele Waschen ist nur noch ein Rosa übrig geblieben. Stammt aus einer Reihe, die Mitte der Achtzigerjahre auf den Markt kam, weltweit.«

»Der Typ mistet wohl nicht besonders viel aus«, kommentiert Detective Reach.

»Ja«, pflichtet ihm Agent Cooper bei, »oder er beschafft sich die alten Gegenstände aus einer anderen Quelle. Möglicherweise hat er Zugang zu einem Schrottplatz, Gebrauchtwarencenter oder Ähnlichem. Gibt es Spuren am Pullover?«

»Allerdings, es ist weibliche und männliche DNA sichergestellt worden. Die forensischen Spuren deuten darauf hin, dass er von einer weiblichen Person getragen wurde, die Schmierspuren darauf sind die männliche DNA.«

Agent Cooper hakt nach: »Und wer hat den Pullover hineingestopft? Männlich oder weiblich?«

»Das kann ich nicht beurteilen, leider.« Mr. Strong streicht sich mit der rechten Hand über seine dünnen Haare und atmet laut aus. »Das ist alles bis jetzt.«

Deputy Ramirez wundert sich: »Warum hat der Täter das Sauerstoffrohr überhaupt dicht gemacht? Wenn er die Frauen so töten wollte, muss das einen Grund dafür gegeben haben. Es ist doch auch eine merkwürdige Art jemanden umzubringen, ich meine, es gibt schnellere Methoden.«

»Darüber können wir im Augenblick nur spekulieren«, gibt Agent Cooper zurück. »Eventuell kam der Täter in Bedrängnis, vielleicht wollte er Zeit sparen.« Er vollzieht eine zweifelnde Geste. »Irgendetwas muss geschehen sein, dass ihn dazu bewogen hat, mit seinen Gewohnheiten zu brechen. Das können wir ableiten, denke ich.«

Während seine Kollegen und Deputy Ramirez am Tisch betroffen und zustimmend nicken, bemerkt Agent Cooper erste Ermüdungserscheinungen an sich. All diese grausamen Informationen zu resümieren und weitere von seinem Kollegen zu hören, fand er überaus anstrengend. Er greift nach seinem Kaffee und sieht in die Runde. Den Anderen scheint es ebenso zu gehen. Dieser Fall ist für ihn, sowie für seine Kollegen hier am Tisch vermutlich auch, der umfangreichste und auch deprimierendste Fall seiner beruflichen Laufbahn. Ihm ist bewusst, dass er hier alles geben muss. Sein Vater, ein designierter Agent, war hoch erfreut über die Zuteilung dieses Falls an ihn. »Ein riesiger Karrieresprung ist das«, hatte er freudig festgestellt. Da hat sein Vater natürlich recht, jedoch verbindet Agent Cooper in erster Linie viel Druck mit diesem Fall. Unglaublich viel Druck. Heute nach der Pressekonferenz wird er sich mit den angereisten Hinterbliebenen der drei gefundenen Opfern treffen. Sie wurden am Vortag benachrichtigt und sind allesamt unverzüglich angereist, um ihre Angehörigen zu identifizieren. Die letzte Familie trifft heute früh in der Stadt ein. Der erste Termin ist um elf Uhr im Krankenhaus von Cortez. Dort wurden die Leichname zur Obduktion hingebracht. Das wird nicht leicht, bereitet sich Agent Cooper innerlich auf seine Aufgabe im Umgang mit den Familien vor. Ihm ist nun ziemlich flau im Magen. Am vergangenen Abend erstattete er telefonisch Bericht bei seinem Vorgesetzten. Dieser zeigte sich zwar zufrieden mit den bisherigen Ermittlungen, schärfte Agent Cooper jedoch noch einmal ein, wie bedeutsam die ersten achtundvierzig Stunden der Ermittlung seien und die oberste Priorität bei der Identifizierung und der Verhaftung des Täters liege. Wir müssen die Spur des Täters finden, bevor sie kalt wird, ordnet er seine rasenden Gedanken. Mit Sicherheit weiß der Täter von den umfangreichen Ermittlungen, die gestern begannen, und wird versuchen, Beweise zu vernichten oder zu fliehen. Aber wie schnappt man einen Mann, dessen Gesicht und Namen man nicht kennt? Das ist doch zum Verzweifeln, denkt Agent Cooper.

»Ich möchte betonen, dass es für jeden von uns jetzt am allerwichtigsten ist, den Täter zu identifizieren. Seine DNA-Spuren sind für die Suche nicht hilfreich, weil sie nicht im System sind. Später zum Vergleich ja, aber jetzt? Wie finden wir ihn?«

»Fingerabdrücke. Meine Mitarbeiter geben die zahlreichen Gefundenen zurzeit ein, vielleicht gibt es da eine Übereinstimmung. Oder über den Bus, letzte Zulassung und so weiter. Mein Team ist dran. Wir arbeiten so schnell wie möglich«, versichert Mr. Strong.

»Die Vernehmung der Zeugin im Krankenhaus, wenn sie aufwacht«, wirft Detective Reach ein. »Aber das kann ja offenbar noch dauern.«

Deputy Ramirez überlegt: »Oder Hinweise aus der Bevölkerung. Vielleicht hat jemand jemanden beobachtet, der sich seit gestern anders verhält. Wir gehen doch davon aus, dass der Täter hier irgendwo wohnt, oder?«

»Ja, ich werde das auf der Konferenz erwähnen. Wir müssen uns jetzt wirklich an jeden Strohhalm klammern, ich will den Täter nicht entkommen lassen.«

Agent Cooper starrt angestrengt auf den Tisch vor sich.

»Hören wir zum Schluss bitte noch die vorläufigen Befunde der Rechtsmedizin, Dr. Benekee.«

»Ja. Wie Sie bereits erwähnten, steht der endgültige Nachweis der Identität der drei gefunden Opfer noch aus. Also DNA-Abgleiche, zahnmedizinische Vergleiche und selbstverständlich die Identifizierung durch die Angehörigen. Die Obduktionen der Leichname wurden heute Nacht abgeschlossen. Ich fasse die Erkenntnisse einmal zusammen.«

Er rückt seine schwarze, große Hornbrille zurecht, während er auf sein Tablet blickt. Zwischen den Notizen sind Tabs mit Fotografien, Nahaufnahmen von Verletzungen an den Leichen, beim Weiterwischen auf dem Display zu erkennen. Dieser Anblick ist nicht zu ertragen, Deputy Ramirez wendet ihre Augen angewidert ab und sieht stattdessen auf die hellgraue Tischplatte vor ihrem Sitzplatz.

»Alle drei Opfer wurden in den vergangenen Wochen, beziehungsweise Monaten oder Tagen, je nachdem wie lange sie sich in der Gewalt des Täters befanden, misshandelt und sexuell missbraucht. Die Befunde ähneln sehr dem von Dr. Sherman, der das entflohene Opfer untersuchte. Die beiden Opfer, die bereits länger im Bus gefangen waren, waren unterernährt. Alle waren dehydriert. Vermutlich haben die Gefangenen nur gerade ausreichend Nahrung und Trinkwasser bekommen, um sie lebendig zu halten.«

Unbewusst schüttelt Dr. Benekee den Kopf und zieht die Augenbrauen hoch.

»Und woran sind sie nun gestorben?«

»Dazu wollte ich sofort kommen, Detective Reach. Todesursache aller drei Opfer ist wie vermutet Ersticken. Der abgeschlossene, enge Raum hat sich nach dem Verstopfen des Lüftungsrohrs schnell mit Kohlenmonoxid gefüllt. Wie Mr. Strong bereits andeutete, handelt es sich in diesem Punkt höchstwahrscheinlich um vorsetzlichen Mord. Es hat nur ein paar Stunden gedauert. Der Todeszeitpunkt ist circa vor zwei Tagen gewesen, zwischen 13:00 und 17:00 Uhr.«

»Das heißt, wir hätten die Frauen noch retten können?«, ruft Deputy Ramirez ungehalten aus. »Wenn wir gleich mittags das Versteck gefunden hätten?«

»Ehrlich gesagt, ich glaube nicht. Die Zeit war einfach zu knapp. Selbst wenn sie auf der Stelle einen Spürtrupp aus ihrer Mütze gezaubert hätten. Es ging einfach zu schnell.

Bereits am Nachmittag waren vermutlich alle Frauen tot«, erklärt Dr. Benekee.

»Oh Gott!«

Deputy Ramirez vergräbt ihr Gesicht in den Händen und beginnt unverzüglich zu weinen. Noch bevor Agent Cooper ihr tröstend die Hand auf die Schulter legen kann, springt sie von ihrem Stuhl auf und verlässt das Zimmer in Richtung des Toilettenraums.

Im Büroraum herrscht bedrückendes Schweigen. Agent Cooper findet nicht die richtigen Worte, um die Situation zumindest ein Stück weit zu lösen.

»Machen wir erstmal Pause«, schlägt er vor.

Um zehn Uhr findet die angekündigte Pressemitteilung statt. Inzwischen ist es überlaufen auf der schmalen Straße vor dem Department. Regionale und landesweite Vertreter der Presse, sowie Teams verschiedener Fernsehsender stehen erwartungsvoll vor dem Pult mit dem Mikrofon, welches Detective Reach beschafft hat. Denn vorhanden war keines, niemals zuvor bestand Bedarf an derartigen Dingen hier in Cortez. Auch sind viele Einwohner der Stadt und aus dem Umland erschienen. Wie ein Lauffeuer verbreiteten sich Neuigkeiten und Gerüchte bereits vorgestern, als die Menschen den Einsatz des großen Ermittlungsteams mitbekamen. Am Highwayabschnitt, vor dem Departement und vor dem Krankenhaus übersah man nicht, dass irgendetwas Großes passiert war. Anfangs war es die blanke Neugier der Menschen, die ihr Interesse speiste. Nachdem jedoch die erste, sehr kurz gehaltene Pressemitteilung noch am Abend des Fundes veröffentlicht wurde, wandelte sich die Neugier zusehends in Entsetzen. Entsetzen über dieses unfassbare Verbrechen, Entsetzen darüber, dass sich so etwas hier in ihrer kleinen, vertrauten Stadt abgespielte, in der sich die Menschen gegenseitig kennen und sicher fühlen. Oder vielmehr fühlten. Die Tatsache, dass hier mitten unter ihnen ein solches Scheusal lebt und im Schutze der einsamen Wüste derart unaussprechliche Taten begeht, völlig unbehelligt, stellt einen großen Schock für die Bevölkerung dar. Heute kamen sie, um mehr zu erfahren, in der Hoffnung dies änderte etwas an ihrer Angst. Und vielleicht auch an ihrem schlechten Gewissen und der Scham darüber, absolut nichts bemerkt zu haben.

»Wie konnte das nur passieren, ohne dass es jemand mitbekommt?«, hört Detective Reach einen Mann aus der Menge fragen, während er die letzte Überprüfung der Technik vor der Konferenz durchführt.

»Ja«, pflichtet ihm eine Frau bei, »das muss doch ein totaler Psychopath sein, den muss man doch erkennen.«

Ein weiterer Mann mischt sich in die Diskussion ein: »Das ist niemand von hier, der hatte hier nur sein Versteck!«

Ja, ja, es sind immer die Anderen, denkt Deputy Ramirez, als sie sich in die Reihe zu ihren Kollegen stellt und den letzten Teil der Unterhaltung noch wahrnehmen kann. Den Ablauf der Pressekonferenz sprachen sie gerade im Department noch einmal durch. Agent Cooper und Detective Reach haben den Sheriff, der die Konferenz kurz und knapp eröffnen und anschließend das Wort an Agent Cooper geben soll, eingehend vorbereitet, um sicherzustellen, dass sich dieser nicht in der Wortwahl vergreift oder zu viele Informationen preisgibt. Alle anderen haben die Aufgabe, aufgereiht im Hintergrund zu stehen, als optische Verstärkung sozusagen. Nun tritt Sheriff Miller vor das Pult und wiederholt die geübten Worte, gibt danach ab an Agent Cooper. Deputy Ramirez findet, er macht eine wirklich gute Figur vor der Kamera. Er ist groß, brünett und hat diese gewisse Ausstrahlung, die eigentlich jeder Mensch sympathisch findet. Seine Worte wählt er mit Bedacht, er spricht deutlich und mit viel Betonung. Fast wie ein Politiker, nur wirkt er freundlicher und aufrichtiger, stellt sie fest. Einige Sachverhalte gibt er preis, jedoch nennt er keine Namen und behält die nicht belegten Annahmen zurück. Wie er im Department ankündigte, präsentiert er das Foto, das sie im Krankenhaus vom Unfallopfer aufnahm, nun der Presse und bittet um die Mithilfe der Bevölkerung, um die Identität der Frau zu klären. Ungewöhnliche Beobachtungen sollten bitte auch unter der angegebenen Telefonnummer mitgeteilt werden. Blitzlichter flackern auf, ein Gemurmel und Geraune geht durch die Pressemeute. Manchmal sind sie ganz nützlich, aber eigentlich sind sie abstoßend, denkt Deputy Ramirez nicht zum ersten Mal. Gegen Ende seiner Mitteilung erwähnt Agent Cooper die gute, gewissenhafte Arbeit des Sheriffs. Dieser schaut sich augenblicklich mit einem selbst zufriedenen Grinsen in die Kameras um. Gott, wie ich den manchmal hasse! Deputy Ramirez versucht ihre unbewegliche Miene aufzusetzen, damit ihr nicht die Gesichtszüge entgleisen.

»Bitte haben Sie Verständnis, dass ich heute noch keine weiteren Fragen beantworten kann. Sobald valide, neue Informationen vorliegen, wird eine Mitteilung ausgegeben. Vielen Dank.« Mit diesen Worten verlässt Agent Cooper das Pult und begibt sich auf den Weg zurück in das Department. Deputy Ramirez und ihre Kollegen folgen seinem Beispiel, bis Detective Reach als letzter die Tür hinter sich schließt.

Das Taxi hält auf der staubigen Straße vor dem Gebrauchtwagenhandel. William bezahlt den Fahrer und bedankt sich freundlich, bevor er aussteigt und in Richtung des Büros auf dem eingezäunten Gelände geht. Das Büro ist vielmehr ein blauer Container, der notdürftig als Büroraum ausgestattet wurde. Über dem Eingang ist ein Blechschild mit der Aufschrift *Cars and more* angebracht. Als er die Tür öffnet, kann er Eric, den Inhaber an einem Schreibtisch sitzen sehen, am Ohr hält er einen Telefonhörer.

»Ja, ja, schlimme Sache das. Hab ich auch gesehen, die Pressekonferenz. Glaube nicht, dass das jemand von hier war. Ja, muss jetzt Schluss machen, habe Kundschaft.«

Eric legt den Hörer zur Seite und sieht William an. Dieser ging davon aus, dass Eric sich an ihn erinnert, als auch an seinen abgeschleppten Escalade.

»Der Escalade. Von dem Unfall vorgestern. Ich möchte ihn abholen. Sie haben mich angerufen.«

Der letzte Satz klingt wie eine Frage, da William durch den starren Gesichtsausdruck von Eric etwas verunsichert ist.

»Ja, ja, der Escalade. Hübscher Wagen.«

Eric scheint sich nun zu erinnern.

»Den habe ich gecheckt. Alles ok, nur eine kleine Beule vorne an der Kühlerhaube, schränkt aber die Verkehrstüchtigkeit nicht ein. Kann ich ausbeulen, wenn Sie wollen.«

»Nein, danke. Erstmal nicht, ich möchte ihn heute nur abolen.«

»Na gut, das sind dann einhundertundneunundfünfzig Doller für das Abschleppen, hier ist der Schein für Ihre Versicherung, wenn Sie eine haben.«

Eric reicht ein Schreiben über den Tisch. William zahlt bar, denn er ist sich nicht sicher, ob er hier mit Karte bezahlen kann, hat jedoch keine Lust, Eric zu fragen. Er möchte schnell wieder nach Hause.

»Danke. Kommen Sie.«

Eric geht voraus. Als er die Tür öffnet, muss William seine Augen zusammenkneifen, so hell scheint ihm die Sonne entgegen. Er spürt die Wärme auf der Haut, während er Eric über den Platz folgt, der eher wie ein Schrottplatz wirkt als wie ein Gebrauchtwagencenter mit Reparatur- und Abschleppservice.

»Haben Sie noch was gehört? Von der Polizei?«, will Eric wissen.

»Nein, nur das, was in der Pressekonferenz gesagt wurde.«

»Ja, ich dachte nur, vielleicht haben Sie noch mehr erfahren? Weil Sie doch selbst mit denen gesprochen haben?«

Eric sieht ihn ernst und musternd ins Gesicht.

»Nein, ich habe nur Fragen beantwortet.«

William möchte das Gespräch beenden. Warum bohrt dieser Eric so?

»Wo ist denn nun mein Wagen?«, versucht William das Ganze abzuwürgen.

Erics Blick ruht noch einige Sekunden auf ihm, dann wendet er sich ab und macht eine Handbewegung: »Da drüben.«

Der Escalade steht verstaubt auf Williams rechter Seite. Die erwähnte Beule fällt ihm kaum auf, jedoch ist er beim Anblick seines Wagens schlagartig entsetzt. Er nähert sich dem Fahrzeug, um sicherzugehen. Oh nein, es war also keine Täuschung: Unter der Staubschicht ist die Kühlerhaube und auch die Windschutzscheibe mit getrocknetem Blut bedeckt. Unverzüglich wird ihm übel.

»Muss wohl in die Waschanlage«, stellt Eric taktlos fest. »Ich kippe mal einen Eimer Wasser drüber, dann können Sie wenigstens den Weg zur Tankstelle finden.«

Auf der Fahrt zur Tankstelle im Ort hat William das Radio angestellt und die Fenster runtergelassen, in der Hoffnung, dies würde ihn ablenken von der grausigen Aussicht aus seinem Auto. Er kann sich ein wenig entspannen, als er den Escalade in die Einfahrt zur Tankstelle lenkt und vor der Waschstraße zum Stehen kommt. Nach dem Aussteigen wartet er noch einige Minuten, bis ein Mitarbeiter zu ihm kommt.

»Entschuldigung, ich bin heute alleine und war hinten in der Werkstatt. Hab Sie nicht gleich gesehen«, begrüßt ihn ein drahtiger Mann mit verölter Arbeitskleidung.

»Einmal Vollwäsche, bitte.«

»Ja«, entgegnet der Mann mit einem langen Seitenblick auf Williams Wagen.

Ohne weitere Frage zu stellen, bittet er William, das Fahrzeug zu platzieren, und drückt im Anschluss auf einige große Knöpfe an der linken Wand vor der Waschstraße.

»Das macht achtzehn Dollar.«

William gibt ihm einen zwanzig Dollar Schein, bedankt sich und wartet auf das gewaschene Auto. Auf dem Weg nach Waterflow fühlt er sich schon etwas besser, jetzt, wo er das Blut nicht mehr sehen muss und der Wagen frisch nach Putzmitteln riecht. Er kann es nicht erwarten, zu Hause anzukommen und die Welt für heute auszusperren.

Im freundlich gestalteten Eingangsbereich der Southwest Memorial Klinik von Cortez wartet Agent Cooper bereits eine Viertelstunde früher als vereinbart auf den dritten Termin. Er möchte als Erster da sein, möchte niemanden warten lassen. Bevor er im Department losfuhr, delegierte er noch die nächsten Aufgaben und nahm vorsorglich eine Schmerztablette. Er hatte das Gefühl, die bräuchte er heute noch. An seinem Jackett hat er seinen FBI-Ausweis angebracht, um von den Familien gleich erkannt zu werden. Durch die großen, bodenlangen Fenster überblickt er den mit bepflanzten Beeten gesäumten Fußweg zum Haupteingang. Eine ältere Frau, von einer jüngeren Frau gestützt, bewegt sich langsam auf die automatische Tür zu.

»Das muss die Familie Davis sein«, sagt er, während er den Kopf zu Deputy Ramirez dreht. Nach der Pressekonferenz bat er sie, ihn heute bei dieser fordernden Aufgabe zu unterstützen und sie erklärte sich auf der Stelle bereit. Eine weibliche Person dabei zu haben, die mit der Region hier vertraut ist und zudem noch so viel Einfühlungsvermögen besitzt, stellt genau die richtige Ergänzung zu seiner sachlichen und nüchternen Art dar. Auf gar keinen Fall möchte er abgeklärt und teilnahmslos gegenüber den Angehörigen wirken. Mit Deputy Ramirez an seiner Seite würde das sicherlich auch nicht passieren. Zwar schaute der Sheriff vorhin etwas zerknirscht drein, als er sie um Begleitung bat und nicht ihn, aber auf diese Art von Animositäten kann Agent Cooper jetzt wirklich nicht auch noch Rücksicht nehmen.

»Den Akten war zu entnehmen, dass der Vater von Carrie Davis schon vor Längerem verstorben ist und die Vermisstenanzeige Anfang des Jahres von ihrer Mutter und ihrer Schwester gestellt wurde«, ergänzt Agent Cooper.

Innerlich bereitet sich Deputy Ramirez gleichermaßen auf den letzten Termin mit der Familie Davis vor. Die beiden vergangenen Begegnungen mit Familie Brown und Familie Garcia zerrten noch an ihr. So etwas könnte sie nicht täglich machen, das steht fest. Alle Familienmitglieder waren sehr aufgelöst und weinten hemmungslos, als es um die Identifizierung der Leichname ging. Sie stellten mit großen Augen und Tränen überströmten Wangen Fragen, die Agent Cooper teilweise nicht direkt beantworten konnte. Bei den Eltern von Giulia Garcia übersetzte sie ins Spanische, da die beiden betagten Eheleute der englischen Sprache nicht gut mächtig waren. Sie verteilte Taschentücher, hielt Hände und klopfte mitfühlend auf Schultern. Anfangs hatte sie Bedenken, ob die Angehörigen dem Department Vorwürfe machen würden, da sie die jungen Frauen nicht rechtzeitig fanden, allerdings tat das niemand. Vielmehr machten die Angehörigen den Eindruck, nun nach dem Auffinden ihrer Verwandten ein Stück weit Trost in der Gewissheit finden zu können. In diesem Moment treten die beiden Frauen durch die große Automatiktür. Agent Cooper geht mit langen Schritten auf sie zu.

»Guten Tag, ich bin Agent Cooper vom FBI. Das ist Deputy Ramirez vom Sheriffs-Department in Cortez. Familie Davis, nehme ich an?«

Die Frauen nicken wortlos, sie machen den Anschein, als würden sie mit ihrer letzten Kraft hier im Krankenhaus erscheinen.

»Ich möchte Ihnen noch einmal persönlich mein aufrichtiges Beileid aussprechen.«

Er reicht ihnen nacheinander die Hand. Deputy Ramirez tut es ihm gleich. Die Frauen antworten wieder mit einem stummen Nicken.

»Bitte folgen Sie uns, hinten gibt es einen kleinen Besprechungsraum«, sagt Agent Cooper freundlich und geht voran.

Im Zimmer angekommen, rückt Deputy Ramirez für Carrie Davis' Mutter sowie Schwester die Stühle zurecht und verteilt Pappbecher mit Mineralwasser.

»Sehr geehrte Damen, ich möchte nicht lange Reden schwingen, zumal wir vieles noch ermitteln müssen. Was ich ihnen jedoch mit Sicherheit sagen kann ist: Ihre Tochter wurde seit ihrer Entführung gefangen gehalten von einem Mann, den wir jetzt mit Hochdruck landesweit suchen. Sie war nicht das einzige Opfer. An dem Ort, an dem sie festgehalten wurde, war sie mit ein bis zwei anderen Frauen zusammen. Sie war also nicht alleine eingesperrt. Der Todeszeitpunkt war vor zwei Tagen. Verstorben ist Carrie durch Ersticken. Sie ist sehr müde geworden, dann eingeschlafen und später im Schlaf gestorben. Sie hat nicht leiden müssen«, fügt Agent Cooper hinzu.

Wohl wissend, dass dies nur die halbe Wahrheit darstellt und sich das Leiden von Carrie hauptsächlich auf die fünf Monate in Gefangenschaft konzentrierte. Aber wer kann einer trauernden Familie so einen Umstand ungeschönt um die Ohren hauen? Deputy Ramirez zieht noch zwei Taschentücher aus der Verpackung und reicht diese den beiden Angehörigen weiter. Im Raum sind sekundenlang nur die feuchten Atemgeräusche der Familie Davis zu hören.

»Können wir sie jetzt sehen?«, fragt Carries Schwester mit leiser, belegter Stimme.

»Natürlich. Kommen Sie bitte.«

Deputy Ramirez läuft hinter den beiden Frauen, die sich nun wieder gegenseitig stützen. Agent Cooper steuert auf den großen Untersuchungsraum mit der Flügeltür im Erdgeschoss zu, welchen sie ebenfalls mit Familie Brown und Familie Garcia aufsuchten. Dr. Benekee ist schon vorbereitet, er platzierte die stählerne Rollbahre, auf der die mit einem weißen Baumwolltuch abgedeckte Leiche von Carrie liegt, in der Nähe des Fensters mit der Milchglasscheibe. Deputy Ramirez findet das Setting weniger bedrückend als in einem fensterlosen Raum mit Neonbeleuchtung. Carries Familie bewegt sich mit kurzen Schritten direkt auf die Bahre zu und hält ungefähr zwei Meter vor dieser an.

»Sie sieht ganz friedlich aus«, versucht Agent Cooper die beiden vorzubereiten. »Sind Sie breit?«

Zwei Köpfe bewegen sich auf und ab, begleitet von leisen Schluchzern und einem kaum wahrnehmbaren »Mmh.«.

Das schneeweiße Tuch lüftet sich, als Dr. Benekee es gekonnt umschlägt. Zum Vorschein kommen Carries Kopf und ihr Hals. Agent Cooper erkennt das Gesicht augenblicklich von den Fotografien wieder, die er von Carrie sah. Und doch sieht diese nun vollkommen verändert aus. All die speziellen, individuellen Dinge, die ein lebendiges Gesicht ausmachen, sind verschwunden. Im Rahmen seiner Arbeit beim FBI hat er bereits einige Tote betrachten müssen, jedoch fällt ihm das deutlich schwerer, wenn die Angehörigen anwesend sind. Und wenn er zuvor Bilder der Person im lebendigen Zustand sah. Dann lässt es sich nicht mehr so einfach verdrängen, dass es sich tatsächlich um einen toten Menschen handelt. Denn das versucht Agent Cooper jedes Mal: Zu ignorieren, dass diese Person bis vor Kurzem noch genauso lebendig war wie er selbst, vielleicht sogar ein ganz ähnliches Leben geführt hat. Und plötzlich, wie aus dem Nichts, ist das alles vorbei. Diesen Umstand hält er nach wie vor für unfassbar. Neben ihm beginnen nun die Schluchzer lauter zu werden. Carries Mutter presst sich ein Taschentuch auf das Gesicht, während die Schwester einen weiteren Schritt auf die Bahre zumacht. Ihre Augen sind auf die Leiche gerichtet.

»Ja«, bringt sie hervor, »das ist Carrie. Aber sie ist so dünn.«

Sie wendet sich ab und fällt ihrer Mutter in die Arme.

Deputy Ramirez versichert: »Es tut uns sehr leid.«

Nach einigen qualvollen Minuten lösen sich die beiden Frauen vom Anblick der toten Carrie. Dr. Benekee erklärt ihnen die Notwendigkeit, den Leichnamen noch für circa ein oder zwei weitere Tage im Krankenhaus zu behalten, für abschließende Untersuchungen. Übermorgen, wahrscheinlich, könnte ein Bestattungsunternehmen Carrie dann abholen. Die Frauen bleiben still. Sie nicken mit den Köpfen und stellen keine weiteren Fragen. Deputy Ramirez und Agent Cooper begleiten sie aus dem Krankenhausgebäude auf den Parkplatz, wo ein Polizeiwagen wartet, um sie in ihr Motel zu fahren.

Deputy Ramirez spürt einen Schmerz an ihrem Kopf, als sei dieser von einem großen Stein getroffen worden. Agent Cooper mustert sie von der Seite.

»Fahren Sie nach Hause, Deputy. Für heute reicht es.«

Auf der Autofahrt zum Department mustert Agent Cooper die Landschaft und stellt wiederholt fest, wie deutlich sich diese von der nahe Denver unterscheidet. Er befindet sich zwar noch immer im Staat Colorado, jedoch offenbart sich ihm hier eine völlig andere Welt. In Denver ist die Natur viel grüner, die Rocky Mountains mit ihren schneebedeckten Gipfeln befinden sich vom Stadtkern aus in Sichtweite, nicht zuletzt, weil sie deutlich höher sind als die rötlichen Felsformationen in dieser Gegend. Die Architektur hat hier ebenfalls ganz andere Ausprägungen, während in Denver der südwestliche Einfluss nicht zu übersehen ist, gilt dies hier für den mittelamerikanischen. Die Häuser sehen leicht schmucklos aus und die Farbgestaltung erinnert ihn an Sand. Verschiedenen Arten von Sand, manchmal mit Schlamm gemischt, ein anderes Mal mit der roten Erde, die in der nahegelegenen Wüste vorkommt. Die Form der Bauten ist rechteckig und flach. Er bemerkt erfreut, wie sehr ihn diese eigentlich banalen Beobachtungen gerade von seinem Arbeitstag ablenken. Der gestrige und der heutige Tag waren dermaßen zehrend, am liebsten würde er auf der Stelle Urlaub einreichen. Das tut er auch, sobald die Ermittlungen abgeschlossen sind, so viel ist sicher. Nur ist die endgültige Aufarbeitung des Falls noch gar nicht absehbar. Zu der Täter-DNA fehlen weiterhin ein Gesicht und ein Name. Dieses abartige Subjekt zu schnappen hat nun oberste Priorität, nicht nur, um weitere Entführungen und Opfer zu verhindern, sondern auch um die Presse und die Öffentlichkeit zu beruhigen. Jahrelang tappte seine Behörde als auch die lokalen Dienststellen im Dunkeln in Bezug auf den Four-State-Killer, der Druck wuchs von Monat zu Monat und hat nach der erschütternden Entdeckung gestern nichts an seiner Intensität verloren. Vielmehr ist der Fall zu Amerikas absoluten top Schlagzeile mutiert, anderes scheint in diesem Land gar nicht mehr zu passieren. Der kleine Ort Cortez ist nun landesweit bekannt, alle Hotels und Motels im Umkreis belegt mit Journalisten und zusätzlichen Polizeikräften, die Straßen gesäumt mit Berichterstattern. Agent Cooper massiert seine Stirn, bevor er in die Straße abbiegt, in der sich das Department befindet.

Augenblicklich ärgert er sich, nicht irgendwo etwas zu essen mitgenommen zu haben. Man vernachlässigt wirklich die elementarsten Sachen, wird ihm wieder bewusst, nachdem er in der vergangenen Nacht bereits allerhöchstens drei Stunden schlafen konnte. Noch zwei Wochen und ich entwickle mich zum Zombie, denkt er sarkastisch. Vielleicht hätte der den Ratschlag von Detective Reach befolgen sollen, das Treffen mit den Familien der Opfer auf den nächsten Tag zu legen. Jedoch wollte Agent Cooper die Angehörigen nicht länger hinhalten, das wäre nicht fair gewesen, langer Tag hin oder her. Aber nun realisiert er das Ausmaß seiner Erschöpfung. Sheriff Miller hat sicherlich noch Donuts. Er muss bei dem Gedanken an den Sheriff etwas schmunzeln. Dieser wirkt fast wie eine Karikatur, das County kann sich glücklich schätzen, zumindest einen fähigen Deputy zu haben. Er mag Deputy Ramirez, sie besitzt eine gute Intuition und hat nicht das Bedürfnis alle fünf Minuten einen lobenden Schulterklopfer zu bekommen, so wie Sheriff Miller. Gott sei Dank ist der Sheriff so autoritätshörig, dass er keine Diskussionen anfängt. Agent Cooper war heute Vormittag nicht entgangen, wie angefasst sich der Sheriff fühlte, weil er Deputy Ramirez mitnahm und nicht ihn. Stattdessen bekam er die Aufgabe, die in Denver vorgefilterten Hinweise zur Identität der Zeugin zusammen mit Detective Reach zu sichten. Dem stimmte er auch mit einem grimmigen Gesichtsausdruck zu. Agent Cooper stellt seinen Dienstwagen vor dem Department ab und betritt das Gebäude. Im Büroraum ist es stickig und viel zu warm, er grüßt Sheriff Miller und Detective Reach und verschwindet gleich im hinteren Teil des Hauses. Er schaut sich in der kleinen Pantry nach Mineralwasser und etwas Essbarem um und wird fündig.

»Agent Cooper, wie lief es? Gibt es Neuigkeiten aus dem Krankenhaus?«

»Nein, Detective Reach, leider nicht. Der Gesundheitszustand der Zeugin ist unverändert, sie ist noch nicht über den Berg und liegt weiterhin im künstlichen Koma. Dr. Sherman hat mir keine großen Hoffnungen gemacht, dass die Frau bald vernehmungsfähig sein wird.«

»So ein Mist. Wissen Sie, Agent Cooper, wir haben heute jede Menge vielversprechende Hinweise aus Denver erhalten. Insgesamt gab es wohl bis jetzt über achthundert, die meisten sind natürlich zu vernachlässigen, wie das halt so ist bei Aufrufen im landesweiten Fernsehen. Es gibt viele Menschen, die sich einfach nur wichtig machen wollen. Aber die Kollegen jenseits der Rocky Mountains haben wie gesagt ein paar interessante Hinweise rübergeschickt. Wir haben sie durchgearbeitet und nochmal dezimiert. Und …« Detektive Reach setzt ein freudiges Gesicht auf und hält kurz beim Sprechen inne. »… es gibt einen ganz besonders vielversprechenden Hinweis.«

»Ja, aus New Mexico«, platzt Sheriff Miller heraus. »Hier!«

Der Sheriff reicht Agent Cooper einen Ausdruck. Agent Cooper setzt sich auf einen Stuhl, während er schon mit dem Lesen beginnt. Ein John Monteray meldete sich heute bei der eingerichteten Hotline. Er erkannte angeblich das Foto der Zeugin im Fernsehen. Es handelt sich dabei um eine Mieterin eines von ihm verwalteten Mehrfamilienhauses in Rio Rancho, nördlich von Albuquerque. Die Mieterin soll Jenny Sorna heißen, zuletzt gesehen vor knapp drei Monaten. Seither zahlte sie keine Miete und Mr. Monteray zeigte sich darüber am Telefon wohl sehr erbost. Er sei sich einhundertprozentig sicher, dass es sich bei der Frau auf dem Bild um Jenny Sorna handle.

»Es passt alles zusammen.« Detective Reach zählt an seinen Fingern ab. »Sie hat keine Familie, deshalb hat sie auch niemand als vermisst gemeldet. Über Nacht verschwunden ist sie offenbar auch, hat alles zurückgelassen, sagte Mr. Monteray. Und sehen sie hier!« Detective Reach reicht ihm ein weiteres Blatt Papier, ein Auszug aus dem Melderegister von New Mexico. Der Name stimmt mit den Angaben von John Monteray überein. Auf dem unteren Teil des Papiers ist ein Scan des Führerscheins von Jenny Sorna eingefügt. Die Fotografie ist sehr klein. Agent Cooper sieht genauer hin. Die Haare sind auf diesem Bild ganz anders geschnitten, auch scheint die Aufnahme bereits einige Jahre alt zu sein. Jedoch ist die Ähnlichkeit des Gesichts mit der im Krankenhaus liegenden Frau nicht zu übersehen.

»Das ging schnell.« Agent Cooper schöpft neue Energie. »Detective Reach, können Sie noch heute runter nach Albuquerque fahren und gleich ein Termin mit diesem Monteray machen? Wenn Sie jetzt losfahren, sind Sie heute gegen 18:00 Uhr vor Ort. Befragen Sie ihn, jedes Detail ist von Bedeutung und machen Sie tonnenweise Fotos von der Wohnung und den Habseligkeiten dieser Jenny Sorna. Bringen Sie mir etwas zum DNA-Abgleich mit. Ich kümmere mich um den Papierkram.«

Ein zufriedenes Lächeln ziert die Miene von Detective Reach: »Mit dem allergrößten Vergnügen.«

Er sucht flink seine Sachen vom Tisch zusammen, nimmt seine Jacke vom Garderobenständer und dreht sich an der Tür noch einmal um.

»Ich rufe an. Bis dann!«

»Auf Wiedersehen, Detective Reach!«, wünscht ihm Agent Cooper, während der Sheriff ihn mit einer Art Knurrgeräusch und einem abrupten Kopfnicken verabschiedet.

Nach einigen Schlucken Wasser und dem abgepackten Donut arbeitet Agent Cooper die Meldungen durch, die im Laufe seiner Abwesenheit von der Forensik kamen. Der Kleinbus wurde inzwischen ausgehoben. Das Inventar gesichert und archiviert, aufgrund der Masse der Spuren wird das gesamte Beweismaterial über Nacht nach Denver gebracht, um es dort zügiger und genauer untersuchen zu können. Das läuft doch schon mal, ermutigt er sich. Er liest weiter. Die Sonargeräte trafen ein, ebenso zusätzliches Personal für die Spurensuche, um die übermüdeten Kollegen und Kolleginnen abzulösen, die sich vermutlich kaum noch auf den Beinen halten konnten. Die Geräte schlugen schon mehrmals in der unmittelbaren Umgebung der Fundstelle des Kleinbusses aus, das Bild auf den Monitoren legt die Vermutung nahe, dass es sich um menschliche Überreste handeln könnte. Agent Cooper schließt die Augen und atmet bewusst ein und aus. Es stimmt also. Mr. Strong hat Recht behalten mit seiner Annahme, in der direkten Umgebung des Busses noch mehr Tote zu finden. Ich sollte heute noch zum Fundort fahren, entschließt er sich, wohl wissend, nicht viel zu den Untersuchungen beitragen zu können. Doch er möchte etwas Präsenz zeigen und das forensische Team loben, weil dieses seit mittlerweile beinahe vierundzwanzig Stunden vor Ort ist. Er dreht sich zu Sheriff Miller um.

»Wir fahren in die Wüste zum Fundort. Nehmen wir Ihren Wagen?«

Ohne eine Antwort abzuwarten, macht sich Agent Cooper auf den Weg zum kleinen Parkplatz vor dem Department. Gegenüber tummeln sich immer noch Presseleute, die Fragen über die Straße rufen. Er winkt ab: »Kein Kommentar.« Sheriff Miller setzt den Explorer in Bewegung. Auf der Fahrt sieht Agent Cooper aus dem Seitenfenster des Wagens. Gestern, als er hier eintraf, dämmerte es bereits. Heute kann er den Weg zum Versteck dieses Mistkerls zum ersten Mal genau sehen. Es liegt am Ende der Welt, es ist ein absolutes Wunder, dass es überhaupt gefunden wurde. Er will sich gar nicht vorstellen, wie viele Frauen noch hätten entführt und getötet werden können, wäre nicht dieser Einen die Flucht gelungen.

»Jenny Sorna«, spricht er in seinen Überlegungen laut aus.

»Die hat nicht mal einen richtigen Vornamen. Jennifer oder so, sie heißt einfach nur Jenny«, hört er Sheriff Miller neben sich antworten, welcher dabei seinen großen Kopf schüttelt. »Als wäre sie für ein gutes Leben von Anfang an nicht vorgesehen gewesen. Traurig ist das.«

Agent Cooper reagiert nicht auf das Gesagte, jedoch fängt er an, über den Kommentar des Sheriffs nachzudenken. Stimmt, es handelt sich um einen einfachen Namen. Im Melderegister ist tatsächlich Jenny eingetragen, anstatt Jennifer. Über diesen Umstand hat er sich eben im Department gar nicht gewundert.

Auf den letzten Kilometern durch die Wüste abseits der Straße werden sie durch den unebenen Boden im Auto ganz ordentlich durchgeschüttelt. Agent Cooper fühlt, wie seine Kopfschmerzen von einem einigermaßen erträglichen Niveau auf eine beinahe nicht auszuhaltende Ausprägung anwachsen. Nach seinem Rundgang am Fundort wird er sich vom Sheriff vor seinem Hotel absetzen lassen, in dringenden Fällen wäre er ja weiterhin über sein dienstliches Mobiltelefon erreichbar.

Als der Fundort in Sichtweite gerät, fällt Agent Cooper der Vergleich mit einem holzwurmzerfressenen Holzbrett ein. Rings um das große Loch, in dem sich der im Erdboden versenkte Bus befand, sind zahlreiche Menschen in weißen Kunststoffüberzügen emsig damit beschäftigt, weitere, kleinere Löcher auszuheben. Gelbe Fähnchen sind an andere Stellen gesteckt. Das Treiben vor und in dem weißen Zelt, welches für die Untersuchungen aufgestellt war, ähnelte einem Ameisenhaufen: Es wirkt konfus, überlaufen und unkoordiniert, jedoch weiß jeder Mitarbeiter genau, was er oder sie zu tun hat. Diverse Gerätschaften und dazugehörige Monitore sind über die Ausgrabungsstätte, so muss man das hier ja beinahe schon nennen, findet Agent Cooper, verteilt. Mr. Strong kommt auf den parkenden Explorer zu.

»Agent Cooper, hallo. Gut, dass Sie da sind, ich habe ein paar Sachen, die ich Ihnen zeigen möchte. Hallo Sheriff Miller.«

Er dreht auf dem Absatz um und geht voraus.

»Sehen Sie! Wir haben dank der Sonargeräte weitere Stellen ausgemacht, an denen wir Leichen vermuten. Insgesamt haben wir sechs Stellen, bei zweien davon auch schon mit dem Abtragen begonnen.«

Nach einer kurzen Sprechpause, in der Mr. Strong einen ausgiebigen Luftzug nimmt, entfährt ihm ein leiser Seufzer. Mr. Strong bekam durch die Arbeit hier draußen den Tag über beachtlich Farbe im Gesicht, kann Agent Cooper erkennen. Jedoch lenkt dieser Umstand auch nicht von den tiefen, dunkelblauen Augenringen ab, die nun am späten Nachmittag noch ausladender zu sein scheinen als am Morgen bei der Besprechung. Der Leiter der Spurensicherung setzt eine düstere Miene auf.

»Es handelt sich bei diesen beiden Stellen tatsächlich um Leichenfunde. Unterschiedliche Stadien der Verwesung, beziehungsweise ein Leichnam ist bereits skelettiert. Unsere Vermutung von heute früh scheint sich in Realität zu wandeln. Wir haben tonnenweise Arbeit und trotz der heute eingetroffenen Verstärkung für das Team ist es im Grunde noch zu viel. Zum Glück ist es hier im Sommer nicht lange dunkel, so dass wir in zwei Schichten doch eine Menge schaffen können.«

Unwillkürlich schüttelt er leicht den Kopf und hebt die Arme mit den Handflächen nach oben.

»Was ist denn mit Flutlicht? Dann könnten Sie doch länger machen«, bemerkt der Sheriff.

»Rein theoretisch ja«, entgegnet Mr. Strong, »aber wissen Sie, wie kalt es hier nachts wird? Es ist besser, eine Pause über

Nacht einzulegen, dann kann das Team morgen gründlicher und zügiger vorankommen.«

Er blickt zu seinen Kollegen hinüber.

»Sind die gefundenen Leichen weiblich?«

»Ja, Agent Cooper, Dr. Benekee ist sich da sicher. Er will die Leichen zur genauen Untersuchung nach Denver bringen. Hier im örtlichen Krankenhaus wird es langsam zu eng und die Ausstattung ist ja auch nicht die Gleiche. Das Bergen kann mein Team übernehmen und dann schicken wir alles los. An der Besprechung morgen früh nimmt er noch teil und macht sich dann auch auf den Weg rüber nach Denver.«

»Gut. Kann ich im Moment noch etwas für Sie tun?«

»Nein, ein Fähnchen machen wir heute noch und dann packen wir zusammen. Zwei Officers werden hier Nachtwache halten, bis das Team der ersten Schicht wieder da ist. Es läuft alles«, versichert Mr. Strong.

»Das freut mich zu hören. Vielen Dank für Ihre bemerkenswerte Arbeit. Ich begrüße nur noch das Team und dann besprechen wir alles weitere morgen im Department.«

Agent Cooper begeht mit Sheriff Miller im Schlepptau den Fundort. Er möchte zumindest ein paar freundliche Worte mit den Mitgliedern des Teams sprechen. Seine letzten Kräfte zusammen nehmend schüttelt er Hände, spricht Lob und Dankbarkeit für die harte Arbeit aus und betrachtet interessiert Ergebnisse auf den Monitoren, die ihm gezeigt werden, bevor er sich neben Sheriff Miller wieder erschöpft auf den Beifahrersitz setzt.

TAG 4

»Hallo, Sie sprechen mit Deputy Ramirez«, spricht sie noch etwas verschlafen und mit einem Rest Cornflakes im Mund in ihr Diensthandy, welches sie vom Frühstückstisch aufnahm.

»Guten Morgen, Deputy. Sind Sie fit? Wir haben heute wieder einen verdammt langen Tag vor uns«, klingt die Stimme von Agent Cooper dynamisch aus dem Gerät.

»Natürlich, Sir.«

»Können Sie mich vor meinem Hotel abholen auf dem Weg ins Department?«

»Selbstverständlich. Ich bin in zwanzig Minuten da.«

Als sie ihren roten Kleinwagen auf den Parkplatz vor dem Hotel steuert, stellt sie erleichtert fest, dass Agent Cooper offenbar genauso sehr von einer ordentlichen Nachtruhe profitierte wie sie selbst. Sie lächelt ihm zu, während sie die Beifahrertür von innen öffnet.

»Hallo, vielen Dank, ich wollte lieber mit Ihnen als nochmal mit Sheriff Miller fahren.«

Deputy Ramirez antwortet amüsiert: »Keine Sorge! Ich werde Sie nicht verraten.«

Im Department treffen sie auf einen vorbereiteten Besprechungstisch. Sheriff Miller, Mr. Strong und Dr. Benekee sitzen längst auf ihren Stühlen und trinken Kaffee, für Agent Cooper und Deputy Ramirez stehen bereits Tassen auf dem Tisch.

»Guten Morgen und vielen Dank für den freundlichen Empfang. Da können wir ja gleich loslegen«, stellt Agent Cooper lobend mit einem Blick fest und beginnt sogleich damit, sein Team auf den bevorstehenden Tag einzustimmen: »Heute müssen wir uns alle auf einen langen Tag einstellen, die ersten achtundvierzig Stunden enden heute Vormittag und eine konkrete Spur vom Täter haben wir bedauerlicherweise noch immer nicht. Außerdem ergaben sich neue Spuren und Informationen, welche eine unverzügliche Ermittlung erfordern. Ich möchte mich an dieser Stelle nochmal für Ihre gute Arbeit bedanken, welche die Ermittlungen ordentlich voranbrachte. Apropos, Detective Reach befindet sich in diesem Moment auf dem Rückweg von Albuquerque, er hat dort übernachten müssen, nachdem er bis in die Nacht dort recherchiert hatte. Über die Ergebnisse wird er uns selbst gleich am Telefon in Kenntnis setzen. Ich möchte die Besprechung heute Morgen so kurz wie möglich halten. Desto eher können wir die neuen Spuren verfolgen. Mr. Strong? Eine kurze Zusammenfassung?«

»Gestern bargen wir den Kleinbus und haben ihn gleich nach Denver geschickt. Die Fahrgestellnummer war zerkratzt, so dass sie unlesbar war, aber im Labor in Denver gibt es Methoden, die dort noch probiert werden können. Eine Rückmeldung erwarte ich jede Minute per Telefon. Desweiteren haben wir, wie ja schon vermutet, weitere Leichname in direkter Umgebung des Busses gefunden. Die Sonargeräte haben bei inzwischen sieben Bereichen angezeigt, drei davon wurden bereits untersucht. Es handelt sich bei diesen tatsächlich um Leichenfunde.«

»Alle weiblichen Geschlechts, in verschiedenen Stadien der Zersetzung. Die Identifikation läuft noch, die ist natürlich deutlich aufwendiger, je weiter die Verwesung fortgeschritten ist. Ich begebe mich im Anschluss an diese Besprechung nach Denver, dorthin werden die Leichen transportiert und ich melde mich dann, sobald ich etwas Konkretes habe«, wirft Dr. Benekee ein.

»Außerdem haben wir gestern einen möglichen Hinweis auf den Täter gefunden.«

Mr. Strong lehnt sich in seinem Stuhl zurück und blickt triumphierend in die Runde.

»Ja, was denn zum Kuckuck?« Agent Cooper ist die Ungeduld ins Gesicht geschrieben.

»Ein Haar. Es war deutlich kürzer als die anderen Haare, die wir bargen, also habe ich versucht, ein DNA-Profil zu erstellen. Es funktionierte! Es handelt sich um dasselbe männliche DNA-Muster, das wir bereits vorher in Körperflüssigkeiten und Hautzellen sicherstellen konnten.«

Mr. Strong strahlt geradezu vor Zufriedenheit.

Die Stirn von Agent Cooper wird kraus. »Ich verstehe nicht, was genau bringt uns dieses Haar dann für eine neue Erkenntnis?«

»Die Haarfarbe. Wir kennen nun die Haarfarbe des Täters. Es ist ein dunkles Blond.«

»Wie lang ist das Haar?«, fragt Dr. Benekee.

»Knapp neun Zentimeter.«

»Gut. Wir suchen folglich einen Mann, der dunkelblondes, neun Zentimeter langes Haar hat.« Agent Cooper übernimmt wieder das Wort, »Gestern haben Sheriff Miller und Detective Reach anhand der Hinweise aus der Bevölkerung höchstwahrscheinlich die Identität unserer Zeugin bestimmen können. Detective Reach ist noch am Nachmittag nach Albuquerque gefahren, um dem Hinweis persönlich nachzugehen. Mich hat er gestern Abend bereits informiert, aber ich möchte Sie ebenfalls auf den neuesten Stand bringen, beziehungsweise gebührt die Ehre Detective Reach.«

Agent Cooper greift zu seinem Diensthandy und wählt.

»Detective Reach, hallo! Wir sitzen hier gerade versammelt und würden gern hören, was Sie gestern herausfinden konnten.«

»Ok«, dringt die Stimme von Detective Reach aus dem Telefon, das nun auf Lautsprecher gestellt auf dem Tisch vor Agent Cooper liegt. »Wir haben ja den Hinweis von einem Mr. Monteray erhalten, dass es sich bei der Frau auf dem Foto um eine Jenny Sorna handeln könnte. Mr. Monteray gab an, sie sei die Mieterin einer seiner Wohnungen in einem Mehrfamilienhaus in Rio Rancho, im Norden von Albuquerque. Da bin ich gestern noch hingefahren. Mr. Monteray erzählte mir, Jenny Sorna habe er seit Monaten nicht mehr gesehen, ihre Miete sei auch nicht gezahlt worden. Das habe sie nach seinen Angaben stets in bar und grundsätzlich eher unregelmäßig gemacht. Eine Anzeige hat er bei der Albuquerque Police vor ein paar Wochen gestellt, jedoch wegen der fehlenden Mietzahlungen und keine Vermisstenanzeige, deshalb hat unser Computer nichts ausgespuckt. Jedenfalls konnten wir mit dem Durchsuchungsbeschluss in die Wohnung, ich sage euch, die sah vielleicht heruntergekommen aus! Es war total merkwürdig, es gab nur ganz wenige persönliche Dinge in der Wohnung. Agent Cooper hat mir aufgetragen, Sachen sicherzustellen, die zur Identifizierung beitragen können. Aber tatsächlich gab es da kaum etwas. Also jedenfalls nicht so viel wie man erwarten würde. Ich habe keine Papiere gefunden. Gar keine. Keine Zeugnisse oder Urkunden. Im Briefkasten nur Werbung, keine Schreiben, die persönlich an Jenny Sorna adressiert waren. Ein altes Jahrbuch aus der örtlichen Highschool von 2011 stand im Regal, darin ist auch ein Foto von ihr abgedruckt. Die Qualität ist zwar nicht die Beste, aber ich finde, man kann sie erkennen. Sind auch Fingerabdrücke drauf.«

»Haben Sie dieses Jahrbuch sichergestellt?«, fragt Mr. Strong dazwischen.

»Ja, ich habe alle persönlichen Gegenstände mitgenommen. Auch eine Zahnbürste sowie einen alten Kamm zum DNA-Abgleich. Musste ich ja auch, Mr. Monteray hat eine Räumung der Wohnung durchgesetzt, wegen der versäumten Mietzahlungen. Die Möbel, wenn man die so nennen kann, gehören zur Wohnung. Alle Habseligkeiten dieser Jenny Sorna haben in einen Karton gepasst. Die Spurensicherung aus Albuquerque geht nochmal durch die Wohnung, für den Fall, dass Fremdspuren vor Ort sind.«

»Wenn wir Glück haben«, kommentiert Agent Cooper und schüttelt ungläubig den Kopf. »Sie kann ja auch schlecht Miete zahlen, wenn sie entführt wurde.«

»Ja. Also so ist der Stand der Dinge. Ich habe den Karton mit den Sachen dabei und bin in circa eineinhalb Stunden zurück. Aber ich habe meine Fühler nach meinem Treffen mit Mr. Monteray gestern Abend noch ein wenig in der Nachbarschaft und bei der Albuquerque Police ausgestreckt. Und das war sehr aufschlussreich. In der direkten Nachbarschaft war Jenny Sorna nur vom Sehen her bekannt, soziale Kontakte hatte sie zu den Leuten dort nicht. Die drei Personen, mit denen ich gestern sprach, erkannten sie allesamt auf dem Foto wieder. Niemand konnte sagen, wann genau sie zum letzten Mal gesehen wurde. Die Nachbarn gaben Zeitpunkte zwischen zwei und drei Monaten an. Anschließend war ich bei der Polizei vor Ort und die haben mir noch einige Daten geben können: Jenny Sorna wurde am 11. April 1996 in Albuquerque geboren, war ihr Leben lang auch in der Gegend gemeldet. Eltern verstorben, keine Geschwister, nicht verheiratet. Ganz früher gab es einige Anzeigen und Beschwerden der damaligen Nachbarn in Bezug auf die Eltern von Jenny Sorna, wegen Ruhestörung und dem Verdacht auf Kindeswohlgefährdung. Zwischen 1997 und 2004 war das. Aber das Jugendamt war nicht involviert, warum auch immer. Jenny Sorna brach 2012 die Highschool ohne Abschluss ab, zog bei ihren Eltern aus und hielt sich mit Gelegenheitsjobs und Sozialhilfe über Wasser. In regelmäßigen Abständen hat sie dort Gelder beantragt. Die Eltern verstarben kurz nacheinander im Jahre 2014 an einer Überdosis. Im Jahre 2016 wurde sie von ihrem damaligen Lebenspartner krankenhausreif geprügelt, verzichtete jedoch auf eine Anzeige. Das war alles, was mir die Behörden geben konnten.«

»Danke, Detective Reach. Gute Fahrt!« Agent Cooper tippt auf sein Telefondisplay zum Auflegen und stöhnt leise.

»Was für eine Lebensgeschichte!« Mr. Strong spricht die Gedanken aller aus. »Und zu guter Letzt auch noch entführt von einem Soziopathen. Wie viel Pech kann ein einziger Mensch in seinem Leben haben? Gibt es da keine Obergrenze für so was?«

In diesem Augenblick vibriert sein Mobiltelefon und hält ihn davon ab, sich weiter in Rage zu reden: »Das ist das Labor in Denver.«

»Gehen Sie ran und stellen Sie bitte den Lautsprecher ein, wenn es um den Bus geht«, bittet Agent Cooper.

»Geht es bestimmt. Ja? Hallo?«

»Mr. Strong, guten Morgen. Hier ist Mr. Herms, ich rufe wegen der Fahrgestellnummer des Busses an, den Sie zu uns geschickt haben.«

»Ja?«

»Wir haben sie durch ein Verfahren, das die Rückseite der Prägung untersucht, rekonstruieren können. Die Fahrgestellnummer, also der Wagen dazu, war zuletzt, also bis 2003, auf einen Hank Ramsay zugelassen. Im November 2003 wurde das Fahrzeug dann abgemeldet.«

»Mr. Herms, hier spricht Agent Cooper. Haben Sie eine Meldeadresse parat von diesem Hank Ramsay?«

»Ja. River Street 148 in Dolores, das ist nur knapp zwanzig Kilometer entfernt von Cortez. Dachte, das interessiert euch bestimmt.«

»Da sagen Sie was! Haben Sie vielen Dank, Mr. Herms.«

»Gern. Frohes Schaffen noch!« Mr. Herms beendet das Gespräch.

»Bis 2003 zugelassen«, wiederholt Agent Cooper laut. »Das ist schon eine Weile her. Dennoch setzen wir dort an.«

Er sieht reihum in die Gesichter seiner Kollegen.

»Wir werden uns aufteilen. Ich fahre nach Dolores und hefte mich an die Spuren des Busses, vielleicht führt er uns weiter in Richtung Täter. Sie, Dr. Benekee, verabschiede ich schon mal, haben Sie eine gute Reise!«

»Danke, Agent Cooper. Und auf Wiedersehen, alle zusammen!« Dr. Benekee greift sein Tablet und verlässt das Department mit kurzen, aber zügigen Schritten.

»Sheriff Miller, Sie werden hier die Stellung halten und koordinieren die Informationen und leiten diese gegebenenfalls weiter. Mr. Strong, Sie möchte ich auch nicht weiter aufhalten, am Fundort wartet noch immer sehr viel Arbeit auf Sie. Und für Sie Deputy habe ich eine spezielle Aufgabe: Suchen Sie bitte diesen William Birch auf, fühlen Sie ihm auf den Zahn in Bezug auf den Unfall und fragen Sie ihn, ob er bereit wäre, eine freiwillige DNA-Probe anzugeben.«

Deputy Ramirez ist irritiert: »Eine DNA-Probe? Warum? Ist er verdächtig?«

»Ja und nein. Ich möchte nur in alle Richtungen ermitteln. Der Gedanke kam mir gestern Abend: Was ist, wenn es gar kein Unfall war? Wenn Mr. Birch bloß eine Zeugin zum

Schweigen bringen wollte und er sie absichtlich angefahren hat?«

»Bei allem Respekt, Agent Cooper, aber das kann ich mir beim besten Willen nicht vorstellen.«

»Ja, ich eigentlich auch nicht. Andernfalls wäre er wohl erst sicher gegangen, dass sie wirklich tot ist, bevor er den Rettungswagen anruft. Jedoch möchte ich mir im Nachhinein auch keine Vorwürfe machen müssen, ich sei nicht gründlich vorgegangen. Sind Sie so lieb, Deputy?«

»Natürlich.«

»Dann fangen wir an. Alles Wichtige bitte sofort auf mein Diensthandy.«

Mit dem Röhrchen für die Speichelprobe ausgerüstet, fährt Deputy Ramirez Richtung Waterflow. Der Explorer passiert die Stelle auf dem Highway, an dem sich vor drei Tagen der folgenschwere Unfall ereignete. Was für eine Geschichte! Sie wird von Tag zu Tag fürchterlicher. Deputy Ramirez wiederholt im Kopf die Informationen, die Detective Reach in Albuquerque über Jenny Sorna herausfand. Mr. Strong traf mit seiner Bemerkung über das Pech im Leben den Nagel auf den Kopf, findet sie. Sie denkt auch über die Worte von Agent Cooper nach. Theoretisch wäre es möglich: Mr. Brich hätte Jenny Sorna absichtlich überfahren können, als sie sich auf der Flucht befand. Der getätigte Anruf bei der 911 könnte für ihn als eine Art Alibi dienen. Aber nein, Deputy Ramirez zieht ihr Gesicht in Falten bei diesem Gedanken, das glaubt sie einfach nicht. Da hätte sie ihre Menschenkenntnis schon ganz ordentlich im Stich lassen müssen. Mr. Birch wirkte aufrichtig betroffen.

Nach insgesamt fünfzig Minuten Fahrt stellt sie den Wagen vor einem kleinen, einfachen Haus ohne nennenswert erkennbaren Vorgarten ab. In der ungepflasterten Einfahrt steht der schwarze Escalade. Einen Anruf bei Mr. Birch vermied sie im Vorhinein, um den Überraschungsmoment zu nutzen. Sie geht zur Eingangstür und klingelt. Nach einer Weile öffnet sich langsam die Tür.

»Deputy Ramirez?« Unsicher drückt William die Tür zur Seite, damit er sie besser sehen kann. »Ist etwas passiert?«

In seiner Stimme schwingt ein ängstlicher Ton mit.

»Nein, nein. Hallo Mr. Birch. Kann ich reinkommen?«

William tritt zur Seite, um für Deputy Ramirez Platz zu schaffen. Er schließt die Tür und führt sie in das einfach eingerichtete Wohnzimmer, in dessen Mitte eine orangefarbene Couchgarnitur steht.

»Bitte, setzen Sie sich doch. Möchten Sie etwas trinken?«, fragt er sie höflich.

»Nein, danke. Mr. Birch, ich möchte nicht lange um den heißen Brei herumreden. Ich bin hier, um Sie um eine Speichelprobe zu bitten. Erschrecken Sie nicht, es ist nur Routine. Bestimmt haben Sie in den Nachrichten mitverfolgt, welches Ausmaß der Fall mittlerweile angenommen hat. Wir wollen Sie nur ausschließen.«

Williams Gesichtsausdruck ist unbeweglich, sein Teint plötzlich sehr blass.

»Okay.«

»Es tut mir leid, Mr. Birch.«

Deputy Ramirez zieht das Kunststoffröhrchen aus ihrer Brusttasche.

»Ist okay«, wiederholt William und öffnet den Mund.

»Das war es schon«, sagt Deputy Ramirez, nachdem sie das lange Wattestäbchen einige Mal an den Seiten der Wangen in der Mundhöhle hat kreisen lassen. »Vielen Dank, Mr. Birch, so kommen wir schneller mit den Ermittlungen voran.«

Sie mustert ihn. Er macht den gleichen, niedergeschmetterten Eindruck wie vor einigen Tagen.

»Wie geht es Ihnen denn?«

»Ach, es geht so. Danke der Nachfrage. Nächste Woche gehe ich wieder zur Arbeit.«

»Ein bisschen Ablenkung tut sicherlich gut«, folgert Deputy Ramirez aufmunternd.

»Ich hoffe es« Williams Mund verzieht sich zu einem gequälten Lächeln.

»Kopf hoch, Mr. Birch! Das Krankenhaus hat uns mitgeteilt, dass die Frau nun stabil ist. Morgen soll sie aus dem künstlichen Koma geholt werden. Das wird schon wieder.«

Sie nickt William motivierend zu.

»Ich muss weiter. Einen schönen Tag wünsch ich Ihnen noch.« Mit einem freundlichen Lächeln verabschiedet sie sich.

Im Explorer sitzend, schreibt sie Agent Cooper eine Nachricht: *Habe die Probe, bringe sie jetzt ins Krankenhaus zur Analyse.*

Agent Cooper zückt sein Mobiltelefon aus der Hosentasche, als es vibriert. Es ist eine Nachricht von Deputy Ramirez angekommen. Zufrieden liest er sie. Harken machen, denkt er und mustert das hübsche Haus aus Naturklinkern in der River Street 148 in Dolores. Er drückt die messingfarbene Klingel, die den Klang eines Glockenspiels hat und wartet eine ganze Weile, bis er im Haus Bewegung wahrnimmt. Ein betagter Mann öffnet die massive Holztür.

»Ja?« Er schaut Agent Cooper fragend an.

»Mr. Hank Ramsay?«

»Ja.«

»Guten Tag, mein Name ist Agent Cooper. Ich habe eine Frage zu dem 1968er Ford Taunus Transit in beige, den Sie bis 2003 gemeldet hatten.«

»Ja?«

»Können wir uns eventuell im Haus weiter unterhalten?«, möchte Agent Cooper wissen und fragt sich gleichzeitig, ob Mr. Ramsay überhaupt in der Lage ist, die Situation zu erfassen.

»Ja«, antwortet dieser zum wiederholten Male und lässt Agent Cooper eintreten.

Rechts neben dem Eingang steht die Tür zur Küche offen. Agent Cooper deutet auf den Tisch mit Stühlen, welcher sich hinter der Tür befindet.

»Darf ich?«

»Ja.« Der alte Mann nickt.

Agent Cooper nimmt auf einem Stuhl Platz und wartet, bis Mr. Ramsay sich ebenfalls setzt. »Sie meldeten das besagte Fahrzeug im November 2003 ab?«

»Ja. Es war kaputt, es zu reparieren hätte sich nicht mehr gelohnt. Bei einem so alten Fahrzeug.«

Der alte Mann blickt Agent Cooper nun etwas ängstlich an. »Warum fragen Sie denn das alles überhaupt?«

Statt Mr. Ramsays Frage zu beantworten, fährt er fort: »Was geschah mit dem Bus, nachdem Sie ihn abgemeldeten?«

Ungläubig ziehen sich seine grauen, buschigen Augenbrauen zusammen.

»Also, den habe ich abschleppen lassen. Fuhr ja nicht mehr.«

»Von wem haben Sie den Wagen abschleppen lassen? Erinnern Sie sich noch?«

»Ja. In Cortez gibt es einen Gebrauchtwagenhandel. Die haben den Bus damals abgeholt.«

Gebrauchtwagenhandel, hallt es in Agent Coopers Gedanken nach. Alte, gebrauchte Dinge. Sperrmüll. Er erinnert sich an die gestrige Besprechung und an die Kommentare von Detective Reach und Mr. Strong.

»Wie heißt der Betrieb genau?«, will er aufgeregt wissen.

»Cars and more. Gibt es immer noch. Der größte Gebrauchtwagenhandel hier in der Gegend«, gibt Mr. Ramsay mit misstrauischer Miene zurück. »Aber warum fragen Sie das alles?«

Agent Cooper wird nun bewusst, dass er dem Mann tatsächlich eine Erklärung schuldig ist.

»Ihr ehemaliges Fahrzeug ist in einen aktuellen Kriminalfall verwickelt.«

»Ach!« Mr. Ramsay macht große Augen. »Aber der Bus sollte eigentlich vor fast zwanzig Jahren in die Presse.«

»Offenbar kam es dazu nie.«

»Ach!«

Mr. Ramsays faltiges Gesicht hellt sich auf, die Wendung des Gesprächs regt offenbar sein Interesse ganz erheblich an.

»Welches Verbrechen? Das in der Wüste bei Cortez?«

»Zu laufenden Ermittlungen kann ich nicht mehr sagen, tut mir leid. Sie waren eine sehr große Hilfe, Mr. Ramsay, haben Sie vielen Dank!«

Agent Cooper verlässt beinahe im Laufschritt das Haus. Zurück im Wagen ruft er sogleich Deputy Ramirez an.

»Deputy? Kennen Sie den Gebrauchtwagenhandel Cars and more?«

»Klar, den kennt hier jeder.«

»Wir treffen uns dort so schnell wie möglich.«

Es sind noch einige hundert Meter bis zur Einfahrt von Cars and more, als Agent Cooper den am Seitenstreifen geparkten Wagen mit der übergroßen Aufschrift *Sheriff* registriert. Dieser steht vor dem langen Maschendrahtzaun, der das gesamte Gelände zu umsäumen scheint. Er bremst. Deputy Ramirez, sicherlich nicht größer als ein Meter dreiundfünfzig, springt geradezu aus dem Auto, da ihre Beine selbst im ausgestreckten Zustand bei Weitem nicht den Boden zu berühren vermögen. Sie öffnet die Wagentür und nimmt auf dem Beifahrersitz Platz.

»Wie kommen Sie überhaupt in den Explorer hinein? Haben Sie eine Leiter dabei?«, fragt Agent Cooper stichelnd.

»Das bleibt mein Geheimnis.« Deputy Ramirez schmunzelt breit. »Scherz beiseite: Ich wollte den verräterischen Wagen vom Sheriff nicht vor die Einfahrt stellen, damit wir Eric kalt erwischen können.«

»Ja, das ist besser so. Kennen Sie Eric?«

»Wer kennt den hier nicht? Er hat das Geschäft vor ein paar Jahren von seinem Vater übernommen, als der sich zur Ruhe setzte. Er ist ein Urgestein in dieser Gegend. Der Sheriff ist mit ihm befreundet.«

»Ach ja?«

»Ja. Selbst der Sheriff hat Freunde.«

Beide müssen lauthals lachen.

»Was machen wir hier?« Deputy Ramirez klingt nun wieder ernst.

»Mr. Ramsay hat im November 2003, zum Zeitpunkt der Abmeldung, den Taunus Transit von Cars and more abholen lassen. Der Wagen sei schrottreif gewesen, sagte er. Nach seiner Aussage sollte der Bus hier in die Presse gesteckt werden. Meiner Einschätzung nach ist Mr. Ramsay glaubhaft.«

»Folglich hat es der Bus aber nie in die Presse geschafft.«

»Es sieht ganz so aus. Ich will diesen Eric einmal in die Mangel nehmen. Sie kennen ihn ja ein wenig, bitte beobachten Sie ihn aufmerksam. Wir müssen herausfinden, wie der Bus von hier in das Loch in der Wüste gekommen ist und wer dafür verantwortlich sein könnte.«

»Und da denken Sie an Eric?«

»Das möchte ich rauskriegen.«

Agent Cooper sieht angespannt aus der Windschutzscheibe, während er die letzten Meter zur Einfahrt des Geländes fährt. Zu Fuß nähern sie sich dem blauen Containerbüro. Eric sitzt auf einem abgewetzten Drehstuhl und wendet seinen Blick von einem uralten, kleinen Röhrenfernseher ab, welcher auf einem zerkratzten Aktenschrank sein Dasein fristet.

»Guten Tag, ich bin Agent Cooper, Deputy Ramirez kennen Sie ja bereits, nehme ich an?«

Eric fällt vor Überraschung beinahe seine brennende Zigarette aus dem Mundwinkel. Es dauert einige Sekunden, bis er reagiert.

»Guten Tag, Agent«, bringt er hervor, während er die Zigarette in einem übervollen Aschenbecher nervös ausdrückt. »Was kann ich für Sie tun?«

Ein aufgesetztes Lächeln kennzeichnet nun seine groben Gesichtszüge.

»Ich habe eine Frage zu einem beigen Ford Taunus Transit, Baujahr 1968, der im November 2003 von einem Mr. Hank Ramsay aus Dolores an Sie, beziehungsweise einen Ihrer Mitarbeiter übergeben wurde. Wir interessieren uns für den Verbleib dieses Fahrzeugs. Haben Sie Aufzeichnungen oder Erinnerungen an den besagten Wagen?«

Eric presst die Lippen aufeinander und sieht angestrengt aus seinen grauen Augen: »Ich verstehe nicht.«

»Waren Sie im November 2003 hier bereits tätig?«

»Mh-mh.«

»Erinnern Sie sich an den Kleinbus?«

»Spontan nicht.«

»Haben Sie Aufzeichnungen aus der Zeit hier im Büro?«

»Eigentlich schon. Warum?«

Agent Cooper wird ungeduldig: »Weil wir vor zwei Tagen drei tote Frauen in diesem Bus fanden und ich Sie darum bitte.«

»Was?« Erics Stimme überschlägt sich schrill.

»Sind Sie also so freundlich und helfen uns weiter? Es wäre auch kein Problem, einen Durchsuchungsbeschluss zu bekommen. Also, wie möchten Sie es haben?«

»Ja, ja, ich mache ja schon. Ich bin nur so, so überrascht. Verstehen Sie?«, stammelt er.

Eric macht sich über den zerkratzten Aktenschrank her, zieht nacheinander Schubladen auf und kontrolliert die Sichtreiter an den Akten. Schließlich nimmt er eine braune heraus, die bereits muffig riecht. Die eingehefteten, vergilbten Seiten durchblätternd, hält er nach der Hälfte inne und schaut zu Agent Cooper auf.

»Hier!«

Er nimmt das Papier aus dem Hefter und überreicht es Agent Cooper. Dieser überfliegt den Inhalt kurz. Es handelt sich um einen Quittungsdurchschlag, ausgestellt auf einen Hank Ramsay. Berechnet wurde ein Betrag für das Abschleppen sowie ein Betrag für das umweltgerechte Recycling. Darunter war eine Summe notiert als auch eine Unterschrift.

»Handelt es sich hier um Ihre Unterschrift?«, will Agent Cooper wissen, auf die Unterschrift zeigend.

»Ja, das ist meine Unterschrift«, gibt Eric zögerlich zu.

»Das Fahrzeug wurde bei Mr. Ramsay in Dolores abgeschleppt. Hier steht »umweltgerechtes Recycling«, was genau kann ich mir darunter vorstellen? Was haben Sie mit dem Bus gemacht?«

»Also das umweltgerechte Recycling bedeutet, dass wir alle Teile, die noch verwertet werden können, zur Reparatur von anderen Autos zum Beispiel, rausnehmen und den Rest nach Wertstoffen trennen. Was übrig bleibt, wird gepresst, also das Metall. Dafür bekommt man noch Geld.«

»Schon klar, aber dieser Bus ist nie gepresst worden. Stattdessen taucht er fast zwei Jahrzehnte später wieder an einem Tatort auf. Wie erklären Sie das?«

»Ich, ich habe keine Ahnung. Wirklich nicht. Damit habe ich nichts zu tun!« Eric sieht Agent Cooper flehend an. »Das müssen Sie mir glauben.« Er zuckt entschuldigend mit den Schultern: »Ich kann das überhaupt nicht erklären. Kann ich vielleicht meinen Vater anrufen?«

»Wozu?«

»Na ja, wissen Sie, er hat damals noch hier gearbeitet. Vielleicht fällt ihm etwas zu diesem Bus ein.«

»Meinen Sie, er kann hierher kommen?«

»Bestimmt, wenn ich ihn frage.«

Agent Cooper nickt: »Dann tun Sie das bitte.«

Mit leicht zittrigen Fingerspitzen bedient Eric sein Telefon.

»Dad? Es gibt ein Problem im Büro. Kannst du kommen? Ja, jetzt.«

Er beendet das Gespräch.

»Dauert eine Viertelstunde«, teilt er Agent Cooper mit.

Erics Vater benötigt in der Tat nicht länger als fünfzehn Minuten, um es auf das Gelände des Gebrauchtwagencenters zu schaffen. Während dieser Zeit schien Eric einem Herzinfarkt nahe. Erleichtert atmet er aus, als Mr. Gumb Senior durch die Tür in das unordentliche und stickige Büro tritt.

»Guten Tag«, begrüßt er kurz die Anwesenden. »Was ist denn hier los?«

Agent Cooper schildert dem sympathisch aussehenden Mann mit den etwas zu langen Armen kurz den Sachverhalt. Mr. Gumb Senior studiert den alten Quittungsdurchschlag. Er zieht die Stirn in Falten.

»Ich erinnere mich. Eric hat den Transit damals von dem Herrn abgeholt, er ließ sich nicht mehr starten. Ich habe dann mit der Demontage angefangen, bin aber nicht weit gekommen. Von einem auf den anderen Tag war der Wagen über Nacht vom Platz verschwunden. Ist gestohlen worden. Ich erinnere mich noch genau, weil ich nicht verstehen konnte, warum jemand ein kaputtes Fahrzeug klaut. Wissen Sie, der Dieb hätte eine bessere Beute machen können hier auf dem Hof. Das fand ich sehr merkwürdig. Hab sogar eine Anzeige gemacht, damals, beim Sheriff.«

»Deputy, prüfen Sie das bitte einmal telefonisch?«, dann wendet er sich wieder Mr. Gumb Senior zu. »Wie konnte überhaupt jemand das fahruntüchtige Auto von einem eingezäunten Gelände stehlen?«

»Vollständig eingezäunt ist das nicht. Zäune sind sehr teuer, wissen Sie. Zur Straßenseite ist der Zaun durchgängig, aber nach hinten zur Wüste raus gibt es ein paar Lücken. Jemand muss nachts mit einem Wagen gekommen sein, der genug PS hat, um den Kleinbus zu ziehen, mit einem Seil oder einer Abschleppstange.« Mr. Gumb Senior schluckt hörbar. »Glauben Sie mir bitte, wenn ich gewusst hätte, dass der Bus da in der Wüste von unserem Gebrauchtwagencenter kommt, hätte ich sofort im Department angerufen, aber auf so was bin ich überhaupt nicht gekommen.«

Hilflos hebt er die Unterarme. Durch die aufschwingende Tür stößt Deputy Ramirez wieder zu den Männern. Agent Cooper sieht sie fragend an.

»Es stimmt. Eine Anzeige gegen unbekannt kam am 23. November 2003 rein, zwei Tage nachdem die Quittung von Eric ausgestellt wurde. Keine Ermittlungsergebnisse.«

»Also gut, meine Herren. Gab es damals oder heute vielleicht einen Verdacht, wer das Fahrzeug entwendet haben könnte?«

Vater und Sohn blicken sich gegenseitig an. Ein synchrones Kopfschütteln stellt die Antwort dar. Agent Cooper bemerkt, dass er frische Luft braucht.

»Kommen Sie bitte mit nach draußen, Deputy?«

Vor der Tür holt er tief Luft.

»Und?«, möchte er von ihr wissen.

»Die Erklärung von dem Senior klingt plausibel, finde ich. Zur Sicherheit sollten wir die Alibis beider Männer von vorgestern früh bis mittags prüfen. Der Täter muss doch im Laufe des Morgens beim vergrabenen Bus gewesen sein, um das Lüftungsrohr zu verstopfen und die Zeugin zu verletzen, nicht wahr?«

»Davon gehen wir aus. Die letzten Handlungen des Täters müssen am späten Morgen oder dem folgenden Mittag stattgefunden haben. Ich schlage vor, wir nehmen beide mit ins Department, bis das geklärt ist.«

Die heiße Luft im Büroraum des Departments ist kaum erträglich, während Eric Gumb und sein Vater ihre Aussagen vor dem Unterzeichnen nochmals lesen. Die Kehle von Agent Cooper fühlt sich trotz der geleerten zwei Fläschchen Mineralwasser trocken an. Detective Reach, der unmittelbar zuvor aus Albuquerque eintraf, wurde von ihm postwendend weiter geschickt, um die angegebenen Alibis der beiden Gumbs zu prüfen. Sie waren lückenlos. Und alles wieder auf Anfang, denkt Agent Cooper genervt und lustlos, leider hat ihn der Kleinbus nicht zum Täter geführt. Es ist sehr unwahrscheinlich, dass der Diebstahl aus dem Gebrauchtwagencenter heute noch geklärt werden kann. Unmöglich, um genau zu sein. So ein Mist! Er stützt den Kopf mit einer Hand und schließt die Augen.

»Agent Cooper?«, fragt ihn Mr. Gumb Senior.

»Ja?«

»Wenn ich das richtig verstanden habe, dann wurde der Transit umgebaut, also mit einem Eingang am Dach versehen und einer Vorrichtung für die Lüftung und so weiter. Richtig?«

»So ist es. Warum fragen Sie?«

»Nun ja, dafür braucht man geeignetes Werkzeug und Material. Solche Sachen hat nicht jeder und in dieser ländlichen Gegend lassen die sich auch nicht überall besorgen. Vielleicht ist das eine Spur, mit der Sie ihn kriegen können.«

Agent Cooper richtet seinen Oberkörper wieder auf: »Sind seit der Zeit, als der Bus verschwand, denn noch weitere Teile von Ihrem Platz verschwunden? Eisenwaren, ein Generator, irgendetwas?«

Mr. Gumb Senior überlegt angestrengt: »Nein. Eric?«

»Ich habe nichts bemerkt.«

»Gut, vielen Dank, meine Herren. Deputy Ramirez wird Sie zurückfahren.« Nachdem die Tür hinter ihnen ins Schloss fällt, wendet er sich Sheriff Miller zu: »Sheriff, Sie kennen sich in dieser Gegend doch gut aus.«

Der Sheriff stimmt stolz zu: »Allerdings.«

»Erstellen Sie mir bitte eine Liste mit Geschäften und Privatpersonen hier im Umkreis, die Ihrer Meinung nach über das Material und die Kenntnisse eines solchen Umbaus verfügen könnten?«

»Ui, da muss ich überlegen«, gibt der Sheriff überrascht zurück.

»Fangen Sie schon mal an. Um vierzehn Uhr ist die nächste Besprechung, wenn alle zurück sind. Ich bin über mein Diensthandy erreichbar, wenn etwas sein sollte.«

Agent Cooper verlässt das Department ohne weitere Erklärungen und macht sich im Auto auf den Weg in den Ort. Im Diner möchte er etwas halbwegs Anständiges essen und sich für die zweite Hälfte des Tages wieder sammeln. Wenn ein Zeuge einem FBI-Agenten schon Tipps für die Ermittlungen geben muss, dann ist das ein ganz klares Anzeichen für einen drohenden Hirntod. Dem werde ich entgegenwirken, nimmt sich Agent Cooper entschlossen vor. Er bestellt den Taco-Teller nach Art des Hauses und stellt erfreut fest, wie appetitlich dieser aussieht, als eine junge Kellnerin mit langen, schwarzen Haaren zum Servieren an seinen Tisch tritt. Während er das erste Mal seit Tagen wieder in den Genuss von Ballaststoffen und Gemüse kommt, befällt ihn ein leicht schlechtes Gewissen, sich einfach so alleine zum Mittagessen aufzumachen. Jedoch braucht er eine Pause von den Ermittlungen, auch wenn diese nur äußerst kurz sein darf. Wie in einem Hamsterrad fühlt er sich, nur am Laufen, ohne irgendwo anzukommen. Er isst schlecht oder gar nicht, das Gleiche gilt für seinen Schlaf, seit er vor zwei Tagen nach Cortez kam. Wenn die Batterie ganz leer ist, dann lässt es sich auch nicht arbeiten. Das hat er vorhin am eigenen Leib erlebt. Er muss vorankommen, kann es sich nicht leisten, auf der Stelle zu treten. Einen echten Lichtblick stellt die Information aus dem Krankenhaus dar, dass die Zeugin morgen aus dem künstlichen Koma geholt wird. Mit ganz viel Glück könnte er sie bald darauf befragen. Agent Cooper schaut noch eine Weile den Autos hinterher, die auf der Straße vor dem Fenster des mexikanischen Lokals in regelmäßigen Abständen vorbeifahren. Schließlich löst er seine Augen von der monotonen Aussicht und verlässt das Restaurant.

Auf seinem Schreibtischsessel im Department brütet Sheriff Miller noch über der gewünschten Liste. Agent Cooper tritt neben ihn und sichtet die Ergebnisse. Insgesamt hat der Sheriff vier Geschäfte in Cortez und Umgebung sowie drei weitere Personen notiert.

»Ist gar nicht so einfach. Ich bin mir nicht sicher, ob ich an alle gedacht habe«, erklärt er.

»Danke, Sheriff, für die Ermittlungen sind das gute Ansatzpunkte. Setzen wir uns rüber.«

Am großen Klapptisch sitzen Detective Reach und Deputy Ramirez und unterhalten sich, beenden jedoch das Gespräch als Agent Cooper und Sheriff Miller dazustoßen.

Agent Cooper eröffnet die Besprechung: »Nächste Runde, liebe Kollegen und Kollegin. Detective Reach ist zurück aus New Mexico und Mr. Strong werde ich am Tatort anrufen, damit er uns auf den neuesten Stand bringen kann. Leider hat uns der Hinweis, der zu Cars and more führte, nicht weitergebracht. Eine unbekannte Person, eventuell der Täter selbst, hat den Kleinbus 2003 vom Gelände des Gebrauchtwagencenters entwendet, auf dem er sich zum Zwecke der Verschrottung befand. Ich verstehe nur nicht, warum der Täter den Bus damals stahl, irgendwo lagerte und dann vor vier Jahren mit den Entführungen der Frauen begann. Warum diese lange Pause? Ich kann mir da keinen Reim drauf machen. Irgendwelche Ideen?«

»Na, der saß im Knast!«, meint Sheriff Miller.

»Dann hätten wir DNA von ihm und CODIS hätte uns einen Namen geliefert. Oder mit den Fingerabdrücken über das IAFIS, aber da war ebenfalls nichts«, wendet Detective Reach ein.

»Stimmt.« Agent Cooper legt den Zeigefinger an sein Kinn und zieht die Stirn in Falten. »Es ergibt keinen Sinn für mich.«

»Und wenn der Täter und der Dieb des Busses nicht identisch sind? Wenn zum Beispiel jemand den Bus gestohlen, mit welcher Absicht auch immer, und eine andere Person diesen Bus Jahre später in seinen Besitz brachte und anschließend als Verlies für die Entführungsopfer umfunktionierte?«

»Da habe ich auch schon drüber nachgedacht, Deputy. Aber: Warum geht jemand ein Risiko ein und stiehlt einen defekten Kleinbus, wenn er im Grund keine Verwendung dafür hat?«

»Möglicherweise hat die Person eine Verwendung gehabt, oder zumindest zu diesem Zeitpunkt geplant, aber nie in die Tat umgesetzt. Dann hätte er den Bus bestimmt nicht zurück zu Cars and more gestellt, sondern irgendwo versteckt«, schlägt Deputy Ramirez vor.

Agent Cooper sieht ihr lange ins Gesicht.

»Sie haben da vielleicht einen Punkt getroffen: Dieb und Täter sind nicht identisch, der Bus fiel dem Täter zu einem späteren Zeitpunkt in die Hände und er nutzte ihn als

Versteck für die entführten Frauen. Das ergibt Sinn. Macht uns die Ermittlungen aber auch nicht leichter.« Er seufzt.

»Können wir nicht ein Bild von dem Taunus Transit veröffentlichen, mit der Bitte um Hinweise aus der Bevölkerung? Vielleicht hat jemand den Bus nach 2003 irgendwo stehen sehen?«

»Eine sehr gute Idee, Detective! Rufen Sie bitte gleich in Denver an? Die sollen das einleiten. Und fragen Sie gleich nochmal nach den eingegebenen Fingerabdrücken, ob es da Treffer gab. Danke.« Agent Cooper sammelt kurz seine Gedanken, ehe er fortfährt: »Gut, fragen wir Mr. Strong nach einer Zwischenbilanz für heute.«

Er wählt und legt das Telefon auf dem Klapptisch ab.

»Hallo Agent Cooper«, begrüßt die Stimme von Mr. Strong.

»Mr. Strong, hallo. Ich habe Sie auf laut gestellt. Bitte berichten Sie uns knapp von Ihren neuesten Erkenntnissen.«

»Wir haben heute drei Leichen geborgen. Bis jetzt. Mit denen von gestern sind es dann sechs plus die drei von vorgestern aus dem Bus. Die reinst Grabstätte hier. Entschuldigung, das sollte nicht pietätlos wirken, aber langsam schlägt es auf das Gemüt. Heute Abend schicken wir die Leichname nach Denver, wir warten noch, weil es einen weiteren Bereich gibt, an dem wir gleich noch nachsehen wollen.«

»Danke, Mr. Strong, sehen wir uns morgen um sieben Uhr zur Besprechung?«

»Natürlich. Ich rufe Sie später an, wenn noch was kommt.«

Agent Cooper beendet das Gespräch und starrt im Anschluss eine Weile auf das ausgestellte Telefon. Wieder legt er den Zeigefinger an sein Kinn.

»Detective Reach, haben Sie die persönlichen Sachen von Jenny Sorna ins Krankenhaus zum DNA-Abgleich gebracht?«

Detective Reach nickt: »Vielleicht gibt es das Ergebnis schon heute Abend. Acht Stunden, wenn sie keine Pause macht, sagte sie. Also die Ärztin im Labor.«

»Gut. Ach so: Vielleicht habe ich es noch nicht allen mitgeteilt, aber Dr. Sherman rief mich heute früh an und erzählte mir, er könne unsere Zeugin morgen aus dem künstlichen Koma holen. Befragungen seien jedoch bis auf Weiteres nicht möglich in den nächsten Tagen, da es einige Zeit dauere, bis Menschen aus einem künstlichen Koma aufwachten. Jedoch zählt erstmal die Tatsache, dass die Frau überhaupt überlebt, das ist ja anfangs gar nicht klar gewesen.«

Ein leichtes Lächeln umspielt seinen Mund.

»Bevor wir uns aufteilen, um die Personen und Läden auf der Liste abzuklappern, habe ich allerdings noch ein anderes Anliegen. Wir haben ein Problem damit, ausreichend Gästebetten für die zusätzlichen Einsatzkräfte zu stellen, seien es die Officers für den Personenschutz, oder die Wachen am Tatort, das Spurensicherungsteam oder zusätzliche Labormitarbeiter im Krankenhaus, und so weiter. Die wenigen Hotels und Pensionen hier und im Umkreis sind voll ausgebucht, das können Sie sich sicher vorstellen. Deshalb meine Frage an unsere beiden Lokalen Sheriff Miller und Deputy Ramirez: Haben Sie noch einen Geheimtipp oder eine Idee, wo wir zusätzliche Plätze auftreiben können?«

»Ich habe zwei leere Kinderzimmer zu Hause«, bietet Deputy Ramirez an. »Meine Töchter sind erwachsen und leben nicht mehr bei uns im Haus, die Zimmer könnte ich als Gästezimmer zur Verfügung stellen.«

Detective Reach mustert sie. »Sie müssen früh Mutter geworden sein«, stellt er ungeniert fest.

Deputy Ramirez lacht: »Das lege ich mal als Kompliment aus, aber ja.«

»Danke, Deputy, das Angebot nehmen wir gern an. Kann ich Ihnen heute noch zwei zusätzliche Mitarbeiter der Spurensicherung auf den Hals hetzen?«

»Ja, ich muss nur meinen Mann anrufen und Bescheid geben.«

»Hervorragend. Kommen wir nun zurück zur Liste, die Sheriff Miller erstellt hat. Diese muss heute noch abgearbeitet werden. Zu diesem Zwecke teilen wir uns auf. Bitte achten Sie bei Ihren Ermittlungen auf das Ende des Jahres 2003, als der Bus verschwand, sowie auf die Zeitspanne vor vier bis fünf Jahren, als der Bus eventuell umgebaut wurde. Stellen Sie fest, ob zugehöriges Material, Eisenwaren, Schweißgeräte, elektrische Sägen, die für Metall geeignet sind, in den fraglichen Zeiträumen verschwanden oder verkauft wurden. Fragen Sie nach Personen, die sich verdächtig verhalten haben, eventuell auch aktuell merkwürdig verhalten oder zurzeit verschwunden sind. Ich möchte von den Menschen auf der Liste alles wissen, was auch nur im Entferntesten mit unserem Bus, dem Diebstahl oder dem Umbau zu tun haben könnte! Finden Sie heraus, wo sich die Personen am Morgen des 23. Juli aufhielten. Später werden wir uns noch einmal zusammensetzen.«

Nach knapp drei Stunden, in denen sie zum Teil quer durch das County fuhren, um Befragungen durchzuführen, nimmt nun auch der letzte Ermittler auf einem Klappstuhl im Department wieder seinen Platz ein. Agent Cooper mustert die Minen seiner Kollegen, welche Enttäuschung und Erschöpfung widerspiegeln.

»Wer hat was?«, fragt er in die Runde.

Eine verbale Antwort gibt niemand, bloß ein kollektives Kopfschütteln ist zu registrieren. Agent Cooper atmet laut aus, es gelingt ihm nicht, seine Enttäuschung zu verbergen. Nachdem er selbst ein Fahrradgeschäft im Ort und einen Einwohner, der für seine exzessiven Modifikationen an seinem Ford Bronco stadtbekannt ist, aufsuchte und wirklich nicht den geringsten Anhaltspunkt für eine Verbindung zu dem Kleinbus vom Tatort aufspüren konnte, hoffte er selbstverständlich, einer der fünf weiteren Punkte auf der Liste habe zu einem Erfolg geführt.

»Gar nichts?«, versichert er sich abermals. »Sheriff, Sie haben die Tankstelle aufgesucht, richtig? Die stand ganz oben auf der Liste, weil dort auch kleinere Reparaturen durchgeführt werden. Was haben Sie erfahren?«

»Pete, der Inhaber der Tankstelle und seine Aushilfe Jeff haben Alibis für den 23. Juli, als der Unfall passierte. Beide waren von früh bis spät an der Tankstelle beschäftigt. Das können diverse Kunden bestätigen, die ich angerufen habe. Keiner von beiden kann zur Tatzeit draußen in der Wüste gewesen sein. Es kam auch kein Material oder Werkzeug abhanden. Pete hat extra nochmal nachgesehen. Jeff ist gerade bei der Beerdigung von seiner Mutter in Dallas. Aber keine Spur, nicht mal eine Schraube fehlt.«

»Detective Reach?« Agent Cooper sieht den Detective an.

»Nichts, tut mir leid, Agent. Wasserdichte Alibis, auch war so etwas wie ein Schweißgerät gar nicht vor Ort. Absolut unverdächtig.«

Deputy Ramirez fragt nach: »Wo waren Sie denn nochmal?«

»In einem kleinen Baumarkt, wenn man das so nennen kann, vielmehr ein Eisenwarengeschäft, als auch bei einem Mr. Redd. Der Mann ist Fernfahrer mit einem eigenen Truck und schraubt an dem wohl gern selbst herum.«

»Ich habe ebenfalls nichts. Beim Oldtimer-Club in Bayfield, der lediglich sechs Mitglieder hat, bin ich gewesen. Eine richtige Werkstatt gibt es dort nicht, die Mitglieder haben Alibis. Danach fuhr ich bei Mrs. Springler in Cortez vorbei, weil sie vor ein paar Monaten das Auto ihres siebzehnjährigen Sohnes gepimpt hat, so bezeichnet man das, glaube ich. Allerdings waren das nur äußere Arbeiten: lackieren, Aufkleber anbringen. Mit Fachwissen in Sachen Automechanik hatte das nicht viel zu tun.« Sie schüttelt den Kopf: »Keine Anhaltspunkte.«

Agent Cooper lässt eine Hand auf die Tischplatte sausen: »Das darf doch nicht wahr sein!«

»Die jüngsten Spuren sind ja mittlerweile bereits vier Jahre alt, das ist eine ganze Weile. Zeugen zu finden, wird dann immer schwieriger«, sagt Detective Reach entschuldigend.

»Mir ist noch etwas eingefallen: Wir sollten auch nachhaken, wer so ein großes Loch in der Wüste überhaupt hätte graben können. Ich meine, das wird sicherlich niemand per Hand mit einem Sparten ausgehoben haben, oder? Da wäre man ja eine Ewigkeit beschäftigt.« Deputy Ramirez zuckt die Schultern und sieht Agent Cooper fragend an. Dieser wendet seinen Blick auf die große Wanduhr, die durch ein leises Ticken die nächste volle Stunde ankündigt. Es ist achtzehn Uhr.

»Ok, das ist ein guter Vorschlag. Darum werde ich mich heute Abend mit Detective Reach noch kümmern. Deputy Ramirez, Sie entlasse ich für heute, damit Sie die Gästebetten vorbereiten können, vielen Dank nochmal für Ihr Angebot. Wir treffen uns morgen um sieben Uhr, wie immer. Sheriff Miller, Sie bleiben bitte noch und unterstützen uns bei der Erstellung der Bagger-Liste, so nennen wir die einfach mal salopp.«

Das wird noch ein langer Abend werden, jedoch hält Agent Cooper die Spur für wichtig, dieser muss heute noch nachgegangen werden. Ihm läuft die Zeit davon. Ein Vibrieren aus seiner Jacketttasche kündigt den Eingang einer Nachricht an. Er zieht das Mobiltelefon hinaus und stellt fest, dass diese von Mr. Strong kam: *Haben eine weitere Leiche geborgen und zwei zusätzliche Stellen markiert. Machen morgen weiter.* Agent Cooper nimmt einen tiefen Atemzug und massiert sich mit einer Hand die Schläfen. Wahrscheinlich hat dieser Mistkerl tatsächlich auch die anderen vermissten Frauen entführt und dort in der Einsamkeit verbuddelt, folgert er. Was für ein Schwein! Umso wichtiger ist jetzt die zügige Ermittlungsarbeit.

»Also Sheriff, wen haben Sie schon auf der Liste?«

TAG 5

»Truth or consequence, say it aloud. Use that evidence, race it around …«

Panisch und verwirrt schlägt Agent Cooper die Augen auf. Für den Bruchteil einer Sekunde muss er sich orientieren: Woher kommen diese Worte? Was ist das für ein rotes Zimmer, in dem er sich befindet? Die Erkenntnis stellt sich ein, als sein Gehirn vollständig wach wird. Er ist im einzig annehmbaren Hotel, das es in dem Städtchen Cortez gibt. Das Geräusch, welches ihn offenbar aus einer bodenlosen Tiefschlafphase riss, wird von seinem Handywecker verströmt. Ein Lied von der Rockband Foo Fighters. Er selbst suchte es vor einigen Wochen als Wecklied aus. Meine Güte, langsam entwickle ich schon neurologische Ausfälle, stellt er fest, verärgert von sich selbst. Und enttäuscht vom gestrigen Nachmittag, an dem sich absolut keine verwertbaren Spuren oder auch nur Hinweise auftaten. Der Abend mit Detective Reach verlief ebenso unergiebig. Für heute bräuchte er ein Wunder. Aber ist überhaupt eines in Sicht? Jenny Sorna vielleicht? Sie wacht aus dem künstlichen Koma auf und serviert ihm den Täter auf dem Silbertablett. Jetzt werde mal nicht albern, zählt er sich selber aus und streckt die Beine aus dem Bett. Auf jeden Fall fährt er heute noch zum Krankenhaus, auch wenn die Zeugin noch nicht vernommen werden kann, nimmt er sich vor, während er auf der Bettkante noch etwas verweilt. Er möchte mit Dr. Sherman einmal ausgiebig sprechen, sich dort das provisorische Labor der Spurensicherung ansehen und die Krankenpflegerinnen kennen lernen, die der Zeugin zugeteilt sind. Schließlich stellt diese Jenny Sorna nun mehr oder weniger die einzige verbleibende Spur dar, wenn sich bei der Besprechung später nichts mehr ergeben sollte.

Mr. Strong und er lenken zum selben Zeitpunkt ihre Wagen auf den leicht abschüssigen Parkplatz des Departments. Die rufenden Reporter ignorierend, betreten sie das Gebäude. Agent Coopers Augen fallen als Erstes auf den großen Teller auf dem Klapptisch, auf dem vielerlei Sandwiches appetitlich drapiert liegen. Es sieht so köstlich aus, dass er für einen Augenblick eine Fata Morgana vermutet.

»Guten Morgen, Agent.« Deputy Ramirez lächelt freundlich.

Offensichtlich hat sie besser geschlafen als er.

»Haben Sie das etwa mitgebracht?«, möchte er von ihr wissen, auf den Teller zeigend.

Sie nickt.

»Das wäre doch nicht nötig gewesen, haben Sie vielen Dank, Deputy!«

»Schon in Ordnung. Alles reiner Eigennutz.«

Sie lacht und zeigt dabei ihre weißen Zahnreihen.

»Nehmt bitte Platz, liebe Kollegen. Und Kollegin«, fügt er mit einem Augenzwinkern zu Deputy Ramirez hinzu. »Legen wir los. Mr. Strong, möchten Sie anfangen? Umso eher können Sie am Tatort weitermachen.«

»Ja. Es gibt Neuigkeiten. Agent Cooper habe ich bereits in Kenntnis gesetzt: Wir haben gestern weitere Leichen

geborgen. Insgesamt sind es nun sieben, die im Erdboden verscharrt waren und dazu kommen die drei, die wir im Kleinbus fanden. Mein Team hat mit den Sonargeräten derzeit drei weitere Stellen ausgemacht, an denen wir heute graben werden. Wenn es tatsächlich weitere Tote sind, gebe ich Bescheid. Aber eine aufmerksame Mitarbeiterin hat am vergangenen Tag noch eine zusätzliche Spur im Sand gefunden: Seife.«

»Seife? Ich verstehe nicht.« Agent Cooper vollzieht eine fragende Geste.

»Im Boden. Offenbar wurde in diesem Bereich, neben dem vergrabenen Bus, eine gewisse Menge Seifenwasser auf die Erde gebracht. Ist noch immer nachweisbar.«

»Und was bedeutet das konkret?«

»Das bedeutet vermutlich, der Täter besaß eine Art Campingdusche oder eine ähnliche Vorrichtung und gebrauchte diese, um die Frauen zu waschen.«

Da keine Reaktion folgt, spricht Mr. Strong weiter: »Ich erwähne das nur, weil es abgesehen von den Toten momentan die einzige Spur ist, die wir dort draußen gefunden haben.«

»Ja, danke Mr. Strong.« Agent Cooper legt eine Hand an die Stirn.

»Der DNA-Abgleich zwischen der Täter-DNA und der von Mr. Birch ist übrigens abgeschlossen. Es liegt keine Übereinstimmung vor. Er ist aus dem Rennen.«

Mr. Strong seufzt ein wenig enttäuscht.

»Ein Verdächtiger weniger«, scherzt Agent Cooper, obgleich ihm danach nicht der Sinn steht. Er fährt fort: »Leider haben Sheriff Miller, Detective Reach und ich gestern Abend keine neuen Hinweise ermitteln können. Die einzige Baufirma im ganzen County ist zwar im Besitz eines Baggers, jedoch hält der Inhaber, ein gewisser Mr. Johnson, es für absolut ausgeschlossen, dass sich jemand ohne seine Kenntnis die Maschine geschnappt und in der Wüste genutzt haben könnte. Es gab wohl vor früher mal einen Vorfall, bei dem Jugendliche nachts auf das Firmengelände kamen und mit dem Bagger Blödsinn angestellt haben, haben gebaggert und sind ein wenig damit herumgefahren. Seither gibt es moderne Überwachungssysteme und ein spezielles Lenkradschloss. Mr. Johnsons Wohnhaus befindet sich direkt neben dem Gelände, er gab an es immer im Auge zu haben. Wie gesagt, er hält es für unmöglich.«

»Wann war das genau mit den Jugendlichen?«

»Vor mehr als zehn Jahren, Deputy. Eine Anzeige gab es damals auch.«

Deputy Ramirez überlegt weiter: »Vielleicht hat der Täter den Bagger von einer anderen Firma ausgeliehen?«

»Die anderen Unternehmen sind zu weit weg.« Agent Cooper vollzieht eine abwehrende Geste. »Hier kommen wir nicht weiter. Ich schlage Folgendes vor: Detective Reach und ich werden in die Southwest Memorial Klinik fahren, um vor Ort noch einige Fragen zu klären. Vorher geben wir eine kurze Pressemitteilung raus, wir müssen den Eindruck vermitteln, es würde vorangehen, sonst kippt die Stimmung nicht nur hier in der Stadt. Ich werde noch einmal ausdrücklich um Hinweise aus der Bevölkerung bitten, die Hotline in Denver ist noch offen. Sheriff Miller und Deputy Ramirez, Sie bleiben vorerst im Department und schauen, ob etwas Brauchbares reinkommt.«

»Ich lese den gesamten Text jetzt nochmal vor«, kündigt Detective Reach eine viertel Stunde später an.

Im Falle der tot aufgefundenen Frauen in der Wüste nahe des Ortes Cortez im Süden von Colorado, hat sich die Zahl der geborgenen Opfer auf zehn erhöht. Alle Opfer werden demselben Täter zugeordnet, der derzeit noch unbekannt ist.

Um Hinweise aus der Bevölkerung wird gebeten.

Auf den männlichen Täter treffen vermutlich folgende Eigenschaften zu: Er ist volljährig, er lebt alleine, räumlich und sozial eher abgeschieden, im Umkreis von maximal fünfzig Kilometern vom Four Corners Monument. Er hat Zugang zu Werkzeugen sowie Kenntnis von Schweißarbeiten und ist in der Lage größere Fahrzeuge zu bedienen. Am 23. Juli hat er sich morgens bis zum Vormittag in der Wüste südlich von Cortez aufgehalten und für diesen Zeitraum kein Alibi. Er ist von kaukasischer Ethnie, bei seiner Naturhaarfarbe handelt es sich um dunkelblond, diese könnte jedoch geändert worden sein.

Falls Sie eine Person kennen, auf die diese Angaben zutrifft, rufen Sie bitte die eingerichtete Hotline an. Die gesuchte Person ist sehr gefährlich und eventuell bewaffnet, halten Sie in jedem Fall Abstand. Wir danken für Ihre Mitarbeit.

Darunter füge ich die Nummer der Hotline ein.«

»Ja, das ist gut so, Detective, geben Sie es raus, bitte. Ich werde draußen den Journalisten, die noch da sind, den Text in die Kameras sprechen, bevor wir ins Krankenhaus fahren.«

William stellt seine Kaffeetasse aus der Hand und nimmt sein Mobiltelefon vom Tisch. Er wählt die Nummer von Bill, seinem Vorgesetzten in der Abteilung für Mechatronik des Flughafens.

»Hallo?« Bills Stimme klingt entnervt.

»Bill, hallo, hier spricht William. Ist es gerade ein ungünstiger Zeitpunkt?«

»William! Nein, nein. Wie geht es dir denn inzwischen? Hast du den Schock verdaut?«

»So gut man es erwarten kann, denke ich. Am Montag komme ich wieder zur Arbeit. Deshalb rufe ich an, damit du mich wieder einplanen kannst.«

»Gut, gut, das freut mich zu hören. Sag mal, wie ist denn der Stand der Dinge bei der Polizei? Ich habe gerade im Radio gehört, die haben den Täter noch nicht und suchen jetzt mit einer Art Beschreibung nach ihm?«

»Ich weiß auch nur das, was in den Medien gesagt wurde. Gestern haben sie eine Speichelprobe von mir genommen. Deputy Ramirez versicherte mir aber, es sei nur Routine und heute käme das Ergebnis und dann sei das Thema für mich erledigt«, erwähnt William mit einer leichten Sorge im Hinterkopf, Bill hielte ihn eventuell für verdächtig.

»Die laufen schon rum und nehmen Speichelproben?«

Bill hört sich entsetzt an.

»Nur, wenn es einen konkreten Verdacht gibt, glaube ich. Deputy Ramirez sagte, die Ermittlungen seien sehr sorgfältig. Aber ich bin nicht der Täter, Bill, das glaubst du hoffentlich nicht, oder?«

Bill lacht: »Nein, das glaube ich nicht! Alles gut. Wir sehen uns dann am Montag wieder bei der Arbeit.«

»Bis Montag, Bill.«

William legt auf. Bill hält ihn angeblich nicht für schuldig, trotzdem scheint ihn die abgegebene DNA-Probe zu beunruhigen. Oder verdächtigt er ihn etwa doch, ohne es sagen zu wollen? Wie gelähmt sitzt er am Tisch, sein Toast ist mittlerweile kalt und hart. Keinen Bissen kann er essen, ehe die Polizei anruft und ihn von jedem Verdacht freispricht. Als ob er sich nicht wegen des Unfalls mit der Frau verantwortlich genug fühlen würde. Sein Leben wandelte sich nach dem Unfall von dem Drama, das es ohnehin bereits war, in einen absoluten Horrorfilm. Heute soll die Frau aus dem künstlichen Koma geholt werden. Ob Deputy Ramirez ihn anruft, um ihn zu informieren? Vielleicht könnte er bald mit der Frau sprechen und sich persönlich entschuldigen. Das könnte ihm helfen. William betrachtet den Teller mit dem unberührten Toast, dann nimmt er ihn vom Tisch und kippt den Inhalt in den Mülleimer.

Der weitläufige Parkplatz der Southwest Memorial Klinik liegt in der prallen Sonne, als Detective Reach einen geeigneten Platz sucht, von dem aus der Fußweg in das Krankenhausgebäude nicht mehr allzu weit ist. Agent Cooper sitzt neben ihm und steckt sich den letzten verbliebenen Rest eines Gurken-Frischkäse-Sandwiches in den Mund, welches er sich nach seiner knappen Interaktion mit den Presseleuten noch aus dem Department holte. Sein Blick verliert sich wieder in den hübschen Beeten, die seitlich des Fußweges angelegt sind. Das Krankenhaus macht äußerlich einen ausgesprochen modernen Eindruck, es wurde erst vor wenigen Jahren fertiggestellt. In der pastellgrünen Eingangshalle verlangt er am Informationstresen nach Dr. Sherman. Die rundliche junge Frau mit der Porzellanhaut ruft den Arzt über einen Lautsprecher aus und bittet die beiden Ermittler, in der beigen Sitzecke zu warten, die sich vor den bodenlangen Fenstern seitlich des Eingangs befindet.

Dr. Sherman ist ein großer, sportlicher Mann, Mitte vierzig, mit graumelierten Haaren. Seine dunkelbraunen Augen blicken durch eine dezente Nickelbrille, während er Agent Cooper und Detective Reach freundlich begrüßt und in sein Büro führt. Als Oberarzt der Southwest Memorial Klinik verfügt Dr. Sherman über einen äußerst ansprechenden, ausladenden Arbeitsplatz. Dank der gläsernen Außenwand und der Farbgestaltung mit hellen Holztönen wirkt der Raum positiv und modern. Agent Cooper sieht – mit etwas Widerwillen – sein kleines, fensterloses Büro im FBI-Hauptquartier von Colorado in Denver vor sich. Auf seinem viel zu schmalen Schreibtisch stapeln sich regelmäßig Papiere, ebenso wie auf den wenigen weiteren freien Flächen des dunklen Zimmers. Oft vergleicht er es mit einem Schuhkarton. Jeder Einsatz, der ihn aus seinem Büroraum lockt, begrüßt Agent Cooper daher sehr.

»Was für ein schönes Büro!«, spricht er aus.

»Danke sehr, ich wünschte nur, ich könnte es häufiger genießen. Meist bin ich im Krankenhaus unterwegs.«

Er zuckt mit den Schultern und lächelt die Ermittler an.

»Dr. Sherman, wir sind wegen des Unfallopfers hier. Wie Sie inzwischen auch erfahren haben, handelt es sich bei der Frau um eine Jenny Sorna, Jahrgang 1996. Wir gehen davon aus, dass sie sich für zwei bis drei Monate in der Gewalt des Täters befand. Sie ist, davon gehen wir aus, die einzige Überlebende und somit auch die einzige Zeugin, die den Täter eventuell identifizieren kann. Ich möchte ehrlich zu Ihnen sein: Wir haben zurzeit keine vielversprechenden Spuren oder Hinweise, die uns der Identifizierung des Täters näher bringen könnten. Es ist fast unnötig zu erwähnen, aber sicherlich begreifen Sie die enorme Bedeutung, die eine zeitnahe Aussage von Jenny Sorna haben könnte. Wir als Ermittler sowie die Behörde stehen unter einem fürchterlichen Druck. Also, wann können wir die Zeugin voraussichtlich vernehmen? Was meinen Sie?«

»Ich verstehe Ihr Anliegen, Agent Cooper, jedoch bin ich als Mediziner verpflichtet, im besten gesundheitlichen Interesse der Patientin zu entscheiden. Diese hat nicht nur physisch, sondern auch psychisch einiges durchmachen müssen. Eine Überforderung wäre äußerst kontraproduktiv für die Genesung. Zudem müssen wir abwarten, ob die Patientin überhaupt in der Lage ist, sich zu äußern. Schließlich erlitt sie beim Unfall ein Schädel-Hirn-Trauma, zwar ging die Schwellung des Gehirns zurück, das MRT war zudem unauffällig, jedoch kann ich eine sensible Verletzung im Bereich des Hirns nicht vollständig ausschließen. Wir müssen abwarten, die sich die Patientin nach dem künstlichen Koma verhält.«

»Natürlich. Aber haben Sie da keine Erfahrungswerte? Wie lange dauert es, bis Patienten wieder voll da sind?«

Dr. Sherman spricht ruhig weiter: »Das kann ich Ihnen wirklich nicht beantworten. Zwischen wenigen Tagen und ein paar Wochen ist alles möglich.«

»Wochen? Das hat uns gerade noch gefehlt!«

Agent Cooper legt ermattet eine Hand an den Kopf.

»Es tut mir leid, Sie enttäuschen zu müssen. In ein paar Tagen kann ich vielleicht in meinen Aussagen etwas präziser werden. Das künstliche Koma, das wir medikamentös provoziert haben, wurde heute Morgen beendet. Die Patientin befindet sich nun in einer Art Aufwachphase, die individuell unterschiedlich lang sein kann. Wir müssen Geduld haben.«

»Ja, ich verstehe. Ist es möglich, mich über mein Mobiltelefon auf dem Laufenden zu halten? Ich meine, jede auch nur so kleine Neuigkeit wäre für uns wichtig.«

»Natürlich. Sie sagten, Sie würden die Krankenpflegerinnen gern persönlich kennen lernen?«

»Wenn es möglich ist.«

»Selbstverständlich. Wir halten uns strikt an Ihre Anweisung, niemanden darf Mrs. Sornas Krankenzimmer betreten. Zu jeder Zeit befindet sich ein Officer vor der Zimmertür, der beziehungsweise die dafür Sorge trägt, ausschließlich das ausgewählte medizinische Personal zu Mrs. Sorna vorzulassen. Dieses medizinische Personal besteht aus mir selbst, Dr. Leightner aus der Nachtschicht, sowie den Krankenpflegerinnen Betsy Wood und Tamika Etienne, die sich in zwei zwölf-Stunden-Schichten die Versorgung teilen. Betsy Wood ist eine unserer erfahrensten Krankenpflegerinnen und arbeitet bereits seit vielen Jahren bei uns. Sie ist um die fünfzig, schätze ich. Tamika Etienne schloss erst vor Kurzem ihre Ausbildung zur Gesundheits- und Krankenpflegerin bei uns ab. Sie ist sehr jung, aber überaus engagiert, bitte lassen Sie sich nicht von Äußerlichkeiten irritieren, sie ist äußerst fähig.«

»Äußerlichkeiten?«

Agent Cooper überlegt, was der Arzt damit meinen könnte.

»Vielleicht habe ich mich falsch ausgedrückt: Es ist nicht ihr Aussehen, sondern vielmehr ihre etwas burschikose Art, die anfangs etwas Irritation erzeugen könnte. Ebenso ihre sprachliche Ausdrucksweise.«

»Spricht sie kein Englisch?«

Dr. Sherman lacht: »Doch, selbstverständlich, Englisch ist zwar ihre Zweitsprache, sie spricht aber sehr gut. Nein, ich meine, sie redet etwas umgangssprachlich, das ist alles. Ich möchte nur nicht, dass Sie sie für weniger kompetent halten, daher habe ich es erwähnt.«

»Ich verstehe.« Agent Cooper ist neugierig: »Können wir die burschikose Dame sprechen?«

»Ja, Sie haben Glück, Mrs. Etienne übernimmt meist die Schicht am Tag, da Mrs. Wood tagsüber vereinzelt noch familiäre Verpflichtungen hat. Ich hole sie.«

Dr. Sherman verlässt den großen Raum, als Agent Cooper einen Seitenblick auf Detective Reach wirft. Dieser zieht ein langes Gesicht.

»Vielleicht sollten wir nicht alles auf die Sorna setzen. Dr. Sherman hat ja kaum Hoffnung gemacht, dass sie bald eine Aussage zustande bringen kann.«

»Erzählen Sie mir was Neues, Detective«, entgegnet Agent Cooper gereizt. »Das Problem ist: Wir haben zurzeit einfach nichts.«

Er lehnt sich zurück und verschränkt die Arme vor der Brust.

»Möglicherweise kommen noch verwertbare Hinweise aus der Bevölkerung durch den Aufruf.« Der Detective hebt die Schultern und zückt sein Diensthandy.

»Aus dem Department kam aber noch nichts«, stellt er fest, nun ebenfalls etwas enttäuscht.

Tamika Etienne tritt durch die große Tür in den Raum. Lächelnd nimmt sie auf einem Stuhl gegenüber der beiden Ermittler Platz und schlägt ihre Beine übereinander. Sie mustert die Männer ganz offensichtlich und ausgiebig. Offenbar stößt Dr. Sherman nicht mehr zu ihnen.

»Hallo, ich bin Schwester Tamika. Und Sie sind wirklich vom FBI?«

Aus ihrer dunklen Stimme ist ein leicht französischer Akzent herauszuhören.

»Darf ich vorstellen: Detective Reach von der Colorado State Police und ich bin Agent Cooper vom FBI-Büro aus Denver.«

»Ist ja irre! Aber ich habe mir einen FBI-Agenten irgendwie – wie soll ich sagen – spektakulärer vorgestellt.«

»Tut mir leid, Sie enttäuschen zu müssen, Mrs. Etienne.«

Sie lacht laut auf. Zwischen ihren oberen Schneidezähnen ist nun eine winzige Lücke sichtbar, umrandet von rot geschminkten Lippen.

»Schon ok. Wie kann ich Ihnen denn helfen, abgesehen davon, dass ich Ihre Zeugin nicht sterben lasse?«

»Oh, das haben Sie schon sehr schön zusammengefasst.«

Agent Cooper muss schmunzeln.

»Detective Reach und ich möchten noch einmal sicherstellen, dass keine unbefugten Personen zu Mrs. Sorna Zutritt erhalten und sie rund um die Uhr medizinisch bestens versorgt wird. Bei ihr handelt es sich um eine äußerst wichtige Zeugin. Bei Veränderungen ihres Gesundheitszustands möchte ich umgehend informiert werden.«

Tamika zieht die Augenbrauen hoch: »Das wissen wir alle schon.«

Sie macht eine fragende Geste mit ihren Armen.

»Es ist uns wichtig, persönlich mit dem zuständigen Personal zu sprechen, um uns ein Bild von der Gesamtsituation zu machen.«

»Ah ja. Also ich kann Ihnen sagen, dass Sie sich ganz und gar auf mich verlassen können.«

»Genau das wollte ich hören, haben Sie vielen Dank, Mrs. Etienne.«

»Keine Ursache. Kann ich wieder gehen?«

»Ja, ich wünsche Ihnen noch einen schönen Tag.«

»Danke, ebenso. Detective Reach, war mir eine Freude.«

Sie verlässt den Raum wieder, hinter der aufgedrückten Tür erscheint Dr. Sherman und setzt sich wieder zu den Ermittlern.

»Sie haben nicht übertrieben, Dr. Sherman, sie ist schon eine Persönlichkeit.«

»In der Tat. Und eine ganz ausgezeichnete Krankenpflegerin, das kann ich Ihnen versichern.«

»Wir wollen Ihre Zeit auch nicht übermäßig beanspruchen«, leitet Agent Cooper die Verabschiedung ein. »Rufen Sie an, wenn sich etwas tut. Tag und Nacht.«

»Natürlich, uns allen hier ist bewusst, wie wichtig die Zeugin für Ihre Ermittlungen ist.«

Agent Cooper und Detective Reach begeben sich nach draußen. Neben dem Eingang befindet sich in ungefähr zwanzig Metern Entfernung eine Raucherzone. Detective Reach möchte wissen, ob noch Zeit für eine Zigarette sei. Agent Cooper stimmt zu. Für einen Augenblick hier zu verweilen kann nicht schaden, das Department meldete sich auch bei ihm nicht, merkt er mit einem Blick auf sein Mobiltelefon.

»Die fünf Minuten haben wir noch.«

»Wissen Sie, an wen mich Schwester Tamika erinnert hat?«, fragt Detective Reach, während er seine Zigarette mit einem Feuerzeug anzündet.

»Sagen Sie bloß, es gibt noch eine von der Sorte?«

»Also niemanden, den ich kenne. Aber aus dem Fernsehen. Kennen Sie Rihanna, die Sängerin?«

Ja, schießt es Agent Cooper durch den Kopf, Detective Reach hat vollkommen recht. Tamika Etienne hat tatsächlich unglaublich viel Ähnlichkeit mit ihr.

»Da sagen Sie was«, pflichtet er ihm bei.

Schweigend stehen sie da, den Blick in die Weite abseits des Krankenhauses gerichtet, bis Detective Reach seine Zigarettenpause beendet.

Deputy Ramirez nimmt sich noch ein Schinken-Sandwich vom Teller. Sie ist heilfroh, zumindest am heutigen Tag mittags etwas Anständiges in den Magen zu bekommen. Dieser Tag ist deutlich ruhiger als die vergangenen, stellt sie fest, wohl wissend, dass dieser Umstand lediglich für ihren Magen und nicht für die Ermittlungen von Vorteil ist. Das Büro in Denver leitete bisher keine verwertbaren Hinweise aus der Bevölkerung weiter und die Zeugin im Krankenhaus wird erst in einigen Tagen aussagen können. Die Ermittlungen – als auch die Ermittler – hängen sozusagen in der Luft. Verärgert merkt sie, dass ihr dieser Zustand noch weniger gefällt als der Dauerstress der letzten Tage. Sie nimmt sich vor, noch einmal alles in Ruhe von Anfang an zu durchdenken, vielleicht haben sie ja im Eifer des Gefechts irgendeine Kleinigkeit übersehen, die wichtig ist. Aber zuerst würde sie Mr. Birch anrufen, um ihm das Ergebnis des DNA-Vergleichs mitzuteilen. Der Arme sitzt bestimmt zu Hause wie auf glühenden Kohlen. Sie schluckt den letzten Bissen und greift zum Telefon.

TAG 6

Am Morgen des 28. Juli ist es wieder heiß und sonnig. Agent Cooper kann keine einzige Wolke am Himmel ausmachen, als er sein Hotel verlässt. Er rückt seine Sonnenbrille zurecht, damit seine noch verschlafenen Augen von der brühwarmen und blendenden Sonne nicht zusätzlich malträtiert werden.

Nun beginnt der zähe Teil der Ermittlungen, denkt er, während er im Auto auf dem Weg in das Department ist. Durchhalten ist angesagt, konzentriert bleiben. Dennoch hofft er, die allmorgendliche Besprechung ergebe etwas Neues, mit dem sie den Täter jagen könnten. Vor der Tür des Departments stehen Sheriff Miller und Detective Reach, sie rauchen Zigaretten und halten Kaffeebecher in den Händen. Als Raucher hat man wenigstens zwischendurch einen kleinen Lichtblick, schätzt er missmutig. Im Vorbeigehen nickt er den beiden Männer zu und betritt das Department. Am Klapptisch sitzen Mr. Strong und Deputy Ramirez vor einem Tablett mit Keksen.

»Sagen Sie bloß, Sie versorgen uns heute schon wieder?«, begrüßt er sie.

»Nein, nein. Dieses Mal gebührt die Ehre nicht mir. Meine Untermieter haben die gestern gebacken.« Und als Agent

Cooper verwundert die Brauen zusammenzieht, ergänzt sie: »Die beiden Mitarbeiterinnen von der Spurensicherung, die zurzeit bei mir wohnen.«

Agent Cooper lacht: »Ach so!«

Er geht in die Pantryküche und holt sich eine Tasse dampfenden Kaffee sowie eine Flasche Mineralwasser. Bei seiner Rückkehr finden sich auch Sheriff Miller und Detective Reach am Tisch ein.

»Guten Morgen, verehrte Kollegen und verehrte Kollegin. Ich möchte, um uns allen Zeit zu sparen, gleich vorwegnehmen, dass gestern weder brauchbare Hinweise über die Hotline kamen, noch unsere Zeugin im Krankenhaus die Augen öffnete. Mit anderen Worten: Wir haben nichts. Wir sind jedoch hoch motiviert, es dabei nicht zu belassen. Nachdem wir Mr. Strong und Dr. Benekee gehört haben, werden wir Ideen sammeln, wo wir mit den Ermittlungen noch nachhaken können. Mr. Strong, bitte.«

»Ich wünschte beinahe, wir hätten gestern auch nichts Neues gefunden.« Er sieht bedrückt aus und legt eine kurze Pause ein, bevor er fortfährt. »Am gestrigen Tag haben wir drei weitere Stellen ausgehoben, welche uns die Sonargeräte angezeigt haben. Ein Fehlalarm war dabei, es befand sich lediglich ein größerer Stein unter der Erde. Bei den beiden weiteren Punkten waren es tatsächlich menschliche Überreste. Ich habe ja immer mitgezählt, wir haben nun neun Leichen aus dem Erdboden und drei Tote aus dem Bus. Ihre anfängliche Annahme, Agent Cooper, dass all die zwölf Opfer hier von der Wand ein und demselben Täter zuzurechnen sind, hat sich somit bewahrheitet. Zumindest denke ich das, die Identifizierung der Leichname aus dem Erdboden liegt ja bei Dr. Benekee, aber die Anzahl stimmt. Mein Team hat das gesamte Areal um die Fundstelle des Busses abgesucht, durchleuchtet und umgegraben. Da draußen ist nichts mehr. Wir werden heute abbauen.«

Sein Gesichtsausdruck verfinstert sich nochmals.

»Danke, Mr. Strong. Können Sie eine Einschätzung geben, ob es sich bei dem Fundort der Leichen auch um den Tatort handelt?«, möchte Agent Cooper wissen.

»Ja, ich denke schon. Aber einhundertprozentig kann ich das nicht beurteilen. Allerdings haben wir keine Patronenhülsen oder andere Spuren gefunden, ich gehe dennoch davon aus, dass der Täter die Frauen an Ort und Stelle umbrachte. Vielleicht hat er sie erschlagen oder erwürgt, also keine Waffen benutzt, die Spuren oder eine größere Menge Blut hinterlassen. Gleich neben dem Tatort wird er sie dann vergraben haben.«

»Danke, Mr. Strong. Werden Sie nach dem Abbau nach Denver zurückkehren?«

»Wenn ihr nicht noch etwas für uns habt.«

»Momentan leider nicht. Ich rufe jetzt bei Dr. Benekee an und stelle das Gespräch auf Lautsprecher.«

Agent Cooper wählt die Nummer und legt das Telefon auf den Klapptisch.

»Guten Morgen, Sie sprechen mit Dr. Benekee«, ertönt die höfliche Stimme des forensischen Mediziners.

»Dr. Benekee, guten Morgen, hier spricht Agent Cooper.«

»Ah, hallo. Sie melden sich sicherlich wegen der neuen Erkenntnisse.«

»So ist es. Was haben Sie für uns?«

»Ich versuche, mit ein wenig Struktur zu berichten. Also …« Im Hintergrund raschelt Papier, dann ist ein Tippen von Fingerkuppen auf einem Bildschirm zu hören.

Agent Cooper sieht Dr. Benekee förmlich vor sich: seine große, schwarze Hornbrille auf die Nase schiebend, Unterlagen sowie das Tablet immer zur Hand oder unter dem Arm.

»Wir haben hier sieben Leichname von euch bekommen, also natürlich nicht von euch, ich meine vom Fundort aus der Wüste. Alle befinden sich in unterschiedlichen Stadien der Verwesung. Mein Team und ich konnten bisher vier der Opfer zweifelsfrei identifizieren, die Familien wurden benachrichtigt.«

»Um wen handelt es sich bitte?«

Agent Cooper erhebt sich von seinem Stuhl, greift einen Stift vom Tisch und tritt an die Wand, an der die Fotografien der jungen Frauen befestigt sind. Am Rand der Fotos von Carrie Davis, Giulia Garcia und Tenaya Brown zeichnet er ein kleines Kreuz an den rechten unteren Rand des Bildes.

»Ähm, Moment. Ja, hier: Es handelt sich um die sterblichen Überreste von Tina Berd, Jahrgang 2003, vermisst seit ziemlich genau zwei Jahren, stammt aus Colorado.«

Agent Cooper kennzeichnet das Foto von Tina Berd ebenfalls mit einem Kreuz.

Dr. Benekee fährt fort: »Ebenfalls aus Colorado kommt Soraya Smith, zum Zeitpunkt des Verschwindens vor drei Jahren achtzehn Jahre alt. Die dritte Leiche ist Kirsten Wright, sie stammt aus New Mexico und wird seit August 2019 vermisst, damals zweiundzwanzig. Bei der letzten Frau, die wir bisher identifizieren konnten, handelt es sich um Lynette Wilson, aus Utah, seit knapp vier Jahren als Neunzehnjährige vermisst gemeldet. An dem anderen drei sind wir noch dran.«

Agent Cooper versieht die Bilder von Kirsten Wright und Lynette Wilson mit weiteren Kreuzen und fragt: »Können Sie uns mehr über die Todesart, beziehungsweise die Todesursachen sagen, Dr. Benekee?«

»Zweifelsfrei haben wir es hier mit unnatürlichen Todesarten zu tun, das bedeutet die Frauen wurden ermordet. In Bezug auf die Todesursache ist es bei stark zersetzten Leichen zum Teil schwierig, eine eindeutige Todesursache festzustellen, wenn sich an den Überresten wie Knochen beispielsweise keine Spuren finden lassen. Tina Berd wurde erschlagen, eine Schädelfraktur ist erkennbar. Soraya Smith ist vermutlich erwürgt worden, eine Schädigung durch Strangulation ist am Zungenbein sowie am Schildknorpel feststellbar. Bei Kirsten Wright und Lynette Wilson kann ich es nicht einhundertprozentig sicher sagen, aber ich gehe ebenfalls von einem Tod durch Strangulation aus. Die Leichen befanden sich in einem Zustand, in dem Halsknochen und -knorpel eine Vielzahl von Beschädigungen aufweisen, ich gehe jedoch davon aus, dass diese auch zum Tod geführt haben und nicht alle nachträglich entstanden sind. Aber da ist noch mehr. Diese Verletzungen haben zwar vermutlich nicht zum Tode geführt, dennoch möchte ich sie erwähnen: Alle sieben Leichen weisen Spuren von Gewalteinwirkung gegen das Gesicht, beziehungsweise den Kopf auf. Beispielsweise gebrochene und teilweise wieder verheilte Nasenbein- oder Jochbeinbrüche, ausgeschlagene Zähne, derart Verletzungen. Die Opfer wurden wiederholt stark physisch misshandelt. In Bezug auf den Todeszeitpunkt, auch dieser ist nach so langer Zeit nicht auf den Tag genau bestimmbar, wir nehmen jedoch an, dass alle Opfer ungefähr zwei bis vier Monate nach ihrem spurlosen Verschwinden getötet wurden. Sie waren alle noch eine ganze Weile in der Gewalt des Täters. Schrecklich.«

»In der Tat. Haben Sie vielen Dank, Dr. Benekee, ich rufe Sie wieder an.« Agent Cooper bleibt noch einen Augenblick vor der Wand stehen, die Hände in die Hüften gestemmt und die Augen auf den Fotos ruhend.

Deputy Ramirez fühlt, wie sich ein Kloß in ihren Hals bildet und anzuschwellen scheint. Sie möchte die Stille jedoch nicht durch ein Räuspern unterbrechen, und so wartet sie mit dem unguten Gefühl.

»Ich habe noch eine Rückmeldung aus Albuquerque bekommen«, beendet Detective Reach die Stille. »Die Wohnung von Jenny Sorna wurde von der dortigen Spurensicherung untersucht. Keine verwertbaren Ergebnisse. Kein Hinweis auf gewaltsames Eindringen, einen Kampf oder andere Spuren. Genauso wie bei den anderen Opfern, bei denen es in deren Appartements ebenfalls keine Spuren gab. Jenny Sorna besaß kein Auto. Vermutlich ist sie von der Straße aus gekidnappt worden, ohne dass es jemand bemerkt hat.« Er schüttelt den Kopf. »Keine Anhaltspunkte für die Ermittlungen, leider.«

»Das darf doch nicht wahr sein!«, entfährt es Agent Cooper. Er lehnt den Rücken an die Stuhllehne und massiert mit einer Hand sein Kinn. Der angestrengte Gesichtsausdruck intensiviert sich.

»Lassen Sie uns eine Ideensammlung anlegen. Wo können wir mit den Ermittlungen noch einmal starten?«

»Wir können die Autoschrauber-Liste erneut durchgehen. Auf Vollständigkeit überprüfen und nochmal mit den Leuten sprechen«, schlägt Detective Reach vor.

Deputy Ramirez überlegt: »Ich frage mich, was der Täter jetzt tut. Ich meine, wir gehen davon aus, dass er hier in oder um Cortez lebt und das schon seit mindestens vier Jahren. Den Bus hat er allerdings viele Jahre zuvor gestohlen, dann ruhen lassen und später wieder als Versteck aktiviert. Zumindest, wenn er es selbst gewesen ist und nicht noch eine weitere Person. Wo war er in der Zwischenzeit? Wenn er in Cortez gewesen wäre, dann hätte er höchstwahrscheinlich dann auch Frauen entführt und getötet. Hat er aber nicht. Was hat er in dieser Zeitspanne gemacht, beziehungsweise wo hat er damals gelebt? Und wenn er jetzt wieder in der Gegend ist, dann hat er doch mit absoluter Sicherheit mitbekommen, dass wir ihm alle auf den Fersen sind. Meine Vermutung ist: Entweder ist er längst geflohen oder er fühlt sich absolut sicher und sieht keinen Grund davonzulaufen. Deshalb haben wir zu diesem Zeitpunkt nur zwei Möglichkeiten, um ihn aufzuspüren: Die erste ist, alle Personen im Umkreis zu kontrollieren, die sich derzeit nicht in der Stadt beziehungsweise an ihrem Wohnort aufhalten. Die zweite ist, einen Massen-DNA-Test mit allen männlichen Weißen im Umkreis durchzuführen. Irgendwas kommt da raus, das geht ja gar nicht anders.«

Agent Cooper mustert das angespannte Gesicht des Deputys, ihre dunklen Augen funkeln. »Sie haben vollkommen recht, Deputy. Das gezielte Ermitteln hat uns nicht weiter geführt, nun fangen wir mit dem Fischen an. Detective Reach, Sie rufen in Denver an und fordern Material und Personal für den Massentest an, die sollen das heute noch schicken. Sheriff Miller, Sie organisieren einen geeigneten Ort für die Testdurchführungen. Außerdem brauchen wir Daten aus dem Melderegister. Wie viele Menschen leben hier in unmittelbarer Nähe? Wie viele davon sind männlich, volljährig, weiß und erst vor ein paar Jahren hergezogen beziehungsweise zurückgekehrt? Da kann nicht viel übrig bleiben, wenn wir das erstmal runtergebrochen haben. Wer von denen nicht zum DNA-Test kommt, den überprüfen wir auf andere Weise. Morgen werden wir freiwillige Tests machen. Eine zweite, verpflichtende Runde kann später erfolgen, wenn das rechtlich abgesichert ist. Deputy, Sie verfassen eine Pressemitteilung wegen der Massentests. Die Reporter vor der Tür füttere ich gleich selbst mit Informationen. Wo können wir die Tests durchführen, Sheriff?«

Sheriff Miller sieht Agent Cooper an, als hätte ihn dieser um die Bestimmung einer Quadratwurzel gebeten.

»Äh, in der Turnhalle der Highschool ist es gut. Die ist in der Desert Lane.«

»Gut, rufen Sie dort an. Und Mr. Strong: Leider kann ich Sie und Ihr Team noch nicht ziehen lassen, wir brauchen Sie morgen für die Durchführung der Tests. Wie viele Mitarbeiter haben Sie vor Ort?«

»Ja, selbstverständlich. Wir sind morgen bereit. Sechzehn Männer und Frauen plus ich selbst.«

»Sehr gut. Deputy, wenn Sie mit der Pressemitteilung fertig sind, übernehmen Sie die Liste des Meldeamtes, streichen schonmal Minderjährige und Frauen raus, außerdem alle männlichen Einwohner, von denen Sie mit Bestimmtheit wissen, dass die Ethnie nicht übereinstimmt und der Zeitpunkt der Meldung nicht hinkommt.« Agent Cooper schaut sich um: »An die Arbeit!«

»Rührei oder Spiegelei?«

Deputy Ramirez hört die Worte, ist jedoch so konzentriert, dass sie die Frage gar nicht wahrnimmt.

»Theresa, hallo?«

Bei der Nennung ihres Namens hebt sie den Kopf. Ihr Ehemann Carlos steht am Herd und bereitet das Abendessen zu, ein sehr spätes Abendessen, während sie am Küchentisch weiter über der Liste des Einwohnermeldeamtes brütet.

»Ja? Entschuldige.«

Carlos schmunzelt: »Möchtest du Rührei oder Spiegelei?«

»Rührei, bitte. Was ist mit unseren Gästen?«

»Die haben schon gegessen. Vor Stunden.«

Carlos lacht.

»Oh.«

Sie sieht auf die große Wanduhr mit dem Sonnenmotiv, die seit beinahe zwei Jahrzehnten über dem Holztisch thront. Es ist bereits zehn Uhr abends.

»Was liest du da?«

»Eine Liste der Einwohner von Cortez. Für das Ausschlussverfahren. Ich streiche alle Frauen, Kinder und Leute raus, die nicht weiß sind. Also zumindest, wenn ich das mit Bestimmtheit sagen kann, die Hautfarbe steht ja nicht im Melderegister. Eine Mammutaufgabe.«

Sie rollt die Augen und massiert ihren Nacken, der ihr schon seit einiger Zeit Ärger macht.

»Ach du Schreck, da sitzt du ja noch bis Thanksgiving dran!«

»Ich hoffe nicht, es ist wirklich wichtig.«

»So, jetzt isst du erstmal was und dann gibst du mir ein paar Seiten ab, das kann ich mir ja nicht mit ansehen!«

Deputy Ramirez lächelt müde und nimmt die Gabel vom Tisch.

TAG 7

In dieser Nacht träumt Deputy Ramirez von schwarzgedruckten Namen in alphabetischer Reihenfolge auf weißem Papier. Irgendwo muss er sein, sagt sie sich im Traum immer wieder. Irgendwo hier zwischen den anderen Namen steckt er. Dieses Monster. Ich muss ihn finden. Eifrig liest sie weiter, der nächste Name auf der Liste ist Carlos Ramirez. Sie schnappt nach Luft und öffnet die Augen. Ihr Hals ist schweißbedeckt. Was für ein Unsinn, beruhigt sie sich und wirft einen Seitenblick auf ihren alten Radiowecker, der die Uhrzeit stets in aufdringlichen, rot erleuchteten Ziffern angibt. Es ist 3:32 Uhr.

Vier Stunden später steht sie vor der Turnhalle der Highschool, in deren Innerem Mr. Strong und sein Team sowie einige zusätzlich angereiste Mitarbeiter die Materialien und einige provisorische Tische aufbauen. Sie selbst verfügt über einen kleinen Tisch samt Sitzgelegenheit hier neben dem Eingang, ebenso wie Detective Reach, der sie bei der Aufnahme der Personalien unterstützen soll. Um acht Uhr sollen die ersten Proben an den Freiwilligen durchgeführt werden.

»Guten Morgen!«, ertönt die Stimme von Agent Cooper zu ihrer Rechten.

Sie dreht den Kopf: »Guten Morgen, Agent.«

»Das sieht hier ja schon richtig nach was aus«, stellt er mit einem Blick durch die geöffnete Flügeltür der Turnhalle fest.

»Allerdings, wir sind bereit. Ich bin gespannt, wie viele Männer kommen werden.«

»Das bin ich auch. In der Tat finde ich es eigentlich viel interessanter, wer nicht kommt. Unser Täter scheint durchaus in der Lage zu sein, planvoll und langfristig zu denken. Er weiß sicherlich, dass wir sein DNA-Profil zum Abgleich haben. Daher glaube ich nicht an sein Erscheinen.«

»Da haben Sie vermutlich recht. Gestern bin ich noch die Meldeliste von Cortez durchgegangen und habe erstmal alle weiblichen und minderjährigen Einwohner gestrichen. Zusätzlich noch einige Menschen, die ich persönlich kenne und daher ihre Ethnie weiß.«

»Das haben Sie gestern noch gemacht?« Agent Cooper klingt ungläubig. Er mustert ihr Gesicht kritisch: »Haben Sie überhaupt geschlafen, Deputy?«

»Ein paar Stunden, ja.«

»Wie viele Personen sind jetzt noch übrig auf unserer Liste?«

»Von ursprünglich über achttausend sind noch ungefähr zweitausendeinhundert drauf. Mr. Birch habe ich auch von der Liste genommen.«

»Gute Arbeit, Deputy. Hoffen wir mal, dass wir heute noch einen ordentlichen Batzen abhaken können.« Er nickt ihr motivierend zu und betritt dann die Turnhalle.

Ein verschwommenes Bild wird sichtbar, als Jenny schließlich in der Lage ist, ihre Augenlider anzuheben. In ihrem Sichtfeld ist es unten hell und oben dunkler. Eine Weile, sie kann nicht beurteilen, wie lang diese Zeitspanne gewesen sein mag, lässt sie ihre Lider so verharren. Nach und nach klärt sich die verschwommene Sicht von Licht und Schatten vor ihr. Sie kann ein Zimmer ausmachen, ihr Körper befindet sich zugedeckt auf einem Bett. Nun hört sie auch ein regelmäßiges Piepen. Sie schluckt, obwohl ihre Kehle staubtrocken ist. Das Schlucken ist äußerst mühsam und schmerzhaft. Während sie sich bemüht, ihre Augen weiter zu öffnen, lässt sie diese durch den Raum hin und her wandern. Es ist ein Krankenzimmer, ganz sicher. Die sehen alle gleich aus, denkt sie. Sie realisiert, dass sie sich alleine in diesem Raum befindet. Auf ihrer rechten Seite ist ein Fenster, durch das helles Tageslicht dringt. Für Jennys Augen ist das Licht unangenehm hell, sodass sie die Lider wieder etwas schließt. Zu ihrer Linken kann sie zwei Türen und einen Einbauschrank in der Mitte ausmachen. Das Zimmer wirkt freundlich mit seiner pastellgrünen Wandfarbe und den schneeweißen Möbeln. Alles sieht sehr gepflegt aus. Irgendetwas sagt ihr, dass sie sich hier wohl und sicher fühlt. Nur: Wo ist sie? Und warum ist sie hier?

Regungslos, denn sie hat die Befürchtung, ihr Körper könne ihr nicht gehorchen, beginnt sie ihre Erinnerungen zu ordnen. Es ist Sommer. Joe Biden ist Präsident. American Football ist eine sehr beliebte Sportart. Medizinische Versorgung ist sehr teuer. Nein! Alles, was ihr in den Kopf sprudelt, hilft ihr nicht weiter! Sie fokussiert ihre Gedanken: Dein Name ist … Deine Adresse ist … nichts. Ihr Gehirn meldet absolut nichts zurück. Na gut, wie bin ich dann in ein Krankenhaus gekommen? Es muss doch etwas passiert sein. Bin ich krank? Hatte ich einen Unfall? Wurde ich angegriffen? Jenny versucht ihren Körper zu betrachten. Dieser liegt unter einer dünnen, weißen Leinendecke, ebenso wie ihre Arme. Sie versucht ihre Arme zu bewegen und die Hände unter der Decke heranzuziehen. Jetzt bemerkt sie den Schmerz. Er ist atemraubend, stechend und intensiv. Wäre ihre Zunge nicht trocken und würde an ihrem Gaumen festkleben, hätte sie laut aufgeschrien vor Schmerz. Doch so kommt nur ein schwaches, japsendes Geräusch aus ihrem Mund.

In diesem Augenblick fliegt die rechte Tür auf. Eine weiß gekleidete Frau gleitet geschwind durch den Raum und bleibt ganz dicht vor ihr stehen. Ihr braunes Gesicht bewegt sich auf das ihre zu. Große, braungrüne Augen begutachten sie angestrengt.

»Sie ist aufgewacht!«, sagen die roten Lippen.

Agent Cooper steht neben Detective Reach und prüft die Personalien der Nachnamen von M bis Z. Es ist bereits früher Nachmittag, als sein Diensthandy klingelt. Auf dem Display erkennt er, dass der Anruf aus dem Krankenhaus kommt.

»Agent Cooper hier.«

»Agent Cooper, hier spricht Dr. Sherman.«

Die Stimme des Arztes klingt aufgeregt.

»Gibt es etwas Neues?«, vermutet Agent Cooper sofort.

»Ja. Bitte kommen Sie ins Krankenhaus. Bis gleich.«

Agent Cooper steckt mit einem bitteren Gefühl das Telefon zurück in seine Hosentasche. Über Neuigkeiten aus dem Krankenhaus sollte er sich eigentlich freuen, doch etwas in Dr. Shermans Stimme sagte ihm, dass der Arzt keine guten Nachrichten für ihn haben wird. Er verabschiedet sich kurz angebunden von Detective Reach und geht beunruhigt zu seinem Wagen. In der Southwest Memorial Klinik erwartet ihn Dr. Sherman bereits in seinem attraktiven Büro.

»Agent Cooper, schön, dass Sie es so schnell einrichten konnten.«

»Natürlich. Was gibt es?«, möchte er ungeduldig wissen.

»Tja, ich habe gute und schlechte Nachrichten für Sie. Die Gute ist: Jenny Sorna ist aufgewacht, wieder bei Bewusstsein und in der Lage zu kommunizieren.«

»Das ist doch phantastisch!«, unterbricht Agent Cooper den Mediziner euphorisch. »Wann kann ich mit ihr sprechen?«

»Warten Sie, Agent.« Dr. Sherman zeigt ihm mit einer bremsenden Geste beide Handflächen. »Sie haben die schlechte Nachricht noch nicht gehört. Die Zeugin leidet unter einer Amnesie und kann zurzeit keine Aussage machen.«

»Amnesie? Das bedeutet, sie kann sich nicht an den Unfall erinnern? Oder an den Täter? Wie meinen Sie das?«

»Mrs. Sorna hat physisch und psychisch unsägliche Qualen erlitten. Zudem kommt die Kopfverletzung durch den Unfall. Eine Amnesie ist daher nicht ungewöhnlich. In der Regel betrifft die vergessene Zeitspanne einige Stunden oder Tage, es können auch Monate sein. Jedoch musste ich bei der Patientin einen gänzlichen Identitätsverlust feststellen. Die Auswirkungen der Tortur der vergangenen Monate sind sehr umfassend.«

Schlagartig wird Agent Cooper aus seiner Euphorie gerissen: »Was heißt das, gänzlicher Identitätsverlust?«

»Mrs. Sornas Amnesie geht über das Vergessen der letzten Zeit hinaus. Sie hat gar keine Erinnerung mehr an ihre eigene Identität. Das bedeutet konkret: Sie kennt ihren Namen nicht, sie weiß ihren Wohnort nicht, hat keine Kenntnisse über ihr Aussehen oder ihr Alter, kann sich an ihre Eltern und ihre Kindheit nicht erinnern. Was ihre Persönlichkeit ausmacht, kann sie nicht nennen, beispielsweise ein Lieblingslied, ihre Leibspeise und dergleichen. Es ist alles im Moment nicht abrufbar. Eine sehr schwierige Situation für die Patientin.«

»Ja, sicher.« Agent Cooper versucht zu begreifen, was das alles nun für Jenny Sornas Funktion als Zeugin heißt. »Wollen Sie damit sagen, dass sie nun geistig behindert ist?«

Dr. Sherman reagiert prompt: »Meine Güte, nein! Mrs. Sorna ist in der Lage, auf Allgemeinwissen zuzugreifen. Sie kann schreiben und rechnen. Alles, was jedoch mit ihr als Person zu tun hat, ist gelöscht beziehungsweise verschüttet.«

»Wann kommt das Wissen zurück?«

»Das ist unmöglich einzuschätzen. Alles ist denkbar.«

»Aber sie wird sich früher oder später wieder erinnern, nicht wahr?«

»Auch das ist unmöglich einzuschätzen. Tut mir leid, Agent. Mir ist bewusst, dass Sie auf eine andere Nachrichten gehofft haben.«

»Kann man diese Amnesie irgendwie behandeln?«

»Es gibt in der Tat Psychotherapeuten und -therapeutinnen, die sich spezialisiert haben. Hier in der Gegend stehen uns allerdings keine Spezialisten zur Verfügung. Und selbst wenn: Es ist dennoch ein langwieriger Prozess, der nicht automatisch von Erfolg gekrönt ist. Leider.«

Agent Cooper atmet lange aus. Er kann seine Enttäuschung kaum verbergen.

»Kann ich trotzdem mit ihr sprechen?«

»Heute nicht. Es war ein schwerer Tag für die Patientin. Ich habe sie darüber in Kenntnis gesetzt, dass sie Jenny Sorna heißt, sechsundzwanzig Jahre alt ist, einen Autounfall hatte und sich deshalb hier im Krankenhaus befindet. Das ist erstmal genug für heute. Morgen Vormittag nach der Visite werden wir das weitere Vorgehen beratschlagen. Es ist jedoch Geduld gefragt, Agent. Machen Sie sich bitte keine allzu großen Hoffnungen, die Patientin bald befragen zu können. Ich wünschte, ich könnte Ihnen etwas anderes sagen oder in Aussicht stellen.«

Dr. Sherman zieht entschuldigend die Schultern hoch.

TAG 8

Als Jenny die Augen aufschlägt, ist die Dämmerung vor ihrem Fenster bereits zu erahnen. Die Sterne sind nun nicht mehr auszumachen und eine dezente Silberfärbung liegt am Himmel. Ihr Krankenzimmer gibt ein Bild von dunklen Grautönen wieder, die von klaren und auch von verschwommenen Linien getrennt werden. Ein unwohles Gefühl ruht auf ihr. In Worte fassen vermag sie es nicht. Als sei soeben etwas Schreckliches passiert. Was natürlich nicht sein konnte, sie befand sich offensichtlich vergangene Nacht hier im Bett. Ein Traum, schießt es ihr durch den Kopf, sie träumte bestimmt, während sie schlief. Angestrengt sucht sie vor ihrem inneren Auge nach den Bildern, welche ihr im Schlaf präsentiert wurden. Verdammt! Es fällt ihr nicht mehr ein, bloß … doch. Sie kann ein Gesicht ausmachen. Es ist das verhärmte Gesicht einer Frau, gesäumt ist es von strähnigen Haaren. Jenny sieht es zum ersten Mal und doch ist sie sich absolut sicher, dass es sich bei der Frau um ihre Mutter handelt. Sie selbst ist noch ein Mädchen, die Ansicht vor ihren Augen ist dunkel und randlos. Die Frau sieht sie mit einem erniedrigenden Blick an. Jenny erschreckt sich allein bei dem heraufbeschworenen Gedanken dieses Augenblicks. Plötzlich nimmt sie einen anschwellenden Piepton wahr. Das muss dieser Pulsmesser sein, beurteilt sie verärgert, so würde sie sicher nicht wieder einschlafen können. Auf der linken Zimmerseite öffnet sich nun eine Tür und eine adipöse, untersetzte Gestalt nähert sich ihrem Bett. Für den Bruchteil einer Sekunde befällt Jenny eine entsetzliche Angst: Es kommt jemand, um sie zu bestrafen, ahnt sie und zieht die Bettdecke über ihren Kopf.

»Kindchen, es ist alles in Ordnung, Sie haben nur schlecht geträumt!«, sagt eine weiche Stimme beruhigend.

Jenny lässt die Decke sinken und kann nun hinter dieser eine Frau mittleren Alters mit einer unvorteilhaften Kurzhaarfrisur ausmachen, die sie freundlich anblickt. Sie trägt Schwesternkleidung, so wie Schwester Tamika gestern. Jennys Glieder beginnen sich wieder zu entspannen.

»Ach, Sie sind es, Schwester«, bringt sie entschuldigend hervor.

»Ja, ich bin es, Schwester Betsy. Alles ist bestens.«

Schwester Betsy berührt sie besänftigend am Unterarm, gießt ihr anschließend ein Glas Mineralwasser ein und reicht es in ihre Hände, die noch immer ein wenig zittrig sind.

Bevor Deputy Ramirez vom Frühstückstisch aufsteht, greift sie ihr Diensthandy. Zwar ist es noch sehr früh, dennoch möchte sie Mr. Birch darüber in Kenntnis setzen, dass Jenny Sorna wieder bei Bewusstsein ist.

»Hallo?«, klingt es nach mehrmaligem Läuten aus dem Telefon.

»Mr. Birch? Guten Morgen, hier spricht Deputy Ramirez. Ich habe sie doch hoffentlich nicht geweckt, oder?«

»Oh, guten Morgen, Deputy. Nein, haben Sie nicht, ich bin gerade dabei, mich für die Arbeit fertig zu machen.«

»Mr. Birch, es gibt gute Neuigkeiten, die ich Ihnen mitteilen möchte: Die Frau, die Sie angefahren haben, ist seit gestern wieder bei Bewusstsein. Sie befindet sich nicht länger auf der Intensivstation. Natürlich ist sie noch mitgenommen, aber die körperliche Genesung schreitet gut voran.«

»Oh, das sind wirklich phantastische Neuigkeiten!«, freut sich William aufrichtig.

»Nicht wahr? Also seien Sie auch wieder etwas optimistischer, ja?«

»Ich gebe mein Bestes. Kann sie besucht werden?«, möchte er wissen.

»Nein, leider nicht im Moment. Sie braucht Ruhe und als Zeugin dürfen auch nur bestimmte Personen zu ihr vorgelassen werden, bitte haben Sie Verständnis.«

»Selbstverständlich. Vielleicht, wenn es ihr besser geht?«

»Ich sehe mal, was ich tun kann. Einen schönen Tag, Mr. Birch.«

Sie beendet das Gespräch und begibt sich auf den Weg zum Department, um sieben Uhr ist die tägliche Besprechung angesetzt und sie ist bereits etwas zu spät dran. Das Tempolimit ausreizend, fährt sie durch Cortez. Als sie schließlich beim Department ankommt, stellt sie auch hier erleichtert fest, dass bereits viele Reporter abgereist sind. Es ist deutlich leerer auf den Straßen und vor allem hier vor dem Gebäude, vor dem nur noch ein Kleinbus vom Channel 5 Midwest parkt. Ein blasser Kameramann mit dunklem, dünnem Haar steht an das Fahrzeug gelehnt und raucht eine Zigarette. Sein Blick folgt ihr penibel bei jedem Schritt von ihrem roten Auto bis hin zur Eingangstür. Als sie durch die Tür schlüpft, ist sie froh, seinem bohrenden Blick entkommen zu sein. Wie unangenehm, beurteilt sie und verschafft sich einen Überblick im chaotischen Büroraum. Anwesend sind Detective Reach, Sheriff Miller und Agent Cooper.

»Guten Morgen! Ist Mr. Strong heute nicht bei der Besprechung?«, fragt sie.

»Guten Morgen, Deputy. Nein, Mr. Strong ist bereits auf dem Weg zurück nach Denver, sein Team ebenso. Nehmen Sie doch Platz, wir sind im Begriff anzufangen.« Er macht eine ausladende Geste zum Tisch, auf dem Tassen und frisch gebrühter Kaffee stehen.

Deputy Ramirez setzt sich. Gestern Abend dachte sie noch bis spät in die Nacht über den Fall nach. Ein Gedanke ließ sie nicht zur Ruhe kommen und diesen wollte sie heute bei der gemeinsamen Besprechung äußern.

»Legen wir los«, leitet Agent Cooper ein. »Wir haben heute viel Beinarbeit zu erledigen, da unsere Zeugin nicht vernehmungsfähig ist. Sie ist gestern Nachmittag aus dem künstlichen Koma erwacht. Leider hat mir Dr. Sherman eröffnen müssen, dass Jenny Sorna an Amnesie leide und auf unbestimmte Zeit nicht verhört werden könne. Das ist ganz und gar nicht das, was wir uns für die Ermittlungen gewünscht haben. Ich habe gestern noch die Zentrale in Denver informiert und einen kleinen Erfolg erzielen können: Eine speziell ausgebildete Psychotherapeutin ist bereits unterwegs zu uns. Dr. Burque ist zudem studierte Psychologin und hat sich in ihrer therapeutischen Arbeit auf Amnesiefälle im Zusammenhang mit Gewaltverbrechen konzentriert. Sie ist unter anderem in Harvard und an der Brown ausgebildet worden und genießt einen ausgezeichneten Ruf. Seit Jahren arbeitet sie für das FBI. Sie kommt heute Mittag in Cortez an. Gott sei Dank sind diese nervtötenden Reporter größtenteils verschwunden, so dass Dr. Burque ein Zimmer im Cortez Inn beziehen wird, wo ich momentan auch untergebracht bin. Wenn jemand Jenny Sorna früher zum Sprechen, beziehungsweise zum Erinnern bringen kann, dann Dr. Burque. Ich treffe sie später im Krankenhaus.«

Er pausiert und trinkt einige Schlucke Kaffee aus seiner Tasse.

»Bis Dr. Burque Erfolg hat, müssen wir weiterhin fischen. Die gestrige Aktion mit den freiwilligen DNA-Tests war ein erster Schritt. Detective Reach und Deputy Ramirez, vielleicht können Sie uns das Wichtigste kurz zusammenfassen?«

Detective Reach beginnt sogleich: »Gern. Es kamen insgesamt vierhundertzwei Männer zur Entnahme einer Probe, das ist eine mehr als zufriedenstellende Anzahl. Alles lief gut ab. Die Proben werden zurzeit in Denver analysiert. Sie rufen an, wenn es einen Treffer gibt.«

»Gut, das ist tatsächlich eine ausgezeichnete Resonanz. Wie wir bereits überlegt haben, gehen wir nicht davon aus, dass unser Täter so dämlich ist, freiwillig in unsere Falle zu tappen. Konzentrieren wir uns folglich erstmal auf die männlichen Einwohner, die noch übrig sind. Deputy, wie weit sind Sie mit der Liste?«

»Die vierhundertzwei Namen von gestern habe ich farbig markiert. Es verbleiben noch rund tausendsiebenhundert Männer auf der Liste.«

»Gute Arbeit, Deputy. Wir gehen heute wie folgt vor: Die verbleibenden Männer werden wir persönlich abklappern. Auf diese Aufgabe hat vermutlich niemand von uns Lust, aber sie muss erledigt werden. Wir suchen einen Mann, auf den unser Profil und vor allem Haut- und Haarfarbe passen oder der derzeit von seinem Wohnort abwesend ist. So gehen wir Name für Name vor. Deputy, Sie beginnen bei A und arbeiten sich dann weiter im Alphabet. Detective, Sie arbeiten die Liste von unten nach oben ab. Sie, Sheriff Miller, halten hier die Stellung für den Fall, dass Rückmeldungen aus Denver kommen. Ich werde bis zu meinem Termin am Nachmittag im Krankenhaus ebenfalls Klinken putzen gehen. Zusätzlich sind noch einige Officers in der Stadt, die uns bei der Suche unterstützen. Diese koordiniere ich und wir werden die Liste ab dem ersten Viertel durchgehen, so kommen wir uns nicht in die Quere.« Er sucht den Blickkontakt zu den anderen am Tisch, die Zustimmung signalisieren.

»Gut. Bevor wir ausschwärmen, soll ich Sie alle recht herzlich von Mr. Strong grüßen. Ihm und seinem Team ist es gelungen, zwei weitere Opfer zu identifizieren.«

Agent Cooper öffnet eine E-Mail auf seinem Diensthandy und liest vor: »Bei einem Opfer handelt es sich um Heather Rose Tusch aus Utah, seit vier Jahren vermisst. Die zweite Frau ist Megan Polloc aus New Mexico, sie wurde vor knapp einem Jahr als vermisst gemeldet. Wie in den anderen Fällen auch liegen zwischen dem Zeitpunkt des Verschwindens und dem geschätzten Todeszeitpunkt einige Monate. Auch diese Frauen wurden also über eine gewisse Zeitspanne gefangen gehalten. An den weiteren drei geborgenen Opfern arbeitet das Team noch.«

»Moment, Agent Cooper, wann sind diese letzten drei Opfer verschwunden?«, erkundigt sich Deputy Ramirez.

»Sie meinen die Opfer, deren Identität noch nicht vollständig feststeht?«

»Genau.«

»Da hätten wir einmal zweieinhalb Jahre, einmal etwas über drei Jahre und achtzehn Monate. Was überlegen Sie?«

»Die Abstände zwischen den Entführungen. Sie sind relativ regelmäßig, nicht wahr?«

»Ja. Die Frauen haben in seiner Gewalt nur wenige Monate überlebt. Anschließend hat er vermutlich ein neues Opfer entführt. Diesem Muster ist er höchstwahrscheinlich gefolgt.«

»Das liegt doch auf der Hand«, wirf Sheriff Miller ein.

»Eben nicht«, widerspricht Deputy Ramirez. »Wenn der Täter seit ungefähr vier Jahren aktiv ist, dann hat er pro Jahr zwei bis drei Frauen gekidnappt. Aber in den letzten Monaten waren es doch viel mehr. Schauen Sie!« Sie steht auf und geht zu der Fotowand. Mit dem Zeigefinger deutend, fährt sie fort: »Die Opfer, die er im Erdboden verscharrte, sind in regelmäßigen Abständen von mehreren Monaten vermisst worden. Die letzten drei Toten, die im Bus geborgen wurden, plus Jenny Sorna, sind jedoch allesamt in den letzten drei Monaten entführt worden. Das ist doch merkwürdig. Er hat sein Muster geändert. Warum auf einmal so viele Entführungen? Und getötet hat er sie ebenfalls auf eine andere Art und Weise. Also irgendetwas hat ihn veranlasst, sein Verhaltensmuster zu ändern und das erst vor drei Monaten.«

Die Augen von Agent Cooper weiten sich: »Sie haben vollkommen recht. Etwas ist folglich im Leben dieses verkommenen Subjekts vorgefallen, dass ihn zu einem Wechsel veranlasst hat. Den genauen Grund können wir nur mutmaßen, für unsere Suche jedoch ist es bedeutend. Unser Täter hat vor circa drei Monaten eine Veränderung erfahren, behalten Sie das bitte im Hinterkopf, wenn Sie gleich losfahren. Eventuell hat sich seine Lebenssituation zum Schlechteren verändert und er ist im Zuge dessen leichtsinniger geworden. Im Karton neben der Tür sind noch Testkits, bitte nehmen Sie sich einige mit. Geraten Sie an jemanden, auf den unser Profil passt, bitten Sie um eine freiwillige Speichelprobe. Halten Sie die Augen offen. Und denken Sie immer daran: Seien Sie vorsichtig! Ihnen ist ja bekannt, wozu dieser Mann fähig ist.«

Um vier Uhr nachmittags ist die Mittagshitze ein Stück weit abgeklungen. Während Agent Cooper die ihm zugeteilten Namen auf der Liste durchging, kam er dagegen heute Mittag noch ganz gehörig ins Schwitzen. Auf dem Weg zu seinem Termin mit Dr. Burque stellt er unangenehm berührt fest, dass er mittlerweile leicht nach Schweiß riecht. Es bleibt jedoch keine Zeit mehr, um noch einmal beim Hotel zu halten. Im Fach seiner Wagentür auf der Fahrerseite nimmt er sich ein Deodorant und benutzt es. Besser geht es jetzt nicht, nimmt er an und verlässt sein Auto in Richtung des Eingangs der Southwest Memorial Klinik. Am Informationsschalter in der Eingangshalle meldet er sich an und erkundigt sich, ob Dr. Burque ihn bereits erwartet. Er wird in den ersten Stock geschickt, in Raum 1.12 hat Dr. Burque von heute an ihr provisorisches Büro für die Zeit der Behandlung von Jenny Sorna. Raum 1.12 ist ein kleines Zimmer mit einem Fenster mit Aussicht auf den Krankenhauspark auf der Rückseite des Gebäudes. Der hauseigene Park ist äußerst schön angelegt, ovale Beete mit blühenden Pflanzen und hüfthohen Büschen zieren die Rasenflächen, die mit Spazierwegen durchzogen sind. Hier und da runden Laubbäume und Sitzbänke die Aussicht ab. Vor dem Fenster steht der Schreibtisch von Dr. Burque, auf dem eine grüne Tischlampe glüht, wie man sie in alten Bibliotheken findet. Dr. Burque erhebt sich von ihrem Schreibtischstuhl, als sie Agent Cooper im Türrahmen ausmacht.

»Guten Tag, Sie müssen Agent Cooper sein.« Sie nickt ihm freundlich zu und deutet mit einer Handbewegung an, sich auf den freien Stuhl ihr gegenüber zu setzen.

»Ja, guten Tag, Dr. Burque. Schön, dass Sie Zeit für mich haben.«

»Sie haben ja einen ganz schönen Fall ausgegraben, wenn ich das mal so salopp formulieren darf.«

Sie lächelt ihn an.

Agent Cooper hat alle Mühe, gewandt zu reagieren, während er gleichzeitig fasziniert ihre Erscheinung betrachtet. Sie ist äußerst attraktiv, sehr groß und hat etwa sein Alter. Ihre Haare haben einen Kupferton, den man selten zu Gesicht bekommt. Er ist sich unsicher, ob der korallenrote Lippenstift, den sie trägt, zu dieser Haarfarbe passt oder eher beißend wirkt. Auf jeden Fall muss er hinsehen.

»Allerdings. Daher sind wir auch alle sehr froh, dass Sie uns nun verstärken.«

»Oje, vielen Dank für den Druck.« Wieder lächelt sie. Als Agent Cooper nicht reagiert, fügt sie hinzu: »Entschuldigen Sie bitte, in meinem Beruf entwickelt man auf Dauer einen etwas eigenartigen, manchmal ein wenig morbiden Humor.«

Mit einer kurzen Handbewegung versichert er: »Nein, schon gut. Konnte Sie schon mit der Zeugin sprechen?«

»In der Tat. Ein erstes Kennenlernen sowie eine Eingangsdiagnose konnte ich gestern vornehmen. Derartige Anamnesen und Diagnosen sind sehr komplex, genauso wie die Störung selber. Wir gehen bei der Amnesie, die Mrs. Sorna hat, von einer Mischform verschiedener Arten von Amnesien aus. Als Ursache sind sowohl psychogene als auch organische Aspekte vorhanden. Dr. Sherman hat ja bereits bildgebende Verfahren durchgeführt, also MRT und CT, für ein EEG gibt es aus medizinischer Sicht keinen Anlass, da eine Epilepsie nicht die Ursache für die Amnesie darstellt. Medikamente waren in Mrs. Sornas Blut nicht nachweisbar, das sagt mir, dass auch keine Substanzen als auslösender Faktor in Betracht kommen. Ich selber habe noch einige Tests bezüglich des Kurzzeitgedächtnisses durchgeführt, diese waren ohne Befund. Auf einen Minimal-Mental-Status-Test habe ich bisher verzichtet, da die Patientin ohnehin keinerlei Langzeiterinnerungen abrufen kann, das hätte sie nur zusätzlich verunsichert. Anhand des erstellten Behandlungsplanes werden wir uns nun Tag für Tag vortasten müssen. Mrs. Sorna erhält bei mir eine Kombination aus tiefenpsychologischer Therapie mit verhaltenstherapeutischen Elementen. Zudem ein leichtes Antidepressivum als medikamentöse Unterstützung. Darüber hinaus bekommt Mrs. Sorna kleinere Hausaufgaben, wie ich sie nenne, dabei handelt es sich um Übungen zum Gedächtnistraining. Die behandelnde Physiotherapeutin wird neben den motorisch-sensorischen

Übungen ebenfalls Autogenes Training und Progressive Muskelentspannung anbieten, dies hat sich erfahrungsgemäß als förderlich erwiesen. Wenn es der Patientin rundum gut geht, steigt die Wahrscheinlichkeit, Erinnerungen wieder zurückzuerlangen. Welche das dann sein werden, wann diese zurückkehren und in welchem Umfang das passiert, dazu kann ich keine Einschätzung abgeben. Das Erstgespräch mit der Patientin lief sehr gut. Sie hat sich sehr kooperativ verhalten. Und sehr offen. Ich denke, wir werden durchaus gut zusammenarbeiten können. Eine erste Erinnerung hatte sie vergangene Nacht. Das sagt mir, dass nicht nur ihre physische Regeneration positiv fortschreitet, sondern auch ihre psychische.«

»Was war das für eine Erinnerung?« Agent Cooper ist bis in die Haarspitzen gespannt, während er hochkonzentriert ist, um Dr. Burque bei ihren Ausführungen zu folgen.

»Für den Fall nicht weiter von Bedeutung. Aber dieser Umstand ist als günstig zu bewerten, da in solchen Fällen erfahrungsgemäß zuerst Erinnerungen wieder greifbar werden, die vom erlittenen Trauma unabhängig sind. Die traumatischen Erinnerungen kehren meist zuletzt zurück, in manchen Fällen dann auch lückenhaft oder tatsächlich besteht auch die Möglichkeit, dass einige Aspekte unwiderruflich nicht abrufbar sind.«

»Das wäre nicht gut für uns.«

»Das ist mir bewusst. Jedoch ist es bei einer intensiven dissoziativen Konversionsstörung, die in diesem Fall vorliegt, äußerst wichtig, behutsam vorzugehen. Wenn die Patientin überfordert wird, kann es im ungünstigsten Falle dazu führen, dass Erinnerungen weiter zurückgedrängt werden. Sie müssen verstehen: Wir kommen mit Samthandschuhen weiter als wenn Sie durch bestimmte Fragestellungen einen negativen Impuls auslösen. Das wäre sehr kontraproduktiv, für Ihre Ermittlungen und für mein Therapieziel.«

»Ich verstehe. Also vorerst keine Befragungen?«, versichert sich Agent Cooper niedergeschlagen.

»Vorerst keine Befragungen. Ich werde Sie jedoch täglich über den Therapieverlauf informieren. Mehr kann ich Ihnen im Moment nicht versprechen. Wir gehen ja alle davon aus, dass die Patientin unaussprechliche, unvorstellbare Qualen erleiden musste. Über einen längeren Zeitraum. Dazu kommt noch die prägende Kindheit, über die ich bereits im Bilde bin, welche ebenfalls für die Entwicklung des Umgangs mit traumatischen Situationen bedeutend ist. Mrs. Sorna hat vermutlich früh in ihrem Leben gelernt zu verdrängen und einfach weiterzumachen. Als Schutzmechanismus. In diesen ist sie nun durch die Ereignisse der letzten Monate extrem zurückgefallen. So kann ich eben der Erinnerungsstörung, bezüglich der Gefangenschaft und des Unfalls, auch den Verlust des Identitätsbewusstseins erklären. Die Erinnerungsstörung ist in derartigen Fällen durchaus normal und vergeht in der Regel spätestens nach einigen Wochen wieder. Jedoch handelt es sich bei der Patientin zusätzlich um einen vollständigen Verlust des Identitätsbewusstseins. Sie hat quasi alles gelöscht, wenn Sie so wollen, um sich mental zu schützen. Diese Fälle sind eher selten.«

»Haben Sie derartige Fälle schon mal betreut?«

»Durchaus. Schwierige Fälle sind ja meine Spezialität.«

»Natürlich. Wie sind denn Ihre Erfahrungswerte in Bezug auf die Genesung?«

»Wenn Sie eine Zahl wollen: Zwischen wenigen Tagen und etlichen Monaten war schon alles dabei. In einigen Fällen gelang es nicht, kritische Erinnerungen wieder zugänglich zu machen. Sie sehen, es ist ein weites Spektrum und eine genaue Prognose kann ich Ihnen nicht liefern.«

»Das wäre ja auch zu schön gewesen.« Agent Cooper seufzt.

»Das wäre es. Haben Sie noch weitere Ansatzpunkte für die Ermittlungen?«, möchte sie wissen.

»Wir klappern inzwischen alle Männer im Umkreis ab, die in unser Profil passen, und versuchen an DNA-Proben zu kommen.«

»Wie genau sieht dieses Profil aus?«, fragt Dr. Burque interessiert.

»Die DNA liegt vor: kaukasisch, blondes Deckhaar. Wir vermuten darüber hinaus, dass der Täter volljährig ist, vielleicht um die vierzig, da wir ihn mit einem Diebstahl vor neunzehn Jahren in Verbindung bringen. Aber das können wir nicht mit Sicherheit sagen, also ist er eventuell auch jünger. Lebt sozial eher isoliert, um ungestört seinen Taten nachgehen zu können. Er ist mit der Gegend vertraut und in der Lage zu planen und hat Kenntnisse über Mechanik, kann schweißen, fährt einen Kleinbus oder Pickup. Da die ersten Entführungen vor vier Jahren begannen, gehen wir zudem davon aus, dass der Täter zuvor nicht in der Stadt war oder aus einem anderen Grund früher nicht aktiv gewesen ist. Das ist schon so ziemlich alles. Bis auf die DNA-Spuren und die Fingerabdrücke, mit denen wir nichts anfangen können, da sie landesweit nicht registriert sind, können wir bis jetzt nur Vermutungen anstellen. Leider.«

»Weder die Fingerabdrücke noch die DNA ist im System? Das wundert mich. Bei einem Mann mit derart krimineller Energie und einem Verhalten, das Lichtjahre jenseits von sozialer Norm liegt. Und der soll nie zuvor auffällig geworden sein?«

»Zumindest hat er keine Spuren hinterlassen, die uns darauf schließen lassen.«

»Dieser Mensch ist mit Sicherheit schon mehrmals mit dem Gesetz in Konflikt gekommen. Wenn nicht in den Vereinigten Staaten, dann in einem anderen Land. Haben Sie die Daten mit Mexiko und Kanada abgeglichen?«

Agent Cooper schüttelt nachdenklich den Kopf. Das ist ein brillanter Einfall, auf den er selber schon vor Tagen hätte kommen müssen. Wenn der Täter zwischen dem Diebstahl des Busses und der ersten Entführung im Ausland lebte, ergebe die Zeitleiste wieder Sinn und es erklärte ebenfalls, warum biometrische Datensätze in den USA nicht vorhanden sind.

»Das werde ich sofort veranlassen. Haben Sie vielen Dank.«

»Gern. Sie müssen schon gehen?«

Agent Cooper wundert sich etwas über diese Frage.

Entschuldigend antwortet er: »Es tut mir leid, ich melde mich morgen bei Ihnen.«

Zügig verlässt er das Krankenhausgebäude und zieht sein Diensthandy aus der Jacketttasche, als er durch die Drehtür auf den Parkplatz ins Freie tritt. Er wählt die Nummer der Zentrale in Denver.

TAG 9

Jenny ist noch sehr jung, noch nicht einmal im Schulalter. Sie sitzt auf dem weinroten Teppichboden ihres Kinderzimmers, in den Händen eine Puppe haltend. Ganz genau betrachtet sie die Puppe, jedes Detail. Die platinblonden Haare sind ungekämmt und verfilzt, das Gesicht ist von Sommersprossen gesprenkelt, welche durch eine Schicht von Schmutz noch immer sichtbar sind. Das Kleid der Puppe ist wunderschön. Es ist rosa und hat jede Menge weiße Rüschen und rote Schleifen. Jenny hätte sehr gerne auch ein solches Kleid. Warum hat die Puppe ein so schönes Kleid und nicht sie? Das ist doch unfair, bewertet sie verärgert. Auf einmal hört sie einen schrillen Schrei und ein Poltern, gefolgt von dem Gebrüll eines Mannes. Jenny weiß sehr genau, was sich dort im Nebenzimmer abspielt. Ihre Eltern streiten. Sie nimmt die Puppe in den Arm, geht zu ihrem Kleiderschrank und öffnet eine Tür. Im Schrank befinden sich nur wenige Kleidungsstücke, Jenny Blick richtet sich auf den Boden des Möbelstücks. Dort liegt eine gemusterte Flanelldecke. Sie kriecht in den Schrank, wickelt sich samt der Puppe in die Decke ein und schließt die Schranktür.

Hier würde sie bleiben, bis das Geschrei und das Gebrüll aufhörte.

Dann wacht sie auf, zwanzig Jahre später.

»Guten Morgen!«, erklingt die Baritonstimme von Mr. Strong aus dem Lautsprecher des Laptops, dazu ist sein Gesicht in Großaufnahme auf dem Smartboard zu sehen.

Er muss direkt vor der Kamera sitzen, vermutet Agent Cooper. Detective Reach war so freundlich, die technische Ausstattung des provisorischen Büros auszureizen, was bisher aus Zeit und Bequemlichkeitsgründen niemand tat. Mr. Strongs dünne Haare sind wie gewohnt zurückgekämmt, einige widerspenstige Strähnen stehen jedoch vom Kopf ab. Agent Cooper nimmt an, dass er sich die Haare so früh am Morgen bereits einige Male raufte, dem Bild nach zu urteilen.

»Ihnen auch einen guten Morgen. Wir haben Ihnen gestern noch ordentlich Arbeit nach Denver geschickt. Ist bei den Tests schon etwas herausgekommen?«, möchte Agent Cooper gleich wissen.

»Ja, ordentlich Arbeit, das kann man wohl sagen! Nicht, dass wir noch Langeweile bekommen hier jenseits der Rocky Mountains«, antwortet Mr. Strong sarkastisch und stößt ein kurzes, leicht bitteres Auflachen aus. »Also bei den Speichelproben gab es bisher keine Übereinstimmung, es sind jedoch noch lange nicht alle Probe analysiert. Es könnte also rein theoretisch noch etwas kommen. Am gestrigen Tag konnten wir aber die Identifizierung der letzten Leichen abschließen. Wie Sie bereits vermutet haben, Agent, handelt es sich tatsächlich um die sterblichen Überreste von Linda Hanley, vermisst seit zweieinhalb Jahren, damals siebzehn Jahre alt, aus Colorado. Die zweite Frau ist Tiffany McCraven aus Arizona, verschwunden seit circa drei Jahren im Alter von fünfundzwanzig. Die dritte Leiche ist die von der zweiundzwanzig jährigen Piper Thomas, ebenfalls aus Arizona und seit nun achtzehn Monaten als vermisst gemeldet. Anhand der Untersuchungsergebnisse vermute ich bei den ersten beiden Toten Mord durch Erdrosseln, beziehungsweise Strangulieren. Bei der zuletzt genannten Frau könnte eine andere Todesart vorliegen. Die sterblichen Überreste zeigen bis auf eine gebrochene und zum Teil wieder verheilte Rippe keine Gewalteinwirkungen, allerdings habe ich aus ihren medizinischen Unterlagen entnommen, dass Piper Thomas Diabetikerin war. Ohne die Möglichkeit, ihren Blutzuckerspiegel zu kontrollieren und gegebenenfalls Insulin zu spritzen, ist es durchaus möglich, dass diese medizinische Unterversorgung letztlich zum Tode geführt hat. Aber dies lässt sich nach all der vergangenen Zeit nur mutmaßen.«

Agent Cooper steht an der Wand, an der die Ausdrucke mit den Fotos und den Namen der vermissten Frauen befestigt sind. Er zeichnet die drei letzten Kreuze neben die Bilder der gestern zweifelsfrei identifizierten Frauen. Nun sind es keine Vermissten mehr, entsinnt er sich, jetzt handelt es sich um Mordopfer. Zwölf Mordopfer. Jedes Einzelne musste einen grausamen Tod sterben, nach Wochen unmenschlicher Qual. Bei der Jagd nach dem Täter verliert man von Zeit zu Zeit die Opfer aus den Augen, überlegt er melancholisch. Er blickt noch ein letztes Mal auf die strahlenden Gesichter auf der Fotowand und begibt sich dann zurück auf seinen Stuhl.

»Vielen Dank, Mr. Strong. Sagen Sie, wie viele Speichelproben haben Sie denn ungefähr bisher ausgewertet?«

»Etwa die Hälfte, also um die zweihundert. Natürlich rufe ich an, wenn es eine Übereinstimmung geben sollte«, versichert der Leiter der Spurensicherung.

»Danke. Ich wünsche Ihnen noch einen schönen Tag«, verabschiedet sich Agent Cooper, obwohl er das gleichzeitig für eine unangebrachte Floskel hält. Sich zu den Kollegen wendend, fährt er fort: »Ich will Sie noch von meinem Gespräch mit Dr. Burque in Kenntnis setzen, welches ich so zusammenfassen möchte: Unsere Zeugin wird vorerst zu keiner Aussage fähig sein. Wir müssen uns demnach bei der Suche nach dem Täter bis auf Weiteres an das erstellte Profil halten. Dennoch war der Termin bei der Psychologin gestern in gewisser Weise informativ. Dr. Burque bezweifelt, dass der Täter vor dem Beginn seiner Karriere als Four-State-Killer, entschuldigen Sie die legere Ausdrucksweise, ein unbescholtenes Blatt war. Ihrer Einschätzung nach hat er wahrscheinlich zuvor bereits Verbrechen begangen und eventuell Spuren hinterlassen. Nur eben nicht bei uns in den Vereinigten Staaten, sonst hätten wir die DNA bei CODIS oder die Fingerabdrücke bei IAFIS gefunden. Ausgehend von dieser Vermutung habe ich gestern noch veranlasst, dass die Täter-DNA sowie die Fingerabdrücke mit den mexikanischen und kanadischen Daten verglichen werden. Ich erwarte heute eine Rückmeldung. Möglicherweise haben wir dann eine Erklärung für den offenen Zeitraum. Bis dahin bleiben wir bei unserer bisherigen Vorgehensweise, da uns bis auf Weiteres nichts anderes übrig bleibt. Sheriff Miller, gab es noch verwertbare Hinweise über die Hotline?«

Sheriff Miller antwortet kurz und bündig: »Nein.«

»Das habe ich schon befürchtet. Mir und den unterstützenden Officers ist es gestern gelungen, die Liste mit den Männern, deren Nachnamen den Anfangsbuchstaben D, E und F haben, zu kontrollieren. Diejenigen, die in unser Profil passten, gaben freiwillige Speichelproben ab, vom Wohnort abwesend war niemand. Während wir hier sprechen sind die Officers bereits dabei mit dem Buchstaben G weiterzumachen, ich stoße dann später dazu. Detective Reach, wie lief es bei Ihnen?«

»Ähnlich. Ich habe die letzten vier Buchstaben der Liste kontrolliert. Nur wenige Männer haben dem Profil entsprochen, alle gaben Proben ohne zu diskutieren, alle waren am Wohnort oder Arbeitsplatz anzutreffen. Es gab nur eine Ausnahme: Ein neunundfünfzig jähriger Fernfahrer, der seit einigen Tagen beruflich an der Westküste unterwegs ist. Allerdings hat ihn seine Frau telefonisch um die Erlaubnis gebeten, mir ein Haar aus seiner Bürste zum Abgleich mitgeben zu dürfen und er stimmte zu. Das Haar ist jetzt mit den anderen Proben unterwegs zur Analyse. Für mich war die Ehefrau glaubhaft, zudem scheint mir der Mann etwas zu alt, um unser Täter sein zu können. Mehr gibt es von gestern nicht zu berichten.«

»Bei mir war es vergleichbar, nur dass ich tatsächlich alle Männer von der Liste mit dem Buchstaben A antreffen konnte. Einige haben leicht säuerlich reagiert, als ich nach einer Speichelprobe fragte, dennoch hat sich letztlich niemand verweigert. Ich hatte nicht das Gefühl, dass sich unter ihnen unser Mann befinden könnte, leider«, fügt Deputy Ramirez hinzu.

Für einen Moment herrscht Stille im Raum, Agent Cooper führt die Hand, die sich während des Zuhörens an seinem Kinn befand, an seine Tasse und trinkt den restlichen, lauwarmen Kaffee aus.

»Gut«, beendet er die Sprechpause, »dann geht es heute weiter mit dem nächsten Buchstaben auf der Liste, wir teilen uns wie gestern auf. Sheriff Miller, für Sie habe ich heute eine bedeutende Zusatzaufgabe: Bitte schauen Sie in die Daten vom Einwohnermeldeamt und finden Sie alle männlichen Personen heraus, die erst vor vier oder fünf Jahren in der Umgebung von Cortez gemeldet wurden. Diese Personen wollen wir bevorzugt kontrollieren. Geben Sie mir die Ergebnisse telefonisch durch, dann kümmern wir uns sofort darum. Ich wünsche uns allen viel Erfolg.«

»Hallo, Mrs. Sorna!« Schwester Tamika betritt schnellen Schrittes das Krankenzimmer, in den Händen eine Vase voll langstieliger Blumen in Pink- und Rosatönen transportierend. »Schauen Sie mal, wie schön die sind«, fordert sie Jenny auf.

Jenny dreht irritiert und interessiert den Kopf, um den Strauß besser begutachten zu können. Die Blumen sind unsagbar schön. Bestimmt, so glaubt sie jedenfalls bei diesem Anblick, hat sie noch nie in ihren Leben einen so zauberhaften Blumenstrauß gesehen, geschweige denn erhalten.

»Die sind für mich?«, fragt sie ungläubig.

»Ja. Sie haben einen Verehrer.« Schwester Tamika zwinkert ihr mit einem Auge zu. »Ist das nicht toll?«

»Von wem sind die denn? Ich dachte, ich würde hier niemanden kennen.«

»Die sind von dem jungen Mann, der auch in den Autounfall verwickelt war. Er wollte sehen, wie es Ihnen geht, aber zurzeit ist ja noch Besucherverbot. Ein Jammer. Der junge Herr ist nämlich eine richtige Sahneschnitte.« Schwester Tamika lächelt breit: »Da können Sie sich auf jeden Fall auf etwas freuen, bis der Doktor das Verbot aufhebt. Bis dahin haben Sie ja die Blumen zur Aufheiterung. Ich stelle sie hier neben den bunten Strauß.«

»Das ist lieb, danke.«

»Brauchen Sie noch etwas?«

»Nein, danke.«

»Okay, Dr. Burque kommt gleich zur Sitzung. Dann gehe ich jetzt schnell in die Kantine, den Pieper habe ich aber dabei. Also, wenn was ist, einfach den Knopf drücken.«

Schwester Tamika verlässt den Raum ebenso zügig, wie sie ihn betrat. Lange lässt Jenny ihre Augen auf den beiden Blumensträußen ruhen. Den Gedanken, dass ihr fremde Menschen Blumen schenken, findet sie ungewohnt. Jenny muss innerlich und äußerlich schmunzeln, so herrlich sehen die

Schnittblumen aus. Sie mag ihr Krankenzimmer, es ist schön, sauber und freundlich, warm und sicher. Auch das Essen ist hier gut. Jenny weiß sehr genau: Die Mahlzeiten in einem Krankenhaus haben in der Regel einen nicht allzu hervorragenden Ruf. Das ist Allgemeinwissen. Jedoch scheint es hier in der Southwest Memorial Klinik in Cortez nicht der Fall zu sein. Oder sie ist einfach unglaublich anspruchslos? Bei der Vorstellung muss sie lachen und schnauft dabei etwas Luft aus ihrer Nase. Wer weiß? Vielleicht ist sie ja gar kein Gourmet. Plötzlich jedoch bekümmert sie diese Annahme unvermittelt. Nicht einmal zu wissen, welches Lieblingsgericht man hat, das ist traurig. Sie muss wieder ein Lieblingsessen finden, das könnte sie auch ohne Erinnerungen schaffen. Aber wäre dieses dann dieselbe, die sie früher auch als Leibspeise bezeichnet hätte? Ihren Kopf zum Fenster drehend, lässt sie den Traum der vergangenen Nacht Revue passieren.

Sie hört, wie sich die Tür zu ihrem Krankenzimmer erneut öffnet. Dr. Burque steht nun im Raum. Jenny freut sich, sie zu sehen. Sie hat sehr viel Hochachtung vor Dr. Burque, schließlich ist sie eine Expertin und hat einen Hochschulabschluss vorzuweisen. Außerdem sieht sie einfach unglaublich schön aus, so vornehm. Jenny merkt, dass sie ein wenig neidisch ist.

»Guten Tag, Mrs. Sorna«, begrüßt sie Dr. Burque freundlich und deutet auf einen Stuhl neben dem Krankenbett. »Darf ich?«

»Guten Tag, Dr. Burque. Ja, natürlich«, stimmt Jenny zu.

»Sie haben heute sicherlich schon einen geschäftigen Tag hinter sich, oder?«

Jenny lächelt: »Ja, irgendwie schon. Vormittags war Visite und gleich im Anschluss Physiotherapie. Und danach das Mittagessen.«

»Sie haben ja richtig Stress hier.« Dr. Burque lächelt zurück. »Wie lief es denn?«

»Also Dr. Sherman ist sehr zufrieden mit der körperlichen Heilung. Aber die Physiotherapie war sehr anstrengend!« Jenny rollt die Augen nach oben.

Dr. Burque ist amüsiert über diese Mimik: »Wirklich so schlimm?«

»Schlimmer. Ich habe ja auch noch Schmerzen. Als ob ich bald bei Olympia antreten soll, so hart musste ich trainieren.«

»Ich bin sicher, Sie haben sich wacker geschlagen.« Dr. Burque zwinkert Jenny aufmunternd zu. »Wie fühlen Sie sich denn heute?«

»Abgesehen von den Schmerzen ... Ich weiß nicht. Es ist schwer zu sagen, wie man sich fühlt, wenn man nicht mal weiß, wer man ist. Alle hier sind so nett zu mir. Aber bis auf den Traum letzte und vorletzte Nacht habe ich absolut keine Erinnerungen an meine Vergangenheit oder daran, wer ich eigentlich bin. Viel wurde mir ja auch nicht gesagt. Warum eigentlich? Vielleicht kann ich mich schneller erinnern, wenn ich mehr über meine Vergangenheit erfahre. Hier zu liegen fühlt sich jedenfalls nicht gut an, so als ob ich das falsche Leben führe. Ich möchte mich endlich wieder in mein altes Leben zurückversetzen können!«

»Seien Sie nicht so hart zu sich selbst, Mrs. Sorna. Ihr Körper hat viel durchmachen müssen, auch wenn Sie im Moment die Erinnerung daran nicht aktivieren können. Machen Sie keinen Druck, der wird Ihnen nicht helfen.« Sie bemerkt den enttäuschen Ausdruck auf Jennys Gesicht, als sie diese Worte ausspricht. »Sie sprachen von einem weiteren Traum in der vergangenen Nacht?«, hakt sie nach.

»Ja. Es war wieder etwas aus meiner Kindheit. Meine Eltern habe ich streiten gehört, während ich in meinem Kinderzimmer mit einer Puppe spielte.«

»Wie haben Sie im Traum gehandelt?«

»Ich habe mich versteckt. Im Kleiderschrank zusammen mit der Puppe«, gibt Jenny zurück.

Dr. Burque mustert Jennys Gesicht, als hätte sie einen bestimmten Gedanken zu dem, was Jenny ihr soeben anvertraute. Jenny gefällt es gar nicht, dass Dr. Burque nicht sagt, was sie denkt. Ich brauche jetzt Antworten, fordert Jenny in Gedanken.

»Was geschah danach?«

»Nichts. Ich bin aufgewacht.«

Jenny sieht, wie Dr. Burque sich etwas notiert.

»Was bedeutet das denn?«, will sie wissen.

»Das ist nicht eindeutig einzuschätzen, Mrs. Sorna. Schließlich handelt es sich hier um einen Traum, wir können nicht mit Sicherheit beurteilen, ob es sich um eine Erinnerung handelt oder ob Sie während des Schlafens eine unterbewusste Emotion verarbeitet haben.«

»Aber ich habe mein Kinderzimmer und die Puppe ganz genau vor mir gesehen!«, unterbricht sie Jenny protestierend.

»Im Traum ist es durchaus möglich, sich Gegenstände, Sachverhalte oder Situationen sehr detailreich auszumalen. Oft liegt auch ein Gemisch aus Realität und Phantasie vor. Deshalb können wir zurzeit Ihre Träume als informativ beurteilen, jedoch nicht automatisch als auftretende Erinnerungsfetzen.«

»Und warum träume ich immer Sachen, die schon Ewigkeiten her sind? Warum nicht von meinem Leben als Erwachsene oder von dem Unfall selbst? Der war schließlich das, was ich zuletzt sah.«

»Meiner Einschätzung nach lässt ihr Gehirn zuerst die Erinnerungen zu, nennen wir sie der Einfachheit halber einmal so, die weit weg sind von Ihren derzeitigen Sorgen und Problemen. Diese Bilder sind Vergangenheit und daher für Ihren aktuellen Zustand zweitrangig. Die frischen Rückblicke gesteht Ihr System Ihnen erst zu, wenn es glaubt, Sie seien bereit dafür. Wie gesagt, bauen Sie keinen Druck auf. Freuen Sie sich über Träume, über die Gedanken und Gefühle, die Sie jetzt haben. Dann kommt der Rest von alleine hinterher. Geben Sie sich Zeit.« Dr. Burque tätschelt Jennys Hand und lächelt ihr zu. »Glauben Sie mir, es ist völlig normal, vorerst enttäuscht zu sein, wenn das Gedächtnis nicht in dem Tempo zurückkehrt, das man sich erhofft. Aber das ist nicht Ihre Schuld. Es ist ein Schutzmechanismus der Natur, Ihres Körpers. Und das ist gut so.«

»Ich weiß, das haben Sie mir gestern bereits erklärt. Aber ich verstehe nicht, warum Sie mir nicht mehr von mir erzählen. Alles, was mir Dr. Sherman berichtet hat, war, dass ich Jenny Sorna heiße, sechsundzwanzig Jahre alt bin und aus Albuquerque stamme. Mehr nicht. Was mache ich dann in einem Krankenhaus in Colorado, wenn ich aus New Mexiko komme? Habe ich Familie? Warum bekomme ich keinen Besuch, wo ich doch so schwer verletzt wurde bei dem Unfall? Was habe ich für einen Beruf? Bin ich in einem Sportverein? Irgendetwas werden Sie mir doch beantworten können!«

Jenny fixiert Dr. Burque, ihre Augenbrauen sind vor Anspannung zusammengekniffen.

»Mrs. Sorna, es ist für Ihre Genesung am sinnvollsten, Ihr Erinnerungsvermögen ohne Hilfestellung in Form von Vorsagen wiederzuerlangen. Ich verstehe, dass dieser Schwebezustand schwer auszuhalten ist, wirklich. Was ich Ihnen jedoch sagen kann: Sie haben noch keine Familie gegründet und durch die ärztliche Anordnung dürften Sie derzeit nur Besucher aus der Kernfamilie empfangen. Deshalb haben Sie momentan ausschließlich Kontakt zum medizinischen Personal. Wir konzentrieren uns erstmal auf Ihre Genesung, ja?«

Betrübt Jenny sieht aus dem Fenster und nickt langsam mit dem Kopf. Ihr Blick verliert sich in der sonnigen Weite jenseits des Parks.

Am frühen Abend ist Dr. Burque zurück im Cortez Inn. Sie beschließt, dem hoteleigenen Restaurant eine Chance zu geben, zu abgespannt ist sie vom Tag, außer Haus gehen möchte sie nun nicht mehr. Als sie den in Braun- und Ockertönen gehaltenen Speisesaal betritt, erblickt sie sogleich Agent Cooper an einem Zweiertisch an der Fensterseite. Er sitzt alleine an dem Tisch und brütet mit runzeliger Stirn über der Menükarte, welche auf der roten Tischdecke liegt. Dr. Burque schmunzelt bei dieser Szene und geht durch die Tischreihen auf ihn zu.

»Guten Abend, Agent.«

»Oh, Dr. Burque, guten Abend.« Er schaut leicht irritiert. »Wollen Sie mich sprechen?«

Dr. Burque wischt die Frage mit einer Handbewegung zur Seite. »Nein, ich wollte nur zu Abend essen und habe Sie hier gesehen.«

»Ach so. Möchten Sie mir Gesellschaft leisten? Ich habe noch nicht bestellt.«

»Ja, gerne«, nimmt sie seinen Vorschlag an, setzt sich und greift zur Karte. »Können Sie mir etwas empfehlen? Sie sind ja schon ein paar Tage in diesem Hotel untergebracht, nicht wahr?«

»Formulieren wir es einmal so: Ich kann Ihnen empfehlen, was Sie nicht bestellen sollten.«

Dr. Burque bricht in ein herzliches Lachen aus, in dessen Folge Agent Cooper ebenfalls lauthals einstimmt. Der hochgewachsene Keller an der Bar wirft einen interessierten Blick zu ihnen durch den Saal. Sie sehen einander amüsiert an.

»Na dann verraten Sie mal«, fordert sie ihn auf.

Agent Cooper gibt ihr ein kurzes Resümee über die in den vergangenen Tagen getesteten Gerichte. Beide beschließen, heute ein einfaches Gericht zu bestellen, in der Hoffnung, dieses könne man nicht allzu sehr verderben, dazu eine Flasche Rotwein.

»Es ist nett, mal wieder in Gesellschaft zu essen«, sagt Agent Cooper.

»Das stimmt. Ich war gerade einmal zwei Tage zu Hause in Denver, bevor ich wieder losgeschickt wurde. Und dann auch noch in dieses Nest.«

»Davon kann ich auch ein Lied singen. Mein Berufsleben sieht genauso aus: Ein Fall hier und kaum ist dieser gelöst, wartet auch schon der nächste. Vielleicht habe ich das nächste Mal Glück und die Ermittlungen finden in Denver statt. Es ist einfach etwas anderes, im eigenen Bett schlafen zu können.«

»Ich kann Ihnen vollkommen beipflichten. Das ist ein echter Nachteil, wenn man für das FBI unterwegs ist. Früher habe ich es mir sehr aufregend vorgestellt, je älter ich werde, desto mehr nervt es mich jedoch.«

Den Kopf zustimmend bewegend, sieht ihr Agent Cooper direkt in die grünen Augen.

»Wie liefen denn Ihre Ermittlungen heute?«, fragt sie nach.

»Nicht gut, leider. Wir haben den ganzen Tag lang Klinken geputzt. Ich warte nun auf Nachrichten wegen der Proben und auch aus dem Ausland bezüglich der Abgleiche der biometrischen Daten. Und bei Ihnen?«

»Ach, ähnlich.« Dr. Burque zuckt die Schultern. »Schwerer Fall. Mehr kann ich Ihnen zurzeit nicht verraten.«

Der Kellner bringt die dekantierte Flasche Sauvignon an den Tisch, dazu zwei bauchige Rotweingläser und füllt diese überaus bedächtig. Agent Cooper verkneift sich ein belustigendes Lächeln.

Als der Kellner sich vom Tisch entfernt, erhebt er sein Glas: »Auf zügige Ermittlungen.«

»Das hoffe ich auch«, stimmt ihm Dr. Burque zu und prostet ihm zu.

TAG 10

Am ersten August erwacht Jenny, während die ersten Sonnenstrahlen des Sommertages durch das Fenster auf ihr strahlend weiß bezogenes Krankenbett fallen. Sie hält einen Augenblick inne, bevor sie sich bewegt, um sich ihres Traums der letzten Nacht bewusst zu werden. Doch da war nichts. Sie denkt angestrengt nach, möglicherweise vergaß sie nur kurzzeitig, wovon sie nachts träumte. Wenn dies der Fall sein sollte, kehrt jedoch nichts zurück. Jenny ist enttäuscht. Die Bilder, die sie in der Nacht sieht, sind alles, was ihr überhaupt an Anhaltspunkten über ihr früheres Leben in den Kopf kommt. Ansonsten herrscht absolute Leere. Sie ist ungeduldig. In ihr dominiert das starke Gefühl, wie bedeutend es für sie wäre, sich zu erinnern. Vielleicht gibt es etwas, an das sie sich unbedingt so schnell wie möglich entsinnen muss? Diese innere Unruhe hält sie davon ab, sich zu entspannen und sich keinen Druck zu machen, wie Dr. Burque und Dr. Sherman ihr schon so oft rieten. Aber diese Ratschläge, die sicherlich ihre Berechtigung haben, sind für Jenny in ihrer Situation nicht mehr als Floskeln. Sie muss ihre Vergangenheit wieder herstellen und das möglichst schnell! Sie dreht sich aus der

Seitenlage und rutscht ein Stück nach oben, so dass sie sich mit dem Oberkörper bequem an das Kopfteil anlehnen kann. Ihre Ernüchterung wird ihr nun noch einmal deutlich, als sie an die bevorstehende Therapiesitzung mit Dr. Burque denkt. Heute hätte sie gar nichts mitzuteilen, stellt sie traurig fest. Aus ihrem Fenster blickend, sieht sie zu, wie die Schatten hinter den gestutzten Büschen im Park langsam kürzer werden.

Deputy Ramirez merkt überrascht, dass sie heute die Erste im Department ist. Sie beginnt damit, Kaffee aufzusetzen, und lässt währenddessen den gestrigen Abend Revue passieren. Nachdem sie sich eigentlich auf ihren Dienstschluss gefreut hatte, begann der anstrengende Teil des Tages erst danach. Gegen halb acht, kurz nachdem sie zu Hause eintraf und gerade damit beschäftigt war, sich Abendessen zuzubereiten, klingelte ihr Diensthandy. Es war Mr. Birch, der sie sehr aufgebracht fragte, ob es wahr sei, dass die Frau im Krankenhaus durch den Unfall ihr Gedächtnis verloren habe und nun keine Aussage machen könne zu dem Four-State-Killer. Irgendjemand aus dem Krankenhaus oder dem Department muss geplaudert haben, dachte sie ärgerlich. Sie versuchte Mr. Birch zu beruhigen, ohne ihm noch mehr Informationen preiszugeben. Er machte sich aufgrund dieser Annahme, die ja auch mehr oder weniger den Tatsachen entspricht, noch größere Vorwürfe als ohnehin schon. Er sagte ihr mit gequälter Stimme, ohne den Unfall könnte der Täter womöglich schon verhaftet worden sein. Deputy Ramirez gelang es, ihn zumindest halbwegs zu besänftigen, und konnte das Gespräch anschließend beenden. Nach dem zweiten Bissen von ihrem Sandwich läutete ihr Diensthandy erneut. Dieses Mal war es Sheriff Miller, der sie aufforderte, unverzüglich mit ihm raus zum Tatort zu fahren. Als sie wenige Minuten später zu ihm in den Explorer stieg, eröffnete er ihr äußerst verärgert den Grund für den späten Einsatz: Ein paar Jugendliche hatten sich an der Stelle versammelt, die Fundort und Tatort zugleich ist. Aus irgendwelchen absurden Motiven schienen sie dort eine Art Party zu veranstalten.

»Was für eine Welt!«, stieß der Sheriff erbost aus. »Sich dort zu amüsieren, wo ein Dutzend Morde stattfanden.«

»Das ist in der Tat geschmacklos«, pflichtete ihm Deputy Ramirez entrüstet bei.

Zu dem Zeitpunkt, an dem sie den Tatort erreichten, war dieser bereits wieder verlassen. Mit Taschenlampen gingen sie das Gelände ab. Deputy Ramirez war seit dem Tag des Fundes nicht mehr an diesem Ort in der Wüste gewesen. Unweigerlich traten Erinnerungen an den Verwesungsgeruch auf, die sie beiseiteschob, so gut es ging. Sie konnte noch die Vielzahl von ausgehobenen und wieder zugeschaufelten Gruben im Sand ausmachen, die in einem Radius von knapp dreißig Metern zu erkennen waren. Es lagen leere Bierflaschen und zerknüllte Verpackungen von Snacks auf dem Boden im Sand. Das polizeiliche Absperrband, das zuvor noch aufgestellt war, wurde an einigen Stellen zerrissen. Sie schüttelte den Kopf.

»Fahren wir«, sagte Sheriff Miller.

In diesem Augenblick treten Detective Reach und Agent Cooper in den Raum und beenden abrupt ihren gedanklichen Rückblick. Sie deckt den Tisch mit Tassen ein und lässt sich auf einem Stuhl nieder. Wenig später stößt auch Sheriff Miller zu ihnen und sie können mit der morgendlichen Besprechung anfangen. Agent Cooper begrüßt seine Kollegen und Deputy Ramirez.

»Guten Morgen, allerseits. Heute ist es nicht notwendig, Mr. Strong ans Telefon oder vor die Kamera zu holen. Er schickte mir gestern Abend eine E-Mail, aus der hervorgeht, dass alle DNA-Proben des Massentests ausgewertet wurden und es keine Übereinstimmungen mit unserem Täter gab. Die Proben, die wir später im Rahmen unserer Profil-Fahndung entnahmen und zuschickten, sind es zum Teil noch nicht. Es besteht also noch Hoffnung, auch weil wir noch nicht am Ende des Alphabets unserer Liste angekommen sind. Gestern kamen die Rückmeldungen aus Kanada und Mexiko rein bezüglich der Anfrage, die biometrischen Daten mit unseren Täterspuren zu vergleichen. Keine Übereinstimmung. Was nicht bedeutet, dass die Annahme von Dr. Burque unzutreffend ist, aber jedenfalls hat unser Täter im nahen Ausland keine Spuren zurückgelassen oder ist seinerzeit aus anderen Gründen nicht identifiziert worden. Ich hoffe auch deshalb wirklich sehr, mit der Profil-Ermittlung dem Ziel näherzukommen. Nach Ihren Rückmeldungen gestern habe ich zehn offene Buchstaben gezählt. Die könnten wir durchaus heute abarbeiten. Ich verteile erste Buchstaben und Sie melden mir, wenn Sie einen abschließend kontrolliert haben. Personen, die unserem Profil entsprechen und entweder zu keiner Probeentnahme breit oder nicht anzutreffen sind, werden mir bitte ebenfalls telefonisch gemeldet. Sheriff, Sie werden hier im Department bleiben und weiter das Melderegister nach männlichen Personen durchgehen, die vor circa vier bis fünf Jahren in dieser Gegend gemeldet und noch nicht kontrolliert wurden. Ergebnisse bitte direkt zu mir, da fahre ich dann sofort hin. Die drei Officers, die mir noch zur Verfügung stehen, sind schon unterwegs und kümmern sich um das C, das K und das L. Deputy, Sie starten heute beim M, Detective Reach übernimmt N und ich das O. P, Q, R und S teilen wir später auf. Verlieren wir keine Zeit. Sind noch genug Testkits da?«

»Ja, gestern ist noch ein voller Karton mit der Post gekommen«, antwortet Sheriff Miller.

»Gut, dann decken Sie sich ein. Ich wünsche viel Erfolg!«

Agent Cooper steckt sein Diensthandy in die Brusttasche seines Jacketts und nickt den anderen auffordernd zu.

Im Flur der Station trifft Dr. Burque auf Schwester Tamika, die mit einem Tablett in den Händen aus Jennys Krankenzimmer kommt. Direkt neben der Tür zum Zimmer sitzt wie gewöhnlich ein Police-Officer auf einem Stuhl. Dieser Anblick erinnert Dr. Burque stets an die Brisanz dieser Therapie. Die Patientin hat bisher keine Kenntnis darüber, weiß nichts von dem Personenschutz vor ihrer Tür oder dass Dr. Burque extra für ihre Therapie hier nach Cortez geordert wurde. Sie befindet sich auch im Unklaren über den FBI-Agenten, welcher sozusagen schon mit den Hufen scharrt, um sie endlich verhören zu können. Ein Verhör zu einem Vorfall, an den sie sich nicht mehr erinnern kann, weil er einfach zu furchtbar war. Schwester Tamika lächelt Dr. Burque freundlich an, als sie aneinander vorbeigehen.

Die Krankenpflegerin bleibt stehen: »Mrs. Sorna scheint Superkräfte zu haben. Sie isst tatsächlich diese Schonkost, die Dr. Sherman ihr verordnet hat, ohne zu meckern restlos auf und versichert zum Schluss sogar noch, das Essen habe super geschmeckt«.

Schwester Tamika lacht.

»Das habe ich noch nie erlebt«, bemerkt sie.

Dr. Burque nickt lächelnd: »Ja, Mrs. Sorna ist eine ganz erstaunliche Person.«

Sie klopft an Jennys Tür und betritt den Raum nach einer deutlich wahrnehmbaren Antwort.

»Guten Tag, Mrs. Sorna«, begrüßt sie ihre Patientin und setzt sich auf den Besucherstuhl. Jenny wünscht ebenfalls einen guten Tag und beobachtet, wie Dr. Burque ihr Notizheft aus der rehbraunen Kalbsledertasche holt.

»Wie fühlen Sie sich heute?«, beginnt Dr. Burque.

Jenny kann diese Frage nicht mehr hören. Wie soll sie sich schon fühlen? Bestimmt nicht besser.

»Ich habe gut geschlafen, aber nichts geträumt. Das hatte ich irgendwie erwartet, weil es gestern und vorgestern ja auch so war. Jetzt bin ich ziemlich frustriert, weil ich nichts erfahren habe und Ihnen nichts Neues erzählen kann.«

»Machen Sie sich keine Gedanken, heute habe ich etwas ganz anderes vor.«

Sie beugt sich nach unten zu ihrer Tasche, ohne aufzustehen. Jennys Augen folgen Ihren Bewegungen genau und interessiert.

»Schauen Sie!« Dr. Burque holt bei diesen Worten einen kuchentellergroßen Handspiegel heraus.

Verwirrt sieht Jenny auf den Spiegel. Sie versteht nicht, was dieser mit der Therapie zu tun haben soll.

»Sie möchten herausfinden, wer Sie sind. Fangen wir heute doch einmal mit Ihrem Gesicht an.«

Mein Gesicht, fällt Jenny ein, sie hat keine Ahnung, wie es aussieht! Ständig sah sie in den letzten beiden Tagen auf die verletzten Arme und den zierlichen Körper, aber über ihr Gesicht machte sie sich gar keine Gedanken. Jenny ist der Verband an ihrem Kopf bewusst, den hat sie in der Vergangenheit bereits ertastet.

Dr. Burque streckt ihr den Handspiegel entgegen: »Betrachten Sie sich, Sie müssen nichts kommentieren. Nehmen Sie sich Zeit.«

Jenny nimmt den Spiegel in beide Hände, da dieser für eine ihrer Hände alleine viel zu schwer wäre. Sie dreht ihn etwas, um ihr Antlitz einzufangen. Das ist es. Zuerst fallen ihr die blauen und violetten Flecken auf der linken Gesichtshälfte auf. Die rechte Seite sieht nahezu unversehrt aus. Ihre dunkelblonden, schulterlangen Haare ragen aus dem Verband hervor. Sie konzentriert sich auf die rechte Seite ihres

Gesichts. Es sieht ganz gut aus. Ihre Nase ist schmal und ihre Augen haben einen blassen Grünton. Um den Mund bilden sich erste dünne Fältchen. Ihre Lippen sind etwas farblos und nicht sehr üppig, jedoch kann sie mit dem Gesamteindruck durchaus zufrieden sein, beschließt sie. Dennoch ist sie schlagartig ernüchtert. Dieses Gesicht kommt ihr nicht im Geringsten vertraut vor, nicht im Entferntesten bekannt, nicht ein einziges Detail. Im Spiegel kann Jenny erkennen, wie sich ihre Augen mit Tränen füllen und nun feucht glänzen. Mit dem Anheben der Mundwinkel möchte sie einem Tränenausbruch entgegensteuern. Sie fixiert ihre Mundwinkel. Und plötzlich ist da doch etwas. Es hat mit ihrem Mund zu tun. Sie kann sich erinnern! Ihr wird bewusst, wie sie früher stets mit geschlossenen Lippen lachte. Immer. Aus Scham darüber, ihre Zähne zu zeigen. Langsam und den Spiegel so haltend, dass Dr. Burque nicht sehen kann, was sie betrachtet, öffnet sie leicht ihre Lippen. Die oberen und unteren Zahnreihen werden sichtbar. Es stimmt! Besonders die unteren Zähne stehen schief und krumm, oben ist ein Eckzahn in seiner Stellung sehr verdreht. Jenny kann das einstige Gefühl wieder heraufbeschwören, das blamable Empfinden, wenn einst jemand auf ihre Zahnfehlstellung blicken konnte. Es sieht hässlich aus und zeigt den sozialen Status der Familie, aus der sie stammt. Eine Familie, die sich eine kieferorthopädische Behandlung für ihr einziges Kind nicht leisten konnte. Als Resultat verbarg Jenny ihre Zähne stets, niemand sollte davon erfahren. Es war wie ein gut gehütetes Geheimnis, welches sie niemals preisgab. Jenny lächelt jetzt wieder, mit geschlossenen Lippen.

»Ich erinnere mich an Teile von meinem Gesicht«, äußert sie zufrieden.

»Wirklich?«, die Stimme von Dr. Burque trägt einen überraschten Unterton.

»Ja!« Jenny strahlt über das ganze Gesicht.

»Können Sie Ihre Erinnerungen in Worte fassen?«, fordert Dr. Burque sie auf.

»Das ist schwer. Ich habe meinen Mund wieder erkannt, den habe ich früher schon nicht gemocht. Der Rest sagt mir nichts. Aber das ist doch schon mal gut, oder nicht?«

»Durchaus. Das ist ein immenser Fortschritt.« Die Psychologin berührt Jenny leicht am Arm und lächelt ihr zu.

Jenny lässt den Spiegel wieder sinken, auf Dauer ist dieser noch zu schwer für ihre Hände. Gerne würde sie noch länger hineinsehen.

Dr. Burque scheint ihre Gedanken lesen zu können: »Ich lasse den Spiegel hier. Dann können Sie später noch ein Blick hinein werfen.«

»Oh, danke.«

»Gern. Sie essen gut, habe ich gehört. Wie haben Sie denn geschlafen letzte Nacht?«

»Ich habe durchgeschlafen und nicht geträumt.«

Dr. Burques Stift huscht über den Notizblock.

»Und bei der Krankengymnastik?«

Jenny verzieht ihre Miene. »Erinnern Sie mich bloß nicht daran, mir tut immer noch alles weh!«

»Ohne Fleiß kein Preis«, kommentiert Dr. Burque und sieht Jenny nun direkt an. »Ihre Genesung schreitet gut voran. Machen Sie sich bitte keine Sorgen. Sie sind auf einem guten Weg. Morgen werden wir etwas ausführlicher sprechen, für den heutigen Tag ruhen Sie sich aus.«

Sie beginnt, ihre Unterlagen in der ledernen Aktentasche zu verstauen.

»Bis morgen, Mrs. Sorna.«

Ein kurzer Blick auf ihre Armbanduhr sagt Deputy Ramirez die Uhrzeit. Es ist bereits ein Uhr nachmittags. Seit Stunden, ach was, seit Tagen fährt sie den Explorer durch Cortez und Umgebung. Diese Aufgabe ist sehr wichtig, das ist ihr bewusst, jedoch hat sie gerade in diesem Augenblick einen ausgiebigen Durchhänger. Mit einem Griff in die Mittelkonsole holt sie eine kleine Flasche Mineralwasser hervor und muss feststellen, dass diese nur noch minimal gefüllt ist. Es wird Zeit für eine Mittagspause, beschließt sie, direkt nach dem nächsten Namen. Sie sieht auf die Liste: Milt, Jeff, wohnhaft in der Red Snake Lane 405.

Die Red Snake Lane ist ein Stückchen außerhalb von Cortez. Früher gab es dort einige Farmen in Familienbesitz, diese werden jedoch seit Jahrzehnten nicht mehr bewirtschaftet. Einige Farmen sind sogar verlassen, andere sind noch bewohnt, ohne jedoch landwirtschaftlich unterhalten zu werden. Zu Beginn der Red Snake Lane kann sie beim Vorbeifahren den Reiterhof erkennen, auf dem ihre Töchter im Kindesalter Reitunterricht nahmen. Deputy Ramirez schwelgt eine Weile in Erinnerung an diese schöne Zeit. Der Hof hat sich kaum verändert und macht einen gepflegten Eindruck, anscheinend läuft das Geschäft für die Familie Andrews hier weiterhin gut. Vor Jahren hat sie selbst ein kleines Vermögen in diesem Reiterhof gelassen, nur um ihre beiden Töchter glücklich zu sehen, wenn sie auf den Pferden saßen. Je weiter sie die Straße stadtauswärts fährt, desto verlassener und heruntergekommener sehen die Häuser und Gebäude aus. Kurzzeitig fragt sie sich, ob so weit draußen, zwischen diesen Ruinen, überhaupt noch jemand lebt. Hat sie vielleicht nicht die richtige Adresse? Während des Fahrens schielt sie auf das auf dem Beifahrersitz liegende Klemmbrett. Doch, Hausnummer 405 steht als Wohnsitz im Melderegister. Mit zusammengekniffenen Augen blickt sie aus der vom Wüstensand verstaubten Windschutzscheibe. Dieses Haus mit der abgeblätterten braunen Farbe muss es sein. Auf dem

Briefkasten an der Straße ist die Zahl 405 mit vergilbten Lack gepinselt. Sie lenkt den Wagen auf die Einfahrt, die unbefestigt ist und deren Grenzen kaum erkennbar sind. Das Haus ist ein altes Holzhaus, welches vor sehr langer Zeit seinen letzten Anstrich bekam. Rechts und links der Einfahrt stehen und liegen alte Fahrzeugteile im roten Staub. Das gesamte Grundstück sieht ungepflegt aus. Sicherlich ist Mr. Milt ein Junggeselle, mutmaßt Deputy Ramirez. Das quadratische Haus mit der ausladenden Veranda zur Straßenseite, auf der sich auch der Eingang befindet, macht einen verlassenen Eindruck. Vielleicht ist Mr. Milt umgezogen und hat es der Meldestelle gar nicht mitgeteilt? Sie hält den Explorer dicht vor dem Gebäude und geht ein paar Schritte zur Veranda hinüber. Es ist absolut still hier, die nächsten Nachbarn oder die nächste befahrene Straße scheinen weit entfernt. Das Holz der Veranda knarrt unter ihren Füßen, als sie die drei Stufen hinaufgeht. Plötzlich nimmt sie etwas wahr, das sie irritiert und aufmerksam werden lässt. Es ist ein Geruch. Sie beobachtet konzentriert die Eingangstür, die eingelassene Scheibe ist von innen mit einem kleinen Häkelvorhang verdeckt. Dahinter kann sie keine Bewegung ausmachen. In diesem Augenblick kann sie den unangenehmen Gestank identifizieren: Es liegt eine verbrannte Ausdünstung in der Luft. Ihre Hand wandert bedächtig zu ihrem Revolver, während ihre Augen versuchen, die Quelle des verkohlten Gestanks auszumachen. Doch es ist nichts zu erkennen. Ihr Herz bleibt für eine Sekunde lang stehen, als ihr Diensthandy in ihrer Hosentasche vibriert, denn im ersten Augenblick nahm sie an, etwas oder jemand habe sie am Bein berührt. Erst als sie hinter dem Explorer steht, nimmt sie das Gespräch an.

»Deputy?«, fragt Agent Cooper aufgeregt.

»Ja?« Auch Deputy Ramirez klingt atemlos.

»Bei welchem Namen auf der Liste sind Sie aktuell?«

»Jeff Milt.«
»Sind Sie bereits vor Ort?«
»Hm-hm.« Die Art wie Agent Cooper fragt, beunruhigt sie noch mehr.
»Gehen Sie nicht hinein. Detective Reach und ich sind schon auf dem Weg. Halten Sie Abstand!«
»Okay«, gibt sie kurz zurück.
Sie steigt dann in den Wagen und fährt ein Stück weit in Richtung Cortez, bis sie aus dem Sichtfeld des stinkenden Hauses ist. Dort wartet sie.

Nach einigen Minuten kann sie in der Ferne der Red Snake Lane sich nähernde Fahrzeuge ausmachen, die einen Staubschweif trockener Erde hinter sich herziehen. Als diese dichter sind, kann sie im ersten Wagen Agent Cooper erkennen. Er parkt neben dem Explorer und verlässt sein Auto.
»Was ist denn los, Agent?«, will Deputy Ramirez nun wissen.
»Dieser Jeff Milt passt in das Täter-Profil. Ethnie, Haarfarbe, Frisur, vermutlich aktuell abwesend vom Wohnort und genau vier Jahren und zwei Monaten nach Cortez zurückgekehrt. Geboren am 31. Januar 1985 in Cortez. Sheriff Miller hat mich eben angerufen. Wir wollen Jeff Milt nun bevorzugt kontrollieren.«
»Das ist gut. Ich glaube, da stimmt etwas nicht mit dem Haus. Gesehen habe ich nichts, aber es riecht extrem verbrannt in der Nähe des Hauses.«
»Haben Sie schon geklingelt?«
»Nein, ich bin nur ausgestiegen und dann kam auch bereits Ihr Anruf.«
»In Ordnung, wir werden jetzt gemeinsam sehen, ob wir dort jemanden antreffen. Laut Arbeitgeber ist dieser Milt seit über einer Woche nicht mehr in der Stadt. Wollen wir doch mal sehen, was wir finden. Seien Sie in jedem Fall vorsichtig!«

Deputy Ramirez nickt stumm, bevor sie wieder in ihre Fahrzeuge steigen und zur Hausnummer 405 fahren. Agent Cooper geht vor, Detective Reach und Deputy Ramirez folgen ihm mit der Hand am Halfter. Nachdem Agent Cooper ausgiebig an der hölzernen Tür geklopft hatte, ein Zeitraum, der Deputy Ramirez unerträglich lange vorkam, versucht er durch den Häkelvorhang an der Tür in das Innere des Hauses zu sehen. Mit einem Kopfschütteln deutet er an, dass niemand erkennbar ist.

»Warten Sie hier, ich schaue nach, ob es eine Hintertür gibt«, fordert er sie und Detective Reach auf und begibt sich auf den Weg hinter das Gebäude.

Als er wieder um die Ecke des Hauses biegt, schüttelt er erneut den Kopf.

»Ich werde die Tür aufbrechen«, verkündet er entschlossen.

Detective Reach ist verwundet: »Ohne Durchsuchungsbefehl?«

»Den brauche ich nicht, wenn Gefahr im Verzug ist.«

»Welche Gefahr denn?« Der Detective sieht sich noch einmal um, als wolle er sicherstellen, nichts verpasst zu haben.

»Auf der Rückseite konnte ich in ein Fenster gucken. Das gesamte Innere des Hauses ist verbrannt und verkohlt, deshalb stinkt es hier so bestialisch. Ein ausgebranntes Haus und der Eigentümer ist abwesend – wenn das mal kein guter Grund ist.«

Seine Augen funkeln, während er spricht.

»Ich gehe vor, sie beide folgen«, befiehlt er und holt auch schon zum Tritt aus.

Die alte Holztür leistet keinen nennenswerten Widerstand und springt sogleich auf. Mit gezogener Waffe und ausgestrecktem Arm schreitet Agent Cooper voran, gefolgt von Deputy Ramirez und Detective Reach. Deputy Ramirez schlägt das Herz bis zum Hals, ihre Schlagader pocht unangenehm. Noch nie feuerte sie ihre Dienstwaffe ab, lediglich zu Trainingszwecken und auch das war ihr zuwider. Hoffentlich würde es heute nicht so weit kommen, dass es notwendig werden würde. Mit weit aufgerissenen Augen mustert sie die Räume. Hinter der Eingangstür liegt das Wohnzimmer, oder zumindest war es mal eins. Nahezu jeder Zentimeter der Möbel, der Wände, der Zimmerdecke und des Bodens ist mit Ruß überzogen. Es ist ein merkwürdiges Bild. Hier muss es zweifelsfrei gebrannt haben. Doch aus irgendeinem Grund ist nichts gänzlich verbrannt, jedenfalls ist alles in seiner Form noch erkennbar. Von Außen war es überhaupt nicht zu vermuten, nur der Geruch in der Luft verriet, dass etwas nicht stimmte. Vom Wohnzimmer gehen zwei weitere Räume ab, Agent Cooper sichtet zuerst die Küche auf der linken Seite, anschließend geht er auf der rechten Seite einen schmalen Flur entlang, von dem zwei Schlafzimmer und ein kleines Badezimmer abzweigen. Hier bietet sich den Ermittlern ein ähnliches Szenario: Die Räume sind menschenleer und schwarz verkohlt. Es sieht geradezu so aus, als habe jemand mit pechschwarzer Farbe alles bemalt, denn abgesehen von dem Ruß scheint die Einrichtung nicht beschädigt, umgestoßen oder sonst in irgendeiner Weise manipuliert. Deputy Ramirez kann sich keinen Reim auf das machen, was sich ihren Augen bietet. Was geschah hier bloß?

»Wir ziehen uns zurück. Die Spurensicherung soll kommen und herausfinden, was hier passiert ist. Die Zentrale wird nichts einzuwenden haben, so wie die Dinge liegen. Ich brauche etwas zum DNA-Abgleich, hoffentlich ist noch etwas Verwertbares übrig.«

Agent Cooper lässt ein letztes Mal seinen Blick im schwarzen Wohnzimmer schweifen. Sein Gesichtsausdruck macht keinen sonderlich optimistischen Eindruck.

»Gehen wir«, sagt er schließlich.

Auf dem Tisch im Department steht eine Kanne Kaffee und ein Teller mit Donuts, die Sheriff Miller offenbar auspackte und kredenzte. Nun, da die nervliche Anspannung langsam abfällt, bemerken die drei Ermittler die Notwendigkeit einer späten Mittagspause. Sie setzen sich und beginnen unverzüglich damit, sich mit Kaffee und Puderzuckerdonuts einzudecken.

»Was war denn nun bei Jeff?«, fragt Sheriff Miller neugierig, aber auch ein wenig verhalten.

Agent Cooper spült ein Stück Donut mit einem Schluck seines Milchkaffees hinunter, bevor er antwortet.

»Niemand anzutreffen. Aber das gesamte Haus ist von innen ausgebrannt oder verkohlt. Alles schwarz. Wird sicherlich ein Spaß für die Spurensicherung«, fügt er ironisch hinzu.

»Verbrannt?«, hakt Sheriff Miller nach, »Warum denn das?«

»Ich bin kein Brandschutzexperte, aber ich vermute mal, da wollte jemand Spuren vernichten.«

»Spuren vernichten?«

Sheriff Miller hört sich in seiner Aufregung an wie ein Papagei, der alles nachspricht, ohne jedoch den Sinn zu erfassen.

»Ich kannte Jeff schon, als er noch ein Junge war!«

»Deshalb haben Sie ihn nicht verdächtigt?« Agent Coopers Stimme hat einen etwas vorwurfsvollen Ton.

»Niemals hätte ich gedacht, dass er etwas mit den Morden zu tun haben könnte!«, beteuert der Sheriff.

»So, jetzt erzählen Sie mal von vorne, damit wir alle im Bilde sind, Sheriff.«

»Also Agent, das war so: Ich suchte ja gezielt nach Männern, die vor vier bis fünf Jahren hier in Cortez gemeldet wurden. Das Datum der Meldung ist in einer anderen Datenbank, deshalb dauerte das Suchen auch so lange. Alles musste ich durchlesen, von oben nach unten. Na ja, und dann kam ich irgendwann zum Buchstaben M und da entdeckte ich den Eintrag, dass Jeff Milt seit dem 27. Mai 2018 wieder hier gemeldet ist. Wieder sage ich, weil ich ihn als Kind und Teenager schon kannte. Seine Eltern stammen aus Cortez, sie lebten damals auch in dem Haus in der Red Snake Lane. Eines Tages bekam Mr. Milt Senior kurzfristig ein lukratives Jobangebot aus Dallas und die Familie zog innerhalb kürzester Zeit weg. Das Haus stand noch eine Weile zum Verkauf, aber niemand wollte es haben, anscheinend. Danach habe ich von den Milts nichts mehr gehört, bis Jeff vor ein paar Jahren wieder auftauchte. Er sagte, er habe die Schnauze voll von der großen Stadt und wolle wieder hier leben. Das Haus war ja noch da und gearbeitet hat er als Aushilfe bei der Tankstelle hier im Ort. Ganz ruhig und unauffällig ist er gewesen.«

»Und passt zu einhundert Prozent in unser Profil«, bemerkt Detective Reach.

»Aber«, verteidigt sich Sheriff Miller, »er hat ein wasserdichtes Alibi für den 23. Juli. Das kann Pete, der Inhaber der Tankstelle, sowie diverse Kunden bestätigen. Deshalb habe ich ihn doch damals von der Autoschrauber-Liste gestrichen.«

»Dennoch ist er seit über einer Woche von seinem Wohnort abwesend«, wirft der Detective ein.

»Ja, schon. Allerdings hat er Pete danach ja noch einmal angerufen, alles klang ganz normal. Seine Mutter ist schließlich verstorben, da muss man doch hinfahren, er war ja auch Einzelkind und muss seinem Vater mit der Beerdigung helfen.« Sheriff Miller zuckt hilflos die Schultern.

»Detective Reach, bitte finden Sie schnellstmöglich heraus, wo seine Eltern in Dallas leben und ob die Mutter tatsächlich vor Kurzem verstorben ist«, verlangt Agent Cooper. »Ich finde heraus, wo Jeff Milf sich von Anfang 2004 bis Mitte 2018 aufgehalten hat. Deputy, Sie fahren zu Pete von der Tankstelle. Befragen Sie ihn in Bezug auf Milt und den 23. Juli nochmal, er soll es auch nochmal bei Milt auf dem Handy probieren.

Außerdem brauchen wir seine Erlaubnis für die Auswertung seiner Handy- und Telefondaten von dem Festnetzanschluss der Tankstelle. Sie Sheriff, besorgen uns ein schönes Foto von Milt, vielleicht von der Führerscheinstelle, vielleicht treiben Sie ja noch mehr Bilder auf. Anschließend kommen wir zur Besprechung hier wieder zusammen.«

Wenn ich zur Tankstelle fahre, kann ich gleich tanken, beschließt Deputy Ramirez. Durch das Herumfahren der letzten Tage ist einiges an Benzin draufgegangen, bemerkt sie mit einem Blick auf die Tankanzeige des Explorers. Sie lenkt den Wagen auf das Gelände der Tankstelle. Pete tritt aus dem Shopbereich, noch bevor das Auto zum Stillstand kommt.

»Guten Tag! Ach, Sie sind es, Deputy. Ich dachte zuerst, es sei wieder der Sheriff.«

»Heute nicht«, gibt Deputy Ramirez lächelnd zurück.

Sie muss ihre Augen leicht zusammenkneifen, da die Sonne blendet.

»Brauchen Sie Benzin oder eine Auskunft?«, scherzt der hagere Pete in seinem öligen Blaumann.

»Beides«, antwortet sie direkt. »Vielleicht haben Sie nach dem Volltanken etwas Zeit für mich?«

»Natürlich.«

Pete scheint etwas verdutzt zu sein, erledigt seine Arbeit jedoch gewissenhaft und bittet Deputy Ramirez anschließend hinein. Neben der Kasse stehen zwei hohe Hocker mit abgewetzten Sitzflächen und er deutet mit einer Handgeste an, dass sie Platz nehmen darf.

»Der Sheriff war ja vor ein paar Tagen bereits hier und hat um Auskünfte gebeten. Schildern Sie mir doch bitte nochmal die Ereignisse des 23. Juli.«

»Schon wieder? Also es war ein ganz normaler Arbeitstag, die Leute haben getankt und Jeff hat ein paar Reparaturen drüben in der Werkstatt gemacht. Wir waren beide den ganzen Tag hier.«

»Wann kam Mr. Milt an diesem Tag zur Arbeit?«

»So um acht Uhr. Ich öffne immer um sieben, Jeff kommt meistens etwas später.«

»Wann hat er Feierabend gemacht?«

»Wir haben gemeinsam um achtzehn Uhr Feierabend gemacht. An dem Tag war viel los«, erinnert sich Pete.

»Und Mr. Milt ist die ganze Zeit über hier gewesen? Die ganzen zehn Stunden über?«

»Ja.«

»Es könnte nicht sein, dass er zwischendurch kurz die Tankstelle verlassen hat?«

»Nein. Ich bin mir ganz sicher.«

»Am 24. Juli kam Mr. Milt jedoch nicht mehr zur Arbeit?«

»Richtig. Jeff hat mich abends am Tag zuvor angerufen. Er sagte, dass er schlechte Nachrichten aus Dallas bekommen habe. Seine Eltern leben in Dallas, wissen Sie. Seine Mutter sei gestorben und sein Vater sei ganz aufgelöst und brauche Hilfe mit der Organisation der Beerdigung. Jeff klang am Telefon sehr mitgenommen. Ich sagte ihm, er könne freimachen und sich die Zeit nehmen, die er brauche. Ist doch klar, macht man doch so. Nicht wahr?«

»Natürlich. Ihnen kam das alles also nicht merkwürdig vor?«

»Ganz und gar nicht. Er hat mich ein paar Tage später auch nochmal angerufen, um zu sagen, dass er noch einige Tage länger in Dallas bleiben müsste.«

»Wann genau war das?«, möchte Deputy Ramirez wissen.

»Uff, ich glaube, einen Tag nachdem der Sheriff hier war. Er rief mich an und bat um eine weitere freie Woche, damit er die Angelegenheiten seiner Mutter regeln könne. Ich stimmte zu.«

»Sie haben also vor fünf Tagen zum letzten Mal mit ihm gesprochen?«

»Ja, so war es«, gibt Pete zurück, nachdem er sicherheitshalber im Kopf die Anzahl der Tage überschlagen hatte.

»Könnten Sie ihn bitte anrufen und fragen, wann er wieder zur Arbeit kommen kann? Aber verraten Sie nicht, dass ich das wissen möchte, tun Sie so, als ob Sie aus reinem Interesse wegen der Organisation hier an der Tankstelle fragen. Sprechen Sie ganz unbefangen und natürlich.«

Pete macht ein langes, niedergeschlagenes Gesicht. Nickend zieht er sein Mobiltelefon raus, drückt einige Male auf das Display und führt es dann an sein Ohr. Er wartet. Deputy Ramirez kann das Läuten hören. Es klingelt mehr als ein Dutzend Mal, ehe Pete auflegt.

»Er nimmt nicht ab.«

»Geben Sie mir bitte die Mobilnummer von Mr. Milt. Wenn Sie noch etwas von ihm hören, melden Sie sich unverzüglich im Department, ja?«

»Wenn? Glauben Sie nicht, er kommt wieder?« Pete scheint ehrlich überrascht zu sein.

»Das kann ich nicht beurteilen. Sie melden sich?«

»Ja, mache ich. Soll ich ihn später noch einmal anrufen?«

»Das ist vorerst nicht nötig.«

Deputy Ramirez bezahlt das Benzin und verabschiedet sich.

Sie ist die Letzte, die sich auf ihren Stuhl niederlässt, während ihre Kollegen bereits warten. Den Zettel mit der Mobilnummer von Jeff Milt reicht sie Agent Cooper in die Hand und berichtet von ihrer Unterhaltung mit Pete.

»Kam Ihnen dieser Pete verdächtig vor? Können Sie sich die beiden als Komplizen vorstellen, die sich gegenseitig decken?«, fragt Agent Cooper.

Deputy Ramirez sieht das einfache, leicht schmutzige Gesicht von Pete in Gedanken vor sich.

»Nein. Ich fand ihn glaubwürdig. Er war überrascht, ja beinahe entsetzt, als er realisierte, dass wir an Milt als Verdächtigen und nicht als Zeugen interessiert sind.«

Agent Cooper zieht den Mund zur Seite und die Stirn in Falten.

»Dieser Milt ist also aus der Stadt verschwunden, vermutlich an dem Abend der Leichenfunde. Seit fünf Tagen gibt es keinen Kontakt. Das kommt mir doch sehr komisch vor. Alibi hin oder her.«

Er sieht angestrengt vor sich hin.

»Ich habe versucht, Milts Spuren der letzten Jahre zu verfolgen und siehe da: Es gibt eine Lücke von vielen Jahren, von denen die Behörden absolut keine Ahnung haben, was er in dieser Zeit gemacht hat oder wo er sich aufgehalten hat. Ende Dezember 2003 zog er gemeinsam mit seinen Eltern nach Dallas, weil sein Vater zum Januar eine Stelle dort antreten sollte. Eine beratende Tätigkeit in einem großen Konzern. Milt war zu diesem Zeitpunkt noch minderjährig, also blieb ihm auch keine andere Wahl, als seine Eltern zu begleiten. Er schloss in Dallas die Highschool ab. Wenig später, etwa zwei Jahre nach dem Umzug nach Dallas, taucht er dort im Melderegister nicht mehr auf. Er muss folglich verzogen sein, jedoch war er zwischen 2006 und 2018 nirgends gemeldet. Vielleicht hat er es vermieden, sich an seinem neuen Wohnort anzumelden, oder er lebte unter einem anderen Namen, oder er hielt sich innerhalb dieser Zeit im Ausland auf. Anfragen habe ich an unsere Nachbarländer gestellt. Hoffentlich antwortet heute noch jemand. Was haben Sie denn, Detective?«

»Oh, das wird Sie interessieren. Ich habe mit den Behörden in Dallas gesprochen. Es hat eine Weile gedauert, aber man konnte mir Folgendes bestätigen: Mrs. Milt ist bereits vor Jahren in einem Krankenhaus in Dallas gestorben. Das war vor fünf Jahren. In dem Krankenhaus, welches die Sterbeurkunde ausstellte, versicherte man mir, sie sei dort einer kurzen, schweren Krankheit erlegen. Die Unterlagen wären einsehbar, wenn wir das wünschten und einen Beschluss vorweisen könnten. Mr. Milt lebt mittlerweile in einem Pflegeheim. Seine Bezugspflegerin sagte mir am Telefon, Mr. Milt könne Besuch empfangen, jedoch deutete sie eine Demenzerkrankung an und machte mir keine großen Hoffnungen, verwertbare Informationen von ihm erfahren zu können. Es sei wohl sehr schlimm, meistens wisse er nicht mal, wer er selber ist.«

»Das scheinen unsere Zeugen ja gemeinsam zu haben«, unterbricht ihn Agent Cooper sarkastisch.

»Jedenfalls hat die Pflegerin Kenntnisse darüber, ob Mr. Milt Besuch von seinem Sohn bekommen hat und jetzt raten Sie mal: Jeff Milt ist nicht ein einziges Mal im Pflegeheim gewesen. Dieser Vorwand von Milt, er müsse sich um seine Eltern in Dallas kümmern oder was auch immer, ist offensichtlich gelogen.«

»Sieh an, sieh an.«

Agent Cooper lässt seinen Blick durch die Runde schweifen.

»Ich habe das Gefühl, dieser Milt könnte unser Mann sein. Sheriff, haben Sie ein schönes Foto von unserem Jeff?«

»Ja, eins von der Führerscheinstelle und ein altes privates Bild, auf dem auch Pete und ich zu sehen sind.«

»Zeigen Sie mal her, bitte«, fordert Agent Cooper auf und nimmt die Fotografie und den Ausdruck der Führerscheinstelle entgegen.

Er mustert die Bilder eine Weile sehr aufmerksam. Das Führerscheinbild ist nicht sonderlich aussagekräftig, beschließt er. Das Foto vor der Werkstatt jedoch schon. Hier ist Milt in einer Ganzkörperaufnahme zu sehen, sein Gesicht ist durch ein Lächeln gekennzeichnet. Die Aufnahme sieht natürlich und individuell aus, so dass sie mit diesem Bild bestimmt mehr Fahndungserfolg haben würden. Diese Führerscheinbilder sehen doch alle mehr oder weniger gleich aus. Milt ist kein unsympathischer Typ, beurteilt Agent Cooper. Sein Äußeres ist eher herb, jedoch kann er sich vorstellen, dass Frauen diesen Umstand nicht unattraktiv finden. Auf jeden Fall macht er nicht den Eindruck eines soziopathischen Serienmörders, vor dem man sich in Acht nehmen müsste.

»Gut. Die geben wir zur Fahndung raus, gleich international. Irgendetwas sagt mir, Milt könnte sich schon längst aus dem Staub gemacht haben. Zeit genug hatte er ja.« Er stößt ein verärgertes Geräusch aus und schüttelt leicht den Kopf. »Außerdem versuchen wir ihn über sein Mobiltelefon zu kriegen. Einen Versuch ist es jedenfalls wert. Ich vermute mal, die erste Ergebnisse der Spurensicherung im Haus von Milt werden vor Morgen nicht kommen. Wenn Sie Ihre Arbeit hier erledigt haben, können Sie von mir aus nach Hause.«

Im Restaurant des Cortez Inn wartet Dr. Burque bereits an einem Tisch, auf dem eine brennende Kerze ihr Bestes gibt, ein romantisches Ambiente zu verströmen. Sie lächelt ihn erfreut an, als er den Stuhl zurückzieht, um sich zu setzen.

Er nickt ihr zu: »Guten Abend, Doktor, ich hoffe, Sie warten noch nicht lange?«

»Nicht der Rede wert.«

»Bevor wir zum gemütlichen Teil des Abends kommen, erlauben Sie mir bitte noch eine arbeitsbezogene Frage?«

»Selbstverständlich, wenn ich antworten darf, vorausgesetzt natürlich.«

»Wir haben einen Verdächtigen.«

»Das ist ja wunderbar!« Dr. Burque ist begeistert.

»Allerdings, wir sind uns aber noch nicht sicher, ob er wirklich unser Mann ist. Deshalb meine Frage: Bestünde die Möglichkeit der Zeugin ein Foto des Verdächtigen vorzulegen. Vielleicht erinnert sie sich dann an etwas. Es wäre sehr wichtig für uns.«

»Dem stehe ich eher kritisch gegenüber. Mrs. Sorna hat ihr Erinnerungsvermögen noch nicht zurückerlangt, sie wäre höchstwahrscheinlich keine Hilfe. Zudem befürchte ich, es könnte in ihr Ängste auslösen, die der Genesung insgesamt hinderlich sind. Verstehen Sie doch: Im Moment weiß Mrs. Sorna nicht einmal, dass sie in einen Kriminalfall dieses Ausmaßes verwickelt ist. Da kann ich jetzt nicht mit der Tür ins Haus fallen, zumal sie ihn vermutlich sowieso nicht identifizieren könnte, selbst wenn er der Täter sein sollte. Ich muss ablehnen, zum jetzigen Zeitpunkt jedenfalls.«

»So eine Antwort habe ich bereits befürchtet. Sie sind sehr professionell in Ihrer Arbeit.«

»Das Kompliment kann ich nur zurückgeben, ändern tut es allerdings nichts.«

»Einen Versuch war es wert«, entgegnet Agent Cooper mit einem verschmitzten Lächeln und nimmt sich eine Menükarte vom Tisch.

TAG 11

»Guten Morgen, Mrs. Sorna!«

Schwester Tamikas sympathisches Gesicht strahlt an diesem Morgen schon früh mit der Sonne um die Wette, wie Jenny bemerkt.

»Wie haben Sie geschlafen?«

»Sehr gut!«, antwortet Jenny erleichtert.

»Das hört sich doch super an.«

»Ja. Ich habe geträumt und dieses Mal war es ein schöner Traum.«

»Worum ging es denn? Ich sage auch nichts weiter, Ehrenwort.«

Schwester Tamika beginnt nebenbei das Bett hochzufahren und die Verbände zu kontrollieren.

»Von meiner Mutter. Und meinem Nachnamen. Sorna ist nämlich nur eine Kurzform. Meine Mutter hat französische Vorfahren, aber den langen, komplizierten Namen konnte niemand aussprechen und deshalb wurde er irgendwann geändert.«

»Das ist ja ein Zufall! Ich habe ebenfalls französische Vorfahren, zumindest ist Französisch meine Muttersprache. Meine

Eltern stammen von Haiti. Parlez-vous français, Madame Sorna?«

Jenny reagiert mit einem verwirrten Blick.

»Ach so, ich habe Sie nur gefragt, ob Sie auch Französisch sprechen.«

Jenny schüttelt schüchtern den Kopf: »Offenbar nicht. Jedenfalls habe ich nichts verstanden.«

»Wer weiß, vielleicht sprechen Sie Spanisch oder eine andere aufregende Fremdsprache.«

»Vielleicht. Aber mein Gefühl sagt mir nein.«

»Na, das zu ahnen, ist doch auch schon mal was wert.«

Schwester Tamika klopft ihr aufmunternd auf die Schulter.

»Sieht alles gut aus soweit. Ich hole Ihnen das Frühstück, dann können Sie vor der Visite noch in Ruhe essen.«

Eine knappe Stunde später, nachdem Jenny mit großem Appetit das Frühstück eingenommen hat, kommt Dr. Sherman wie von Schwester Tamika angekündigt in Jennys Krankenzimmer. Bei der Visite ist Schwester Tamika gleichermaßen anwesend. Jenny stellte sich eine Visite eigentlich mit mehr Medizinern vor. Warum, das vermag sie nicht zu sagen. Der Titel einer Krankenhausserie schießt ihr in den Kopf. Möglicherweise sah sie sich solche Sendungen früher im Fernsehen an? Das ist bereits die zweite Erinnerung heute, freut sie sich.

»Guten Tag, Mrs. Sorna. Sie schauen so vergnügt drein. Gibt es dafür einen Grund?«

»Ja, ich habe mich an etwas erinnert.«

»Oh, das ist hervorragend. Dr. Burque wird entzückt sein«, gibt der Arzt zurück und wirft einen Blick auf die Maschinen neben Jennys Bett und auf die Notizen von Schwester Tamika, die sie vor dem Frühstück anfertigte. »Die Werte sind sehr zufriedenstellend, wie immer. Auch mit ihren Erinnerungen scheinen Sie den Umständen entsprechend voranzukommen.

Was mir noch etwas Sorgen bereitet, ist der Verlauf der Physiotherapie. Wie sieht es denn aus mit Mary?«

»Oh, Mary ist ganz reizend!«, versichert Jenny. »Aber die Übungen sind einfach noch so schwer für mich. Mein Körper fühlt sich an, als hätte ich hundert Jahre geschlafen und müsste jetzt erst wieder richtig wach werden. Viele Bewegungen tun auch noch weh.«

»Das glaube ich Ihnen. Aber seien Sie versichert: Da führt kein Weg drumherum. Wenn Sie so schnell wie möglich hier rauswollen, müssen Sie wieder beweglicher werden und auf die Beine kommen.«

»Ja«, erwidert Jenny nur.

Sie schämt sich ein bisschen, weil ihr in genau diesem Augenblick klar wird, dass sie lieber hier im Krankenhaus bleiben möchte. Vorerst jedenfalls. Wer weiß, welches Leben sie draußen erwartet? Hier im Krankenhaus sind alle so furchtbar freundlich zu ihr, so aufmerksam. Ihr Bett ist weich und sauber, die Mahlzeiten reichlich und regelmäßig. Sie ist sich sicher, hier einen guten Platz zu haben. Ein Gefühl, welches sie nicht wirklich greifen kann, teilt ihr mit, draußen nicht so viel Glück zu erfahren.

Sie lächelt Dr. Sherman an: »Ich werde mich anstrengen.«

»Das wollte ich hören, Mrs. Sorna.«

»Guten Morgen, geschätzte Kollegen und Kollegin. Zum ersten Mal während dieser Ermittlungen meine ich es auch so, wie ich es sage: Es ist ein guter Morgen, denn gestern haben wir nach langen Tagen endlich einen Verdächtigen ausmachen können. Zwar können wir noch nicht mit Sicherheit beurteilen, ob es sich bei Jeff Milt um unseren Four-State-Killer handelt, aber alle Anzeichen sprechen bisher dafür. Jetzt sind wir wieder ein wenig abhängig von der Spurensicherung. Mr. Strong, Sie sind gestern noch aus Denver angereist, konnten Sie das Haus von Jeff Milt bereits in Augenschein nehmen?«

»Durchaus. Guten Morgen, schön, Sie alle wiederzusehen. Eines möchte ich gleich vorwegschicken: Die von Ihnen gesammelten DNA-Proben sind vollständig ausgewertet. Es gab keine Übereinstimmung. Kehren wir also zum aktuellen Verdächtigen zurück. Wir waren gestern noch bis Mitternacht vor Ort, um uns einen ersten Eindruck der Szene zu verschaffen. Ganz außergewöhnlich!« Mr. Strong klingt geradezu erstaunt. »Offenbar hat jemand, wir gehen davon aus, dass es Mr. Milt persönlich war, im Inneren des Hauses in der Red Snake Lane 405 das gesamte Interieur angebrannt und sogleich wieder abgelöscht. Alle Oberflächen sind verbrannt und verrußt. Wir haben leere Benzinkanister und Handfeuerlöscher sichergestellt.«

»Moment mal!«, bittet Agent Cooper. »Soll das heißen, dieser Milt hat erst mit Benzin die Einrichtung in Brand gesteckt und dann gleich wieder mit einem Feuerlöscher gelöscht?«

Mr. Strong fährt sich mit der Hand durch sein Haar und nickt: »Ganz genau.«

»Wozu das denn?«, schaltet sich nun auch Sheriff Miller ein.

»Um biometrische Spuren zu beseitigen. Natürlich sucht mein Team jeden Quadratzentimeter ab, aber ich befürchte, es gibt in diesem Haus weder Fingerabdrücke noch DNA-Spuren, noch Haare, noch irgendetwas anderes, das wir verwenden können. Die Flammen haben alles zerstört. Ich vermute, Milt hat nicht das gesamte Haus abbrennen lassen, weil es uns sonst viel früher aufgefallen wäre. So hatte er ausreichend Zeit zu verschwinden, ohne dass sich jemand gewundert hat.«

»So ein verdammter Mistkerl!« Agent Coopers Gesicht färbt sich an den Wangen rötlich. »Sind im Garten oder im Schuppen eventuell noch Spuren zu finden?«

»Wir gucken natürlich, aber einen Schuppen oder eine Garage oder dergleichen gibt es nicht und einen Garten im herkömmlichen Sinne ebenfalls nicht. Sie haben ja mit eigenen Augen begutachten können, wie es dort aussieht. Ich fürchte, er hat an alles gedacht. Zwar hoffe ich, wir finden noch etwas, glauben tue ich es jedoch nicht.«

»Das darf doch wirklich nicht wahr sein!«

Langsam und kraftvoll atmet er aus.

»Ich habe Ihnen noch gar nicht mitgeteilt, was mir die mexikanischen Behörden gestern Abend rückgemeldet haben. Jeff Milt hat sich allem Anschein nach zwischen 2006 und 2018 in Mexiko aufgehalten. Nach dem Auszug bei seinen Eltern, der mit seiner Volljährigkeit etwa zeitgleich einherging, lebte er viele Jahre in Bahia la Choya und Puerto Penasco, das sind kleine Orte nördlich am Golf von Kalifornien, die aufgrund ihrer Nähe zur amerikanischen Grenze hauptsächlich vom Tourismus leben. Dort hat er Bootstouren für Touristen angeboten und auch kleine Motorboote verliehen und repariert, so etwas in der Art. Vor ein paar Jahren hat er dann sein Geschäft aufgegeben und Mexiko verlassen. Er kam zurück nach Cortez, der Stadt seiner Kindheit und Jugend. Und jetzt halten Sie sich alle gut fest: Die mexikanische Polizei hat in dem Zeitraum, in dem Milt dort lebte, zahlreiche vermisste Frauen gemeldet. Leider hat niemand Milt mit diesen Verbrechen in Verbindung gebracht. Jedoch lässt dieser Umstand für uns die Vermutung zu, Milt könnte damals in Mexiko bereits mit abartigen Handlungen begonnen haben. Später setzte er diese hier in Cortez wieder fort. So erkläre ich mir das.«

Er sucht den Augenkontakt zu den anderen Ermittlern.

»Aber das erklärt noch nicht, warum Milt für den 23. ein Alibi hat, obwohl zu diesem Zeitpunkt jemand bei dem Bus in der Wüste gewesen sein muss. Lügt Pete doch? Oder ist

Milt zwischendurch weggefahren, ohne dass Pete es bemerkte? Oder gibt es doch einen zweiten Mann?«

»Das ist ein guter Einwurf, Deputy. Meine Antwort ist: Ich habe keine Ahnung. Um sich zwischendurch von der Tankstelle in die Wüste zu schleichen war nicht genug Zeit, das wäre Pete sicherlich aufgefallen. Spuren, die auf einen zweiten Mann hindeuten, wurden nicht gefunden. Vielleicht sollten wir diesen Pete nochmal unter die Lupe nehmen. Mr. Strong, könnten Sie oder einer Ihrer Mitarbeiter einen Lügendetektortest durchführen?«

»Sicher. Da kann ich heute noch jemanden dransetzen.«

»Sehr gut. Haben Sie schon etwas aus Denver gehört in Bezug auf die Telefondaten von Milt?«

»Allerdings. Aber freuen wird Sie das nicht.«

Mr. Strong zieht die Augenbrauen hoch und setzt eine düstere Miene auf.

»Das Mobiltelefon wurde am späten Abend des 23. Juli ausgeschaltet und nicht wieder in Betrieb genommen. Den Anruf bei seinem Chef ein paar Tage später muss Milt folglich von einem öffentlichen Fernsprecher gemacht haben, unmöglich zu sagen wo. Die Verbindungsnachweise sind ausgewertet. Milt hat kaum telefoniert, Anfragen bei Suchmaschinen im Internet sind unauffällig. Das Büro in Denver wollte alles mailen.«

»Das wäre ja auch zu schön gewesen, wenn wir den so gekriegt hätten. Detective Reach, können Sie sich heute die Verbindungsdaten genauer ansehen, bitte?«, fragt Agent Cooper. »Und Deputy, Sie möchte ich bitten für Milt eine kleine Übersicht zu erstellen: Wo hat er sich in seiner Freizeit aufgehalten, mit wem war er befreundet, hatte er eine Freundin, und so weiter. Fragen Sie rum. Wenn Sie mit Milt fertig sind, machen Sie mit Pete weiter. Ich werde heute ins Krankenhaus fahren. Der Direktor hat mir heute früh grünes Licht gegeben, der Zeugin Sorna auch ohne das Einverständnis der Psychotherapeutin mit den Fotos von Milt zu konfrontieren, jedoch nur, wenn ich mehr Beweise liefere, mit ihm tatsächlich den Täter zu haben. Ich hoffe noch immer, Jenny Sorna könnte eine Hilfe bei den Ermittlungen darstellen. Spätestens im Prozess brauchen wir sie als Zeugin.«

»Wenn Milt über alle Berge ist, wer weiß, ob wir ihn überhaupt noch erwischen. Er kennt sich im Mexiko aus, spricht bestimmt gut spanisch, dem fällt es sicherlich leicht unterzutauchen«, gibt Detective Reach zu bedenken.

»Ja, da sagen Sie was. Ich habe jedoch die Zusage des Direktors, bei eindeutigem DNA-Abgleich eine beachtliche Belohnung aussetzen zu dürfen, auch im Ausland. Milt wird dann keine ruhige Minute mehr haben. Aber zuerst brauchen wir forensische Beweise.«

Agent Cooper lässt seinen Blick zu Mr. Strong schweifen.

»Ich habe verstanden, Agent«, gibt dieser zurück.

Nach der Besprechung fährt Deputy Ramirez sogleich los, um Pete aufzusuchen, ehe er zum Lügendetektortest abgeholt wird. Der arme Pete weiß noch gar nichts von seinem Glück, überlegt sie, während sie den Wagen des Sheriffs auf das Gelände der Tankstelle lenkt. Heute dauert es nicht lange, bis Pete in seinem obligatorischen Blaumann aus dem Tankstellenhäuschen tritt.

»Guten Tag, Pete. Haben Sie ein paar Minuten für mich?«

»Guten Morgen. Habe ich denn eine Wahl?«, gibt Pete humorvoll zurück.

Offenbar hat er keinen blassen Schimmer davon, nun ebenfalls im Zentrum der Ermittlungen zu stehen. Sie setzen sich auf die alten Hocker im Verkaufshäuschen.

»Pete, Sie müssen mir einen Überblick über Ihre Freizeitaktivitäten und Ihren Freundeskreis geben. Was unternehmen

Sie regelmäßig und mit wem? Sie leben mit Ihrer Frau zusammen, ist das richtig?«

Petes Gesichtsausdruck deutet eine hohe Irritation an.

»Ist das wichtig für Ihre Untersuchungen?«

Deputy Ramirez nickt. Pete sieht äußerst konzentriert aus, während er, sehr detailliert, beschreibt, was er zu tun pflegt, wenn er nicht in der Tankstelle arbeitet. Viel Zeit bleibt da nicht übrig, wird Deputy Ramirez klar. Entweder hält Pete sich an seinem Arbeitsplatz auf, sechs Tage in der Woche, oder er ist bei seiner Frau zu Hause. Mittwochs ist Bowlingabend mit seinem Club, der aus einer Handvoll anderen Mitgliedern besteht. Das ist übersichtlich, denkt Deputy Ramirez. Natürlich wird sie mit Petes Ehefrau und den Clubmitgliedern sprechen, sie hat jedoch nicht den Eindruck, Pete könne in welcher Weise auch immer in dieses schreckliche Verbrechen verwickelt sein. Kommen wir jetzt zu Milt, fährt sie in Gedanken fort. Ihr selbst ist über Milt nichts bekannt, einige Male sah sie ihn beim Tanken aus dem Augenwinkel hier auf dem Gelände. Er machte stets einen unauffälligen Eindruck auf sie. Von seinem Privatleben hat sie nicht die geringste Ahnung, weder beruflich noch privat ist Jeff Milt ihr jemals ins Auge gefallen.

»Ihr Angestellter, Jeff Milt, was können Sie mir über sein Privatleben und seinen privaten Aktivitäten mitteilen? Hat er einen besten Freund oder eine Freundin vielleicht?«

»Eine Freundin«, antwortet Pete, ohne lange zu überlegen.

Deputy Ramirez sieht auf: »Eine Freundin? Um wen handelt es sich dabei?«

»Das weiß ich nicht. Er hat nicht viel über sie gesprochen. Aber ich glaube nicht, dass sie schon lange Zeit zusammen waren. Mehr weiß ich nicht, Jeff hat nie viel über so was gesprochen, wissen Sie.«

»Jemand aus Cortez eventuell?«

»Ich weiß es nicht.«

»Haben Sie die Dame mal selbst gesehen?«

»Nein. Jeff hat sie bloß ein oder zweimal erwähnt, das ist alles.«

»Hm. Und Milts Freunde? Seine Hobbys? Was können Sie mir dazu sagen?«

»Von Freunden weiß ich nichts. Er lebte sehr zurückgezogen. Sein Hobby war das Schrauben an seinem Wagen, das hat er hier nach Feierabend oder auch zu Hause gemacht, glaube ich.«

»Mr. Milt hat also hier gearbeitet und sich ansonsten meist zu Hause aufgehalten?«

»Ja, genau. Ist das verdächtig? Ich dachte immer, das sei normal.«

»Haben Sie noch einen Tipp für mich, wer mir noch etwas über Milt erzählen könnte?«

Pete überlegt einen Moment, dann zuckt er mit seinen knochigen Schultern.

Pünktlich zum vereinbarten Zeitpunkt, so sagt es die Uhr an der Wand, betritt Dr. Burque Jennys Krankenzimmer.

»Guten Tag, Mrs. Sorna. Dr. Sherman hat mich schon unterrichtet, Sie seinen heute bester Laune.«

Jenny strahlt über ihr ganzes Gesicht: »Ja. Ich habe mich heute bereits an zwei Sachen erinnert. Die erste Erinnerung kam wieder im Traum. Meine Mutter hat mit mir gesprochen und mir erklärt, wo unser Familienname herkommt. Es war ein guter Traum, nichts Schlimmes ist passiert. Die zweite Erinnerung kam heute Vormittag, da glaubte ich mich daran zu erinnern, dass ich früher Krankenhausserien im Fernsehen geguckt habe.«

»Da glaubten Sie sich zu erinnern«, wiederholt Dr. Burque. »Das ist eine interessante Formulierung. Warum haben Sie diese gewählt?«

»Weil ich es nicht ganz genau weiß. Es war mehr so was wie eine Ahnung, verstehen Sie?«

»Durchaus. Und ich denke, Sie habe es auch gleich richtig eingeordnet. Es ist eine Ahnung, keine definitive Erinnerung. Ich möchte Ihnen nichts ausreden, Mrs. Sorna, jedoch ist es mit Erinnerungen so seine Sache und erst recht bei Amnesiepatienten. Es kommt häufig zu Konfabulationen, das heißt Lücken im Gedächtnis werden durch Vorstellungen geschlossen, die nicht auf Tatsachen beruhen. Das geschieht automatisch, alle Menschen tun das. Deshalb möchte ich Sie noch einmal bitten, nicht jedes innere Bild an die Goldwaage zu hängen. Selbstverständlich stellen diese Reminiszenzen eine Informationsquelle dar, der Sie sich natürlich bedienen dürfen und sollen, jedoch setzten Sie diese nicht eins zu eins mit tatsächlichen Erinnerungen in Form von Rückblicken gleich.«

Dr. Burque lächelt Jenny an.

»Soll das bedeuten, das ist gar nicht passiert, sondern ich habe mir das mit meiner Mutter nur ausgedacht?«

»So drastisch würde ich das nicht formulieren. Möglicherweise ist es genauso geschehen, wie Sie es beschrieben haben. Aber vielleicht verhielt es sich auch anders. Bleiben Sie einfach kritisch.«

»Das bin ich doch sowieso schon die ganze Zeit.« Jenny hebt hilflos die Hände und lässt sie sogleich wieder sinken, als sie den Schmerz in ihnen spürt.

»Welche Gefühle hatten Sie im Traum, im Gespräch mit Ihrer Mutter?«

Eine Weile sieht Jenny starr vor sich hin, dann zieht sie die Stirn in Falten.

»Ich glaube, ich habe mich gefreut, dass meine Mutter so nett mit mir redet. Sie hat beim Sprechen auch zwischendurch gelächelt. Unser Familienname war ursprünglich französisch, darauf war sie sehr stolz. Im Traum fand ich das etwas komisch, weil sie ja die französische Sprache gar nicht spricht. Aber es war sehr wichtig für sie. Es hat uns irgendwie … besonders gemacht, verstehen Sie? Meine Mutter saß auf dem Sofa vor einem Fenster, durch das Sonnenstrahlen hereinfielen. Es war ein schöner Moment.«

»Sehr gut, Mrs. Sorna. Wie kamen Sie zur zweiten Eingebung?«

»Da dachte ich einfach während der Visite: Normalerweise sind bei einer Visite im Krankenhaus mehr Menschen anwesend, also mehr Ärzte. Aber zu mir kommen immer nur Dr. Sherman und Schwester Tamika oder Schwester Betsy, also immer nur zwei Leute. Dann habe ich mich gefragt, woher ich das mit der Anzahl der Ärzte bei einer Visite überhaupt weiß und da ist mir der Titel einer Serie eingefallen, die in einem Krankenhaus spielt. Ich kann es nicht mit Sicherheit sagen, aber ich vermute, ich habe die Serie früher verfolgt und deshalb den Gedanken mit der Visite gehabt.«

»Das ist durchaus möglich. Tatsächlich erhalten die meisten Patienten erinnernde Elemente zurück, wenn sie durch etwas, das sie sehen oder hören, oder sogar riechen oder schmecken, in eine Art Erinnerungskette gelangen. Wie ein Stichwort. Plötzlich kommt einem etwas anderes in den Sinn, das damit zusammenhängt.«

»Ja, genau so war es mit der Visite!«, pflichtet Jenny aufgeregt bei.

»Sehen Sie Mrs. Sorna, Sie sind auf dem besten Weg. Ich habe auch noch ein paar Überraschungen für Sie.«

Jenny macht große Augen: »Überraschungen?«

»Jawohl. Ich habe ein Tablet für Sie, mit dem Sie sich Musik anhören können. Einige Funktionen sind gesperrt, aber Musik und einige Hörbücher können Sie abrufen.«

Dr. Burque zückt ein kleines Tablet in einer schwarzen Schutzhülle aus ihrer rehbraunen Ledertasche. Sie erklärt Jenny, wie sie Lieder auswählen und abspielen kann.

»Vielleicht entdecken Sie bald ein neues oder altes Lieblingslied?«

Sie blickt Jenny freundlich an.

»Oh, vielen, vielen Dank!« Jenny hört sich an wie ein Kind am Weihnachtsmorgen.

»Außerdem habe ich ein paar Klatsch-und-Tratsch-Zeitschriften für Sie zum Durchblättern.«

Wieder greift die Psychologin in ihre Tasche und reicht Jenny einen kleinen Stapel Zeitschriften mit bunten Coverbildern, auf denen unwirklich schöne Gesichter in die Kamera lachen. Jenny fühlt sich augenblicklich schlecht. So hübsch geschminkt und angezogen würde sie sicherlich niemals sein, glaubt sie.

»Und das Beste kommt zum Schluss: Es gibt einen Besucher für Sie.«

»Wer?«, unterbricht Jenny Dr. Burque ungeduldig und ungläubig.

»Ein junger Mann namens William Birch. Er war ebenfalls in den Verkehrsunfall verwickelt und möchte nun nachsehen, wie es Ihnen geht. Ist das nicht nett?«

»Von ihm sind auch all die Blumen.« Jenny deutet auf die prächtigen Sträuße auf der Kommode gegenüber ihres Bettes.

»Ja. Sind Sie einverstanden?«

Jenny weiß nicht recht, was sie antworten soll. Einerseits freut sie sich sehr, dass jemand sie besuchen möchte. Andererseits sieht sie derzeit aus, als sei sie dem Tode gerade nochmal so von der Schippe gesprungen. Ganz anders als die Covermodels auf den Zeitschriften von Dr. Burque. Was, wenn William Birch eine blöde Bemerkung macht?

»Wenn Sie es nicht wünschen, dann ist das kein Problem, Mrs. Sorna, da haben alle Verständnis für. Ich dachte nur, es wäre ganz nett für Sie, ein nicht medizinisch-therapeutisches Gespräch zu führen.«

Jenny muss lachen: »Ja, das wäre in der Tat mal ganz nett. Er darf gerne kommen.«

»Gut, er wird nach Feierabend hier sein. Ich bin dann auch anwesend, aber ich halte mich zurück und lese etwas. Sie müssen sich wirklich keine Sorgen machen.«

Jenny entspannt ihre Muskeln und sinkt ein bisschen tiefer in das Kissen, welches sich hinter ihrem Rücken befindet.

»Ich freue mich«, versichert sie Dr. Burque.

Das war doch mal eine positive Sitzung, resümiert Dr. Burque, während sie sich den Weg durch die ellenlangen Krankenhauskorridore in ihr provisorisches Büro bahnt. Zu ihrer Überraschung wartet Agent Cooper vor der Tür, er lehnt mit einer Schulter an der Wand und fixiert mit Händen und Augen sein Smartphone. Bevor sie ihn anspricht, kostet sie den Anblick noch ein paar Sekunden aus.

»Agent Cooper, möchten Sie zu mir?«

»Allerdings. Haben Sie Zeit?«

»Kommen Sie rein, bitte«, fordert sie ihn auf, als sie die Tür aufhält.

Sie deutet mit einer Geste an, er möge sich setzen.

»Worum geht es denn?«

»Wie geht es unserer Zeugin?«

»Meiner Patientin und Ihrer Zeugin«, erinnert sie ihn, »geht es den Umständen entsprechend gut. Die körperliche Regeneration stellt weiterhin kein Problem dar. Langsam aber sicher zeigen sich auch erste spontane Erinnerungsstücke. Aber vollführen Sie noch keine Luftsprünge, Agent, Mrs. Sorna ist noch weit entfernt von einer totalen Erinnerung oder einer partiellen, die diese furchtbaren Ereignisse in der Wüste einschließt. Es braucht einfach noch Zeit. Wie abgesprochen wird Mr. Birch sie heute kurz unter meiner Aufsicht besuchen. Natürlich werde ich ihn vorher dazu anhalten, die

Umstände des Unfalls sowie die Ermittlungen und die Opferrolle von Mrs. Sorna nicht zu erwähnen. Sie soll nicht gleich überfordert werden.«

»Das bedeutet, Mrs. Sorna hat bisher noch keinen Verdacht geschöpft, dass etwas nicht stimmt in diesem ganzen Szenario, in dem sie sich befindet?«

»Ich vermute nicht. Sie macht sich selbstverständlich Gedanken und stellt Fragen, aber das führe ich auf ihre Unsicherheiten in Bezug auf die Amnesie zurück und nicht auf einen bestimmten Verdacht. Heute fiel ihr auf, dass der Chefarzt während der Visite nicht von Assistenzärzten begleitet wird. Ansonsten scheint es sie nicht zu wundern, lediglich zwei verschiedenen Krankenpflegerinnen zu haben und täglich Psycho- und Physiotherapie zu erhalten, im Gegensatz zu normalen Unfallopfern. Die Polizeiwache vor der Tür zum Krankenzimmer ist natürlich außerhalb ihres Blickfeldes positioniert. Nein, ich glaube, sie hat nichts bemerkt.«

»Was genau versprechen Sie sich von dem Besuch von Mr. Birch?«

»Sie haben ihn doch als Verdächtigen ausgeschlossen, nicht wahr? Sehen Sie Agent Cooper: Jeder andere Mensch hätte in ihrer Situation längst privaten Besuch bekommen. Familienmitglieder, Freunde, Kollegen. Mrs. Sorna scheint jedoch all dies im Moment nicht zu haben, dabei sind derartige Kontakte so bedeutend für die Regeneration. Mr. Birch ist eine Art Ersatz, wenn Sie so wollen. Es wird Mrs. Sorna gut tun. Er ist ja auch ein ganz besonders reizender Mann.«

»Das bin ich auch, trotzdem lassen Sie mich die Zeugin nicht besuchen.«

Dr. Burque platzt ein Lachen heraus.

»Agent, ich muss doch sehr bitten! Aber jetzt ernsthaft: Ich schätze Mrs. Sorna bald als so stabil ein, dass ich ihr den Umstand des Unfalls eröffnen kann. Ohne zu sehr

ins Detail zu gehen, versteht sich. Das habe ich für morgen geplant, wenn nicht noch etwas dazwischenkommt.«
»Na, das sind doch endlich mal gute Neuigkeiten.«

»Haben Sie inzwischen den forensischen Beweis in Bezug auf Ihren Verdächtigen?«

»Leider nicht, ich hoffe, den erhalten wir spätesten morgen. Es ist wieder ein Spezialteam der Spurensicherung aus Denver da.«

»Der Fall nimmt langsam Gestalt an, nicht wahr?«

»Ja, einige bedeutende Ungereimtheiten sind jedoch noch offen und einiges können wir nur vermuten. Der Täter hat seine Spuren gut verwischt.«

»So ein Widerling!«, entfährt es der Psychologin. »Wissen Sie schon Genaueres über das persönliche Umfeld des Täters?«

»Nein, leider noch nicht. Unter anderem wohl auch deshalb, weil er kein nennenswertes persönliches Umfeld hatte.«

»Hm. Das passt. Nur jemand, der sehr zurückgezogen lebt, ist in der Lage solche Gräueltaten über einen langen Zeitraum zu verbergen. Was ist mit den Eltern?«

»Die Mutter ist verstorben und der Vater lebt in einer Pflegeeinrichtung in Dallas. Er ist sehr dement, die Pflegerin sagte uns am Telefon, wir würden vermutlich keine Informationen von ihm erhalten können. Klare Momente hat er wohl schon seit Längerem nicht mehr.«

»Dennoch ist es einen Versuch wert, wenn Sie einen Mann zur Verfügung haben. Ein persönliches Gespräch könnte eventuell doch etwas zutage fördern. Mit Fotos als visueller Unterstützung.«

»Sie haben recht, ich sollte jemanden hinschicken. Sehen wir uns heute Abend im Restaurant? Dann können Sie mir vom Rest des Tages berichten.«

Dr. Burque erwidert das breite Lächeln von Agent Cooper: »Sicher.«

William drückt die Tür zu Bills Büro einen Spalt auf, so dass er ihn am Schreibtisch sitzend erblicken kann.

»Dann bis morgen, Bill«, verabschiedet er sich.

»Stimmt, heute hast du noch den Termin im Krankenhaus, richtig?«

»Ja. Ich bin ziemlich aufgeregt. Hoffentlich haut sie mir die Blumen nicht um die Ohren.«

Bill verzieht keine Miene. William überlegt schnell, ob der Scherz wirklich so schlecht war.

»Ich habe gehört, es gibt einen Verdächtigen für die Morde?«

»Davon weiß ich nichts. War das in den Nachrichten? Hab heute keine Zeit gehabt, die Zeitung zu lesen.«

»Nein, schon gut, dann bis morgen.« Bill sieht wieder auf den Bildschirm seines Computers. William braucht einige Zeit, um das weitläufige Flughafengelände zu verlassen. Einmal stoppte er die Zeit, es waren genau fünfzehn Minuten vom Mitarbeitertor auf den Parkplatz, gefolgt von einem Fußmarsch, der variierte, je nachdem, ob man einen günstigen oder weit entfernten Platz ergatterte, durch die langen Flure und großen Hallen, zuvor noch in den Umkleideraum, bis zuletzt an seinen tatsächlichen Arbeitsplatz. Aber so ist das nun mal an einem Flughafen. Im Umkleideraum kontrolliert William heute besonders kritisch seine äußere Erscheinung. Er möchte einen guten Eindruck machen, nachdem er sie bei ihrer ersten Begegnung beinahe umgebrachte. Auch müsste er noch beim Floristen anhalten, um einen frischen Strauß Schnittblumen zu kaufen. Eigentlich wollte er auch Pralinen besorgen, jedoch muss die Frau zurzeit Schonkost zu sich nehmen und darf Süßigkeiten noch nicht verzehren. Dann nehme ich eben einen größeren Strauß, beschließt er und macht sich auf den Weg zu seinem Wagen, den er einige Minuten später vom eingezäunten Flughafengelände steuert. Auf der Strecke durch den Ort hält er beim Floristen an und setzt anschließend die letzten drei Kilometer zur Southwest Memorial Klinik in seinem Escalade fort. Er wirft einen Blick auf den eingepackten Blumenstrauß auf dem Rücksitz. Ohne die Klimaanlage wäre dieser sicherlich schon welk, eher er Gelegenheit gehabt hätte, ihn ins Krankenhaus zu befördern. William sieht sich nach einem Parkplatz nahe dem Eingang um und wird fündig. Bevor er zu Mrs. Sorna darf, hat er noch ein Gespräch mit der Psychologin im Krankenhaus. Er sieht noch einmal auf die Notiz: Dr. Burque ist der Name, dahinter steht die Zimmernummer 1.12. Am Empfangstresen erkundigt er sich nach der Richtung, um sich nicht im Krankenhaus zu verirren. Den richtigen Raum findet er schnell, da die Tür offen steht und Dr. Burque ihn bereits zu erwarten scheint.

»Guten Tag, Mr. Birch? Treten Sie doch bitte ein und schließen Sie die Tür.«

Sie wartet, bis William auf dem Stuhl ihr gegenüber sitzt.

»Es freut mich, dass Sie es einrichten konnten. Während Ihres Besuches werde ich ebenfalls anwesend sein, es gelten aufgrund der Situation, die Ihnen ja bekannt sein dürfte, noch immer strenge Sicherheitsvorkehrungen. Ich belehre Sie hiermit, dass es Ihnen nicht gestattet ist über die Verbrechen draußen in der Wüste oder die Verbindung von Mrs. Sorna zu diesen zu erwähnen. Mrs. Sorna ist noch nicht in Kenntnis über ihre Opferrolle gesetzt worden und hat ebenso keine Kenntnis über diesen Kriminalfall. Es ist für den weiteren Therapieverlauf bedeutend, sie nicht zu überfordern. Sie dürfen sich also nicht verplappern.«

»Ich verstehe. Aber ihre Verwicklung in den Autounfall ist ihr doch bewusst, oder?«

»Das schon. Alles andere ist noch streng vertraulich. Gut, Mr. Birch, dann folgen Sie mir. Mrs. Sorna wird ganz begeistert sein von diesen Blumen.«

Dr. Burque geht voraus und leitet William quer durch das Gebäude. Am Ende der Station für innere Medizin sitzt ein Polizist auf einem Stuhl neben einem Krankenzimmer. Das wird das Zimmer von Mrs. Sorna sein, schließt William und wirft noch einen letzten prüfenden Blick auf den Strauß in seinen Händen. Dr. Burque klopft mit ihren schmalen Fingerknöcheln an die Tür, sogleich hört er eine Frauenstimme antworten. Während sich die Tür weiter öffnet, ist William bis in die Haarspitzen gespannt. Mrs. Sorna sieht ihn mit einem engelsgleichen Blick an, ihre Lippen sind zu einem schüchternen Lächeln geformt. Sie sieht schon viel besser und gesünder aus als vor einer Woche, über den riesigen blauen Fleck auf der einen Gesichtshälfte schaut er hinweg. Stattdessen betrachtet er ihre Augen, welche ein blasses Blau oder Grün zu haben scheinen. Er ist augenblicklich hingerissen.

»Hallo, setztzen Sie sich doch«, sagt Jenny und zeigt auf den Besucherstuhl.

»Hallo, ich habe Blumen mitgebracht. Ich bin William Birch.«

Meine Güte, jetzt rede mal vernünftig, befiehlt sich William.

»Oh, vielen Dank!« Jennys Augen funkeln vor Freude.

William ist sich absolut sicher, noch nie in seinem Leben etwas so Reizendes wie Mrs. Sornas lächelndes Gesicht gesehen zu haben.

»Mrs. Sorna, ich bin gekommen, um mich bei Ihnen in aller Form zu entschuldigen. Der Unfall tut mir sehr leid, ich habe noch versucht zu bremsen.«

»Machen Sie sich keine Vorwürfe, Dr. Sherman hat mir schon erzählt, dass die Polizei Ihnen keine Mitschuld gibt. Es war wohl ein dummer Unfall.«

Sie zuckt die Schultern.

»Trotzdem. Also wenn ich irgendwas für Sie tun kann, ich stehe in Ihrer Schuld.«

»Ach, nein. Sagen Sie doch so was nicht.«

»Sie lesen Zeitschriften?«, fragt William mit einem Blick auf den Stapel, der auf ihrem Beistelltisch liegt.

»Ich blättere darin, um mir die Zeit zu vertreiben. So ein Tag im Bett kann ganz schön langweilig werden.«

»Oh, das glaube ich Ihnen sofort.«

»Aber jetzt sind Sie ja da. Erzählen Sie doch etwas von sich«, fordert sie ihn auf.

»Oje, so spannend ist das nicht«, versichert William.

Er beginnt von seiner Jugend in Phoenix zu berichten, gefolgt vom Studium und der Hochzeit, dem Umzug nach Waterflow und der Scheidung. William merkt, wie deprimierend seine Schilderungen klingen, und wechselt das Thema auf seine Tätigkeit am Flughafen.

»Sie arbeiten wirklich am Flughafen? Das muss doch sehr aufregend sein. Sind Sie auch schonmal irgendwo hingeflogen?«, möchte sie wissen.

William ist froh über den Stichpunkt, tatsächlich kann er einige Reisen nach Europa und in die Karibik schildern. Jenny ist sehr interessiert, besonders die Reise nach Italien möchte sie in allen Einzelheiten dargelegt bekommen. Er berichtet von seinem Aufenthalt in Rom und Florenz, der zeitlosen Schönheit dieser Städte, den prächtigen Kirchen und Kathedralen, den Museen und dem köstlichen italienischen Essen. Auch erwähnt er, mit seiner Exfrau diesen Urlaub unternommen zu haben, von welcher er seit einiger Zeit geschieden sei. Jenny versichert sogleich, wie leid ihr die Scheidung tue, an ihrer Stimme ist jedoch zu hören, wie willkommen ihr diese Information tatsächlich ist. So sprechen sie noch eine ganze Weile, bis Dr. Burque sie unterbricht. William stellt fest, dass er die Anwesenheit der Psychologin nach dem Eintreten in das Krankenzimmer vollkommen vergaß.

»Vielleicht können Sie mich wieder besuchen und mir ein paar Fotos aus Italien zeigen?«, schlägt Jenny vor.

»Das mache ich sehr gerne. Haben Sie noch einen schönen Abend, Mrs. Sorna.«

Sie verlassen das bewachte Zimmer. Im Flur wendet sich Dr. Burque an William.

»Das lief doch sehr gut, meinen Sie nicht? Sie sind genau die Art von Ablenkung, die Mrs. Sorna braucht. Sie haben ja meine Nummer. Bei Besuchen unter Aufsicht habe ich nichts einzuwenden.«

»Vielen Dank für die Gelegenheit, Dr. Burque. Auf Wiedersehen.«

An diesem Abend schläft William ein, umhüllt von einem intensiven Glücksgefühl. Zuvor hat er seine Urlaubsbilder aus Italien bearbeitet und löschte alle Aufnahmen, auf denen seine Exfrau abgelichtet war.

TAG 12

Ihre Beine fühlen sich schwer und ihre Knie weich an, sie ist sich nicht sicher, ob diese sie noch weit zu tragen imstande sind. Als sie schluckt, bemerkt sie einen blutigen Geschmack auf ihrer trockenen Zunge. Die Haut auf ihrer Stirn und ihren Armen brennt in der sengenden Sonne. Grobmotorisch und mit gesenktem Kopf bewegt sie sich stetig vorwärts, die Panik im Nacken, sie kann sie fühlen, sie treibt sie immer weiter. Ihre Turnschuhe versinken im roten Sand, es ist so anstrengend zu laufen. Sie kann nicht mehr. Doch sie muss. Sonst würde etwas Fürchterliches geschehen. Die Angst breitet sich von ihrem Kopf in ihren erschöpften Körper aus. Sie schnappt mehrmals nach Luft, hat jedoch das Gefühl, es sei nicht ausreichend und sie würde ersticken.

Mit einem tiefen und geräuschvollen Atemzug öffnet sie die Augen. Jenny liegt in ihrem Bett im Krankenzimmer, sie erkennt es sofort wieder. Gott sei Dank, es war nur ein Traum, stellt sie atemlos fest. Sie richtet sich in den Sitz auf. Dabei registriert sie, dass sich die Haut auf ihren Händen merkwürdig anfühlt. Sie zieht diese zu sich heran, um sie im Licht des blassen Mondscheins besser betrachten zu können.

Augenblicklich dringt das Entsetzen erneut in jeden Winkel ihres Körpers: Ihre Hände sind bis zum Handgelenk mit rötlichem Sand bedeckt! Sie beginnt, den Sand abreiben zu wollen, sie reibt und reibt, die Haut auf ihren Händen fängt bereits an zu brennen. Sie macht weiter, sie will den roten Sand nicht mehr an ihrem Körper haben. Die Handoberflächen sind schon derart angegriffen, dass sie zu bluten beginnen. Das Blut tropft auf das schneeweiße Bettlaken und hinterlässt deutliche dunkle Flecken. Oh nein, sie werden es bemerken, denkt Jenny voller Furcht. Sie atmet schnell durch den Mund ein und aus, immer schneller, bis es schwarz um sie herum wird.

Jenny kommt erst wieder zu sich, als die Sonne ihre Nasenspitze kitzelt, die durch das ausladende Fenster neben ihrem Krankenbett fällt. Sie schlägt die Augen auf und kontrolliert umgehend ihre Hände: Diese sind zu ihrer großen Überraschung sauber und unversehrt.

Im Sheriffs-Department beginnt unterdessen der neue Ermittlungstag. Um sieben Uhr in der Früh sitzen Agent Cooper, Detective Reach, Sheriff Miller, Deputy Ramirez und auch Mr. Strong am Tisch versammelt, um die tägliche Besprechung anzugehen.

»Guten Morgen«, leitet Agent Cooper die Konferenz ein, »tauschen wir die Erkenntnisse von gestern miteinander aus und sehen mal, was wir heute am besten in Angriff nehmen. Mr. Strong? Sie haben am meisten zu berichten, denke ich.«

»Ist das so? In Ordnung, Agent Cooper weiß schon Bescheid, Ihnen muss ich es jetzt mitteilen: Wir haben leider keinerlei auswertbare forensische Spuren im Haus des Verdächtigen sicherstellen können.«

Ein enttäuschtes Raunen erfüllt unterschwellig den Raum.

»Wir haben alles versucht, glauben Sie mir, aber dieser Milt scheint ganze Arbeit geleistet zu haben. Leider«, betont Mr.

Strong nochmals. »Eine sehr erfahrene Kollegin führte gestern Nachmittag den gewünschten Lügendetektortest mit Pete Hudson durch, dieser war unauffällig, das heißt, wir haben keine Veranlassung davon auszugehen, Mr. Hudson würde nicht die Wahrheit sagen oder könnte in wie auch immer gearteter Verbindung zu den Verbrechen stehen. Eine abgegebene Speichelprobe weist ebenfalls ein anderes DNA-Profil auf als das, welches wir am Tatort fanden.«

Erneut ertönen leise Seufzer.

»Deputy, Sie haben Pete doch auch etwas unter die Lupe genommen. Würden Sie Mr. Strong beipflichten?«, will Agent Cooper wissen.

»Ja. Er führt meines Erachtens nach ein unauffälliges Leben mit seiner Ehefrau, arbeitet viel, das war es schon. Keine Zeit, ein unterirdisches Verlies mit Gefangenen zu unterhalten. Ich habe mich gestern auch mit Jeff Milt befasst. Bedauerlicherweise konnte ich nicht viel in Erfahrung bringen. Pete scheint am meisten Kontakt zu Milt gehabt zu haben, konnte mir jedoch nichts über seine Freizeitaktivitäten erzählen. Er erwähnte, dass Milt seit einigen Wochen oder Monaten eine Freundin gehabt haben soll, aber mehr Details als diese hatte er nicht. Ich habe deshalb mit dem Postboten und der Verkäuferin im Supermarkt gesprochen, ob und was sie mir über Milt berichten können. Dem Postboten war Milt, beziehungsweise seine Post, nie aufgefallen. Im Supermarkt hat er nach Aussage von Gerdi ganz normale Sachen für den täglichen Bedarf gekauft. Nahrung, Seife und so weiter. Selten Putzmittel, sagte Gerdi. Ist jetzt aber auch nicht so unüblich für einen alleinstehenden Mann, wenn ich mir diese sexistische Bemerkung erlauben darf.«

Mr. Strong kichert, während Agent Cooper die Schultern und Handflächen hochzieht.

»Tja, das sind die ernüchternden Ergebnisse des letzten Tages. Wir brauchen Milts DNA, um diese mit den Funden am Tatort zu vergleichen, dann hätten wir Gewissheit und mehr Handhabe.«

»Aber die kriegen wir doch nicht«, wirft Sheriff Miller ein. »Der Bastard hat ja dafür gesorgt.«

»Ich habe gerade einen Einfall: Wir könnten an der Tankstelle suchen. Milt hat doch hauptsächlich im Nebengebäude mechanische Reparaturen durchgeführt, während sich Pete um das Tankgeschäft kümmerte. Vielleicht hat Milt in der Werkstatt eine Tasse oder so was stehen lassen und in seiner Eile bei der Flucht nicht mehr an die Spuren in der Werkstatt gedacht. Petes Profil haben wir ja zum Abgleich, damit wir die beiden nicht verwechseln.«

»Deputy, an Ihnen ist eine wahre Agentin verloren gegangen! Begleiten Sie Mr. Strong zur Tankstelle? Fragen Sie bei Pete um Erlaubnis und nehmen Sie alles mit, was Spuren aufweisen könnte.«

»Natürlich.«

»Sehr gut, dann hätten wir das. Für Sie Detective habe ich heute eine Menge Beinarbeit: Ich möchte Sie bitten, nach Dallas zu fahren und Mr. Milt Senior aufzusuchen. Der Herr lebt in einem Pflegeheim und ist dement. Mit etwas Glück können Sie vielleicht ja doch eine interessante Information zu Jeff Milt oder seinem Aufenthaltsort, früheren Aufenthaltsorten im Mexiko, Kontaktpersonen und so weiter in Erfahrung bringen. Nehmen Sie die Fotos von Milt und dem Haus in der Red Snake Lane mit. Sie brauchen den ganzen Tag für die Reise, am besten Sie fahren bis Albuquerque und nehmen dann den Flieger, ansonsten wären Sie ewig unterwegs. Hier sind die Kontaktdaten des Pflegeheims, eine Mrs. Goodman weiß Bescheid und wird Sie unterstützen. Morgen Vormittag können Sie Mr. Milt befragen.«

Agent Cooper sieht Detective Reach fragend an.

»Ja, wird erledigt. Ich mache mich gleich auf den Weg, wenn nichts weiter ist?«

»Nein, fahren Sie, der Weg ist noch weit. Rufen Sie mich morgen auf meinem Diensttelefon an, nachdem Sie mit dem Alten gesprochen haben.«

An die Verbleibenden gerichtet, spricht Agent Cooper weiter: »Dann wissen ja alle, was sie zu tun haben. Ich werde mal wieder eine aktuelle Presseerklärung verfassen und anschließend ins Krankenhaus fahren. Sheriff, Sie halten hier die Stellung. Halten Sie sich alle für eine Zusammenkunft heute Nachmittag bereit. Viel Erfolg!«

Jenny beendet gerade ihr Frühstück, welches sie wie gewohnt mit großem Appetit verspeiste, als sie durch das Fenster neben ihrem Bett in den schönen Park der Klinik blickt. Die Sonne steht noch nicht hoch am Himmel und die Pflanzen werfen noch einen kleinen Schatten. Jenny findet, der Morgen sieht immer ganz besonders friedlich aus. Um diese Uhrzeit sind Spaziergänger noch nicht unterwegs, sie hat den ganzen wunderbaren grünen Anblick für sich. Doch nein, ganz weit weg, im hinteren Bereich des Parks geht ein Mann. Sie kann lediglich seine schwarzen Umrisse erkennen. Der Mann geht nicht, er steht. Jenny beobachtet ihn weiter. Noch immer befindet sich der Mann an demselben Platz, das Gesicht und den Körper zum Krankenhausgebäude gerichtet. Beobachtet er sie etwa? Jenny kribbelt es im Nacken, ausgelöst von der Gänsehaut, die sich augenblicklich bildet. Es macht tatsächlich den Anschein, als ob er durch ihr Fenster guckte. Was tut er da? Warum geht er nicht weiter? Verunsichert weiß Jenny nicht, wie sie sich verhalten soll. Vielleicht ist es jemand, den sie aus ihrem früheren Leben kannte? Sie hebt ihre rechte Hand und winkt mit ausladenden Bewegungen, damit der Mann es sehen kann. Tatsächlich zeigt er sogleich eine Reaktion, indem er schnellen Schrittes weiter geht und in Richtung des Parkplatzes aus

Jennys Blickfeld verschwindet. Das war ja komisch, findet Jenny.

Als Deputy Ramirez und Mr. Strong nebst einem weiteren Mitarbeiter der Spurensicherung aus dem Explorer des Sheriffs aussteigen, sieht Pete äußerst blass aus. Er steht vor dem Tankstellengebäude und wartet auf Kundschaft. Die Hände aus dem ölverschmierten blauen Arbeitsanzug ziehend, macht er einige Schritte auf die Ermittler zu.

»Guten Morgen. Was ist denn los? Ist doch etwas mit meiner Speichelprobe?«

Pete sieht aus, als habe er einen Geist gesehen. Jetzt erst wird Deputy Ramirez klar, dass Pete das entlastende Ergebnis noch gar nicht erhalten hat.

»Nein, nein, machen Sie sich keine Sorgen, Pete. Ihre Probe war für uns nicht interessant. Wir sind heute wegen Jeff Milt da. Wir würden uns gerne in der Werkstatt umsehen und eventuell einige Gegenstände mit ins Labor nehmen, die Milt berührt haben könnte. Sind Sie einverstanden?«, fragt Deputy Ramirez höflich.

»Ja«, erwidert Pete und geht voran.

Die Werkstatt ist mit einer großen Flügeltür als altem Blech verschlossen, von welcher der lindgrüne Lack bereits abblättert. Pete öffnet diese und lässt sie offen stehen, so dass das Sonnenlicht den gesamten Raum erfüllt. Es handelt sich um den chaotischsten Arbeitsplatz, den Deputy Ramirez jemals sah.

Sie zieht die Augenbrauen hoch und betrachtet das Szenario. Jeder Zentimeter der Arbeitsflächen auf den Tischen rechts und der Werkbank an der linken Wand ist mit Werkzeug, leeren Verpackungen, schmierigen Lappen und einigen Aschenbechern bedeckt. Hier und da stehen offene Limonaden- und Bierflaschen dazwischen.

Pete scheint Deputy Ramirez' Gedanken erraten zu haben: »Jeff war immer ein bisschen unordentlich.«

»Das kann man wohl sagen«, stellt auch Mr. Strong fest, während er eine dünne, graue Haarsträhne hinter sein Ohr streicht und sich orientierend im Raum umsieht.

»Aber ein super Mechaniker, der Jeff. Deshalb habe ich ihn gelassen. Ich dachte, solange er gute Arbeit leistet, kümmert mich das Durcheinander nicht«, bemerkt Pete schnell. »Auch über das Biertrinken habe ich hinweggesehen. War das falsch?«

»Nein, Pete. Das heißt, all diese Bierflaschen hier stammen von Milt?«, versichert sie sich.

»Ja, ich glaube schon. Vielleicht hat er mal einem Kunden ein Bier angeboten, das kann ich nicht ausschließen.«

»Okay, sind Sie einverstanden, wenn wir alle Flaschen mitnehmen?«

Pete schaut fragend auf Deputy Ramirez. »Wenn es Ihnen hilft, ja, können Sie alles mitnehmen.«

»Haben Sie vielen Dank, Pete. Ich denke, danach sind Sie uns auch dauerhaft los.«

Sie lächelt ihn freundlich an.

Jenny spät weiterhin ab und zu aus dem Fenster, um zu sehen, ob der mysteriöse Mann wieder im Park ist. Die eintretende Dr. Burque registriert sie erst, als sie neben ihr am Bett steht. Erschrocken dreht sie ihren Oberkörper herum.

»Ach, Sie sind es«, sagt Jenny erleichtert.

»Oh, entschuldigen Sie, habe ich Sie erschreckt? Ich habe an die Tür geklopft, ich dachte, Sie hätten es gehört.«

»Ich war wohl in Gedanken«, antwortet Jenny entschuldigend.

»Fühlen Sie sich bereit für eine weitere Sitzung?«

Jenny nickt und Dr. Burque lässt sich nun auf den Besucherstuhl nieder.

»Wie fühlen Sie sich denn heute?«

»Nicht so gut. Nachdem mein Tag gestern so schön war, hatte ich letzte Nacht wieder einen schlimmen Traum. Ein Alptraum in einem Traum, ich hatte furchtbar Angst. Irgendwie habe ich immer abwechselnd schlechte und gute Träume. Vielleicht kommt jetzt wieder ein Guter.« Sie versucht ihren Mund zu einem Lächeln zu verziehen, es sieht jedoch sehr gequält aus.

»Wovon handelte dieser Traum?«

»Der Traum spielte in der Wüste, glaube ich. Ich habe alles etwas verschwommen und in Ausschnitten gesehen, deshalb bin ich nicht sicher. Ich hatte das Gefühl, auf der Flucht vor etwas zu sein. Dann bin ich aufgewacht und habe mich zuerst gefreut, weil ich das alles nur geträumt habe und dann sah ich, dass meine Hände voll mit Wüstensand waren. Und die Panik kam zurück. Danach bin ich dann wirklich aufgewacht.«

Mit einem ernsten Gesichtsausdruck macht Dr. Burque sich Notizen. Sie blickt Jenny anschließend lange an.

»Unser Unterbewusstsein und unsere Erinnerungen funktionieren selektiv, das heißt, wir fokussieren uns auf Details. Das Ganze wird selten erfasst, wir speichern ausgewählte Bilder oder rufen diese ab. Häufig sind es die extremen Gefühle oder Bilder, die Einzug in unser Bewusstsein oder die Erinnerung erhalten. Wie in einem Fotoalbum. Da kleben wir ja auch nicht alles rein, nur die verlesenen Fotografien. So in etwa müssen Sie sich Ihr Erinnerungsvermögen vorstellen. Ausgewählte Bilder mit Lücken dazwischen. Mit dem Unterschied, dass Sie auch Leid erfahren haben und dieses nun wieder durchleben beziehungsweise aufarbeiten. Daher diese oppositionellen, gegensätzlichen Bilder. Gut und schlecht haben Sie es genannt, nicht wahr?«

Jenny braucht eine Zeit für ihre Antwort: »Ja. Das glaube ich auch. Aber woher wissen Sie das mit dem Leid?«

Nun schweigt Dr. Burque eine Weile. Jenny hält unterdessen den Blickkontakt.

»Ich denke, Sie sind nun so weit, Mrs. Sorna, ich möchte Ihnen eine Information mitteilen, die ich Ihnen anfangs vorenthielt.«

»Ich wusste es!«, platzt Jenny heraus. »Irgendwas stimmt nicht und niemand möchte es mir sagen.«

Sie schaut ängstlich aus ihren hellen Augen.

»Da gibt es in der Tat etwas.« Dr. Burque nimmt Jennys Hand und hält sie fest. »In den ersten Tagen waren Sie noch zu instabil, um es Ihnen zu sagen, doch nun sollen Sie es erfahren. Unmittelbar bevor Sie den Unfall hatten, sind Sie wahrscheinlich, so jedenfalls die Rekonstruktion der Polizei, auf der Flucht vor jemandem gewesen. Diese Person wird nun von der Polizei gesucht, um sicherzugehen, dass so was nicht nochmal vorkommt.«

Jenny starrt Dr. Burque mit offenem Mund an.

»Was? Meinen Sie das ernst?«

Jenny muss vor Unsicherheit und Ungläubigkeit lachen. Dr. Burque nickt mit dem Kopf und drückt Jennys Hand noch ein wenig fester.

»Ja, leider. Daher rühren vermutlich auch die Angstträume. Ihr Unterbewusstsein lässt die schlimmen Erinnerungen nicht völlig zu, weil es Ihren Körper und Ihren Geist beschützen will. Es ist eine Schutzfunktion unseres Körpers und absolut normal. Machen Sie sich bitte keine Sorgen, die Polizei und das Krankenhauspersonal passen gut auf Sie auf. Es gibt keinen Grund, beunruhigt zu sein.«

Mit aufgerissenen Augen fragt Jenny: »Das heißt, jemand wollte mir etwas antun und will es vielleicht sogar nochmal versuchen?«

»Das können wir jedenfalls nicht hundertprozentig ausschließen. Daher die Sicherheitsvorkehrungen. Wie gesagt, das muss Ihnen kein Kopfzerbrechen bereiten.«

»Oh nein.« Jennys Augen füllen sich mit Tränen, die in dicken Tropfen nun auf ihren Wangen hinab rinnen. »Dann war das heute Morgen vielleicht dieser Mann!«

Dr. Burque klingt irritiert und besorgt zugleich: »Von welchem Mann sprechen Sie?«

»Vorhin stand ein Mann im Park und ich glaube, er hat in mein Fenster gesehen, ganz lange. Als ich ihm zuwinkte, ging er schnell weg«, erklärt Jenny.

»Konnten Sie den Mann erkennen, wie er aussah, meine ich?«

»Nein, er war zu weit weg. Es war mehr ein dunkler Umriss. Es sah aber nach einem Mann aus.«

»In Ordnung, ich werde das der Polizei melden, machen Sie sich keine Gedanken, hier im Krankenhaus sind Sie sicher. Und denken Sie immer daran: Ihre Genesung wird zunächst ein Auf und Ab sein, wie Sie es ja schon so treffend formuliert haben. Es gibt gute und weniger gute Tage. Gute und weniger gute Träume und Erinnerungen. Aber Sie werden es durchstehen. Sie haben hier beste Ärzte und Polizeischutz. Alles wird wieder gut. Außerdem hat sich für heute Nachmittag wieder Besuch angekündigt«, fügt Dr. Burque mit einem vielsagenden Lächeln hinzu.

»Mr. Birch?«, errät Jenny sofort. »Das ist wirklich eine gute Nachricht.«

Deputy Ramirez faltet gerade den achten Karton auf, als Mr. Strong ihr mit einer Geste zu verstehen gibt, sie würden keine weiteren mehr brauchen. In den sieben bereits gefüllten Pappschachteln befinden sich neben circa zwei Dutzend leeren Flaschen auch ein Handtuch, welches neben dem Waschbecken hing, sowie unzählige Zigarettenkippen. Mit einem aufsteigenden Ekel verschließt sie mit ihren behandschuhten Händen die Pappdeckel und beginnt die Kartons nacheinander in den Explorer zu tragen, während Mr. Strong die letzten Gegenstände verstaut.

»Wir bringen die Sachen gleich in das provisorische Labor in der Southwest Memorial Klinik, dort warten bereits drei Mitarbeiter auf mich. Und dann wird analysiert bis zum Umfallen«, sagt Mr. Strong.

Er lacht und verdreht gleichzeitig die Augen. Deputy Ramirez antwortet mit einem mitleidigen Gesicht. Nach einer zehnminütigen Fahrt gelangen sie auf den Parkplatz vor der Klinik. Zu dritt werden die Kartons in das Labor im Erdgeschoss befördert. Als Deputy Ramirez wieder auf dem Parkplatz ist, um die nächste Box zu holen, bemerkt sie den weißen Kleinbus, auf dem in stahlblauen Lettern *Channel 5 Midwest* zu lesen ist. Vor ein paar Tagen war ihr der Bus und der davor stehende Kameramann unangenehm aufgefallen, versetzt sie sich in die Situation vor dem Department zurück. Ohne den Kopf zu auffällig zu bewegen, mustert sie den Besucherparkplatz. Dieser ist menschenleer.

»Deputy, machen Sie schlapp?«

»Nein, Agent Cooper. Mir ist nur der Wagen da von Channel 5 Midwest aufgefallen. Der stand vor einigen Tagen auch vor dem Department.«

»Das scheinen wohl ganz besonders hartnäckige Schmeißfliegen zu sein«, kommentiert er, worauf Deputy Ramirez unwillkürlich über die Formulierung Schmeißfliege lachen muss.

»Offenbar. Aber irgendwie kam mir der Kameramann von denen … ja, merkwürdig vor. Ich kann nicht sagen, was genau es war, vielleicht die Art und Weise wie er mich angesehen hat oder dass der Kleinbus so verloren herumsteht. Aber ich finde es komisch.«

Agent Cooper erwidert nichts, er notiert sich das Kennzeichen und fordert sie auf: »Kommen Sie doch mit rein. Ich möchte noch mit Dr. Burque sprechen.«

Der Kofferraum des Wagens bietet nun eine gähnende Leere, als sie die letzten beiden Kartons nehmen und diese bei Mr. Strong abgeben.

»Wir werden uns sputen. Mit Glück und ohne Pausen könnte ein erstes vorläufiges Ergebnis heute Abend vorliegen. Ich rufe Sie an«, verspricht der Forensiker.

Agent Cooper und Deputy Ramirez machen sich nun auf den Weg in den ersten Stock. Vor Raum 1.12 klopft er mit den Fingerknöcheln an die Kunststofftür. Zu seiner Überraschung öffnet sich diese sogleich schwungvoll, Dr. Burques Blick wandert zwischen ihm und Deputy Ramirez hin und her.

»Guten Tag, Dr. Burque, darf ich Sie mit Deputy Ramirez bekannt machen?« Er dreht den Kopf zu seiner Kollegin, »Haben Sie ein paar Minuten?«

Dr. Burque schaut auf ihre Armbanduhr: »Ein paar Minuten habe ich tatsächlich noch. Setzen Sie sich doch«, fordert sie die Ermittler auf. »Ich wollte Ihnen ohnehin noch etwas mitteilen, der Wache vor Mrs. Sornas Zimmer habe ich es bereits erzählt. Folgendes: Heute eröffnete ich Mrs. Sorna, dass sie vermutlich auf der Flucht vor jemandem den Unfall hatte und diese Person noch von der Polizei gesucht wird. Ich versicherte ihr, hier im Krankenhaus Schutz zu haben. Sie reagierte erwartungsgemäß aufgelöst und berichtete mir dann von einer Beobachtung, die sie heute Morgen hier im Park machte. Ein Mann sei in einiger Entfernung am Ende des Parks gestanden und habe in ihr Fenster gesehen. Als sie sich bemerkbar machte, habe er den Park verlassen. Eine Beschreibung konnte sie mir nicht geben, die Person sei zu weit entfernt gewesen.«

Agent Cooper und Deputy Ramirez sehen sich an.

»Danke, Dr. Burque. Gibt es noch weitere Neuigkeiten?«

»Nein.« Zu Deputy Ramirez gewandt, ergänzt sie jedoch: »Ihr Vorschlag, Mr. Birch als Besucher vorzulassen, war ein voller Erfolg. Schön, Sie jetzt persönlich kennenzulernen, Deputy.«

»Gleichfalls. Wollen Sie schon gehen, Agent Cooper?«, fragt sie mit einem Blick auf den nervösen Agenten neben ihr.

»Ja, so leid es mir tut, wir müssen los. Haben Sie vielen Dank, Dr. Burque«, verabschiedet er sich knapp und geht voran zur Treppe.

Im Schweinsgalopp folgt ihm Deputy Ramirez, bis er hinter der Eingangstür zum Stehen kommt.

»Denken Sie das Gleiche wie ich? Der Kameramann, von dem Sie mir vorhin erzählten? Wir haben doch die Theorie aufgestellt, dass es einen zweiten Täter geben könnte, weil Milt am Vormittag des 23. Juli allem Anschein nach nicht in der Wüste gewesen sein kann. Wir sollten es also nicht ignorieren, wenn da jemand mit dem Zaunpfahl winkt.«

»Wie sollen wir nun vorgehen?«

»Wir sprechen mit dem Mann, wenn er im Fahrzeug ist. Ansonsten ermitteln wir, um wen es sich da handelt und laden ihn vor. Aber vielleicht haben wir ja Glück. Bleiben Sie hinter mir, immer schön aufmerksam«, befiehlt Agent Cooper und macht große Schritte auf den weißen Kleinbus mit der blauen Schrift zu.

Er späht in die Fahrerkabine, welche verlassen ist. An der Schiebetür im hinteren Teil klopft er und wartet. Beinahe erschreckt er sich, als diese plötzlich mit einem lauten Geräusch geöffnet wird und ein blasses, von dunklen Strähnen umrandetes Gesicht zum Vorschein kommt. Agent Cooper greift zu seiner Marke und präsentiert diese.

»Agent Cooper, FBI. Und das ist Deputy Ramirez. Wir hätten einige Fragen an Sie.«

Mit einer Mischung aus Entsetzen und Ironie erwidert der Mann den Blick des Agents.

»Was wollen Sie mich denn fragen?«, fragt er mit hohler, undosierter Stimme.

»Fangen wir mal mit Ihrem Namen an. Können Sie sich ausweisen? Und den Presseausweis hätten wir auch gern gesehen.«

Der Mann wühlt wortlos in einer Sporttasche, die randvoll mit Kleidung und angebrochenen Chipsverpackungen ist. Schließlich gelingt es ihm, ein Portemonnaie aus der Tasche zu ziehen. Er reicht beide Dokumente an Agent Cooper, der sie postwendend an Deputy Ramirez weitergibt, mit der Bitte, diese zu prüfen. Sie entfernt sich einige Meter vom Fahrzeug und ruft den Sheriff im Department an.

»Haben Sie etwas dagegen, wenn ich einen Blick in Ihr Fahrzeug werfe?«

Mehr als ein Kopfschütteln erhält er nicht als Reaktion.

»Gut, dann warten Sie doch bitte so lange hier draußen«, verlangt Agent Cooper und beginnt das Innere des Kleinbusses zu sichten. »Wie lange parken Sie schon hier und zu welchem Zweck?«

»Seitdem Sie auch hier sind. Ich bin Ihnen vom Department aus gefolgt heute Morgen. Ich bin beruflich unterwegs und erstatte Bericht über den Four-State-Killer.«

»So, so«, entgegnet Agent Cooper, während er sich unfassbar ärgert, den auffälligen Kleinbus nicht früher am Tage bereits bemerkt zu haben.

Im Bus entdeckt er nichts, bis auf zahlreiche Beweise, dass es sich bei dem Kameramann höchstwahrscheinlich um einen deprimierten Menschen handeln muss. Er steigt aus und sucht den Parkplatz nach Kameras ab. Zu seiner großen Freude erblickt er zwei Stück im Außenbereich, eine auf dem Parkplatz an einer Straßenlaterne befestigt und eine weitere direkt an der Gebäudewand über dem Haupteingang. Dann wollen wir doch mal sehen, ob du wirklich erst seit kurzen hier bist und nicht schon heute Morgen in das Fenster der

Zeugin gespannt hast, beschließt Agent Cooper. Er zieht sein Diensthandy, wählt die eingespeicherte Telefonnummer des Krankenhauses und verlangt das Büro der hausinternen Sicherheit. Nachdem er durchgestellt wurde, nimmt ein kurzatmiger Mann das Gespräch entgegen. Agent Cooper malt sich in Gedanken einen untersetzten, übergewichtigen Mann mittleren Alters mit schütterem Haar aus, der gerade beim Verspeisen seines Schinken-Sandwiches gestört wird.

»Ja, Security hier, Burns am Apparat.«

»Guten Tag Mr. Burns, hier spricht Agent Cooper, wir haben vor einigen Tagen kurz gesprochen. Ich leite die Ermittlungen in den Mordfällen draußen in der Wüste.«

»Ja, natürlich erinnere ich mich an Sie. Haben wir ja nicht alle Tage hier. Womit kann ich Ihnen denn helfen?«

»Ich möchte Sie bitten, die Kameraüberwachung auf dem Krankenhausparkplatz zu kontrollieren. Ein weißer Kleinbus von Channel 5 Midwest ist heute auf den Parkplatz gefahren. Ich muss wissen, wann das war. Fangen Sie bei Sonnenaufgang an. Achten Sie auch auf Fahrzeuge, die den Parkplatz heute früh verlassen haben. Rufen Sie mich so schnell wie möglich unter dieser Nummer zurück.«

Er steckt das Telefon zurück in seine Tasche seines marineblauen Jacketts und widmet sich wieder dem Kameramann. Mit einem fragenden Blick wendet er sich an Deputy Ramirez.

»Ist unauffällig, Agent. Papiere sind in Ordnung, Name ist Jonathan Breuer, wohnhaft in Albuquerque, arbeitet seit Jahren für den Sender«, antwortet sie ihm.

»Und warum lungern Sie hier herum? Und warum sind Sie alleine, haben Sie keine Kollegen?«, will Agent Cooper wissen.

»Ich bin nur auf der Suche nach Stoff für einen neuen Bericht. Alle anderen haben schon aufgegeben, aber die Story ist so groß, wenn es wieder etwas Neues gibt und ich der Erste sein kann, der berichtet, dann bedeutet das für mich einen riesigen Karrieresprung. Die Branche ist sehr umkämpft, verstehen Sie? Deshalb heften wir uns an Ihre Fersen und die Ihrer Kollegen. Und alleine bin ich auch nicht, der Reporter Will und und ich wechseln uns nur ab. Wissen Sie, wie anstrengend so eine Observation den ganzen Tag über ist?«

Mit einem leicht angewiderten Gesicht mustert Agent Cooper den Mann, als sein Telefon in der Jacketttasche sich zu Wort meldet. Er betrachtet das Display: Der Anruf kommt von Mr. Burns. Deputy Ramirez legt zur Sicherheit ihre rechte Hand an ihre Dienstwaffe und verfolgt gespannt das Geschehen.

»Mr. Burns? Wann war der Kleinbus auf dem Parkplatz?«

»Er ist vor einer halben Stunde auf das Gelände gefahren, hinter Ihnen«, klingt es aus dem Telefon.

»Ist dieser Bus heute früh bereits da gewesen?«

»Nein, heute früh war wenig los. Nur Krankenhausmitarbeiter, die kenn ich alle. Besucher kommen nicht schon bei Sonnenaufgang.«

»Also gar keine fremden Fahrzeuge heute Morgen?«

»Nein.«

»In Ordnung, vielen Dank, Mr. Burns. Aber tun Sie mir den Gefallen und löschen Sie keine Aufnahmen, solange wir noch ermitteln.«

Er beendet das Gespräch und sieht Deputy Ramirez enttäuscht an, bevor er seinen strengen Blick wieder auf Mr. Breuer richtet.

»Und Sie hören augenblicklich auf, uns hinterherzudackeln, sonst bekommen Sie eine Klage wegen Behinderung einer FBI-Ermittlung, verstanden?«

Mr. Breuer vollzieht eine nickende Bewegung mit seinem blassen Gesicht, so dass das dunkle, strähnige Haar wie gezogene Fäden hin und her schaukeln.

»Fahren wir, Deputy«, sagt Agent Cooper.

Um kurz nach vier Uhr nachmittags ist es so weit und William steuert seinen schwarzen Escalade in die Einfahrt zur Southwest Memorial Klinik. Vergessen ist die Schicht von getrocknetem Blut, die seinen Wagen vor einigen Tagen noch überzog. Seit er gestern von hier fortgefahren war, durchziehen immer wieder warme Ströme von Glückseligkeit seinen Körper. Schmetterlinge im Bauch, denkt er, wie kitschig. Aber schön, denn es ist eine ganze Weile her, William kann nicht ausmachen wie lange genau, dass er sich so fühlte. Jetzt wird alles wieder gut, sie müssen nur noch diesen abscheulichen Mörder schnappen. Ob Jenny in Gefahr schwebt? Schließlich sitzt permanent ein Officer neben ihrer Tür. Das beunruhigt ihn schon. Bei dem Gedanken an die Polizei fällt ihm Deputy Ramirez ein, bei ihr wollte er sich noch für ihren Einsatz bedanken. Ohne ihre Fürsprache hätte er Jenny nicht besuchen dürfen und würde noch immer von Selbstvorwürfen geplagt zu Hause auf seinem orangefarbenen Sofa sitzen. Schnell schiebt er diesen Gedanken beiseite, aber Deputy Ramirez wird er auf jeden Fall später anrufen. Am Fuße der Treppe in den ersten Stock begegnet er der Psychologin auf dem Flur, die sich gerade mit einer Krankenpflegerin unterhält. Als sie ihn bemerkt, beendet sie das Gespräch und begrüßt ihn freundlich. William versichert sich bei ihr, ob er Mrs. Sorna die Urlaubsbilder auf seinem Tablet zeigen darf. Dr. Burque hat nichts einzuwenden.

»Es geht nur darum, diesen ganzen Pressetrubel von ihr fernzuhalten und ihr keine Details über das Verbrechen zu nennen. Ansonsten dürfen Sie sprechen, wovon Sie wollen«, bestätigt die Psychologin.

Jenny freut sich ebenfalls seit gestern erneut auf William. Mit dem Spiegel von Dr. Burque versuchte sie sich vorhin noch so gut es eben geht herzurichten. Der blaue Fleck in ihrem Gesicht, der sie am meisten stört, verblasst langsam und es ergeben sich neue Farben. Inzwischen sieht er eher blass-violett aus, umrahmt von grünen Rändern. Wenn dieser Bluterguss nur nicht wäre, ärgert sich Jenny, dann wäre ihre Erscheinung ganz unauffällig. Schwester Tamika besorgte ihr einen Abdeckstift aus der Drogerie, mit dem es ihr gelang, das Gröbste zu kaschieren. Als sich die Tür öffnet, tritt William herein. Wieder hat er einen Blumenstrauß dabei, heute ist dieser in Gelb- und Orangetönen gehalten.

»Hallo, Mr. Birch. Sie haben ja schon wieder den Blumenladen geplündert.«

William sieht etwas verlegen aus: »Ich wollte ungern mit leeren Händen kommen und da Sie Pralinen noch nicht essen dürfen …«

Er zuckt unbeholfen die Schultern.

»Das ist so lieb von Ihnen. Aber bitte sagen Sie doch Jenny zu mir«, fordert sie ihn auf.

»Einverstanden, aber nur wenn du mich William nennst«, antwortet er lächelnd. »Ich habe einige Urlaubsfotos aus Italien mitgebracht. Möchtest du sie sehen?«

»Ist der Papst katholisch?«, gibt sie zurück.

»Ah, gutes Stichwort. Möchtest du lieber Bilder aus Rom oder Florenz sehen?«

»Sowohl als auch.« Jenny schmunzelt.

William reicht ihr das Tablet und zeigt ihr, wie sie die Fotos weiterwischen kann, damit das nächste erscheint. Jenny ist begeistert von der Technik.

»Hast du noch nie ein Tablet bedient?«, rutscht ihm ungläubig heraus.

Jenny nimmt es ihm nicht übel: »Jetzt, wo du fragst: Ich glaube nicht.«

Begeistert nimmt sie sich zuerst die Fotos aus Rom und dem Vatikan vor. Jenny kann nicht fassen, dass es auf dieser

Welt einen so wunderschönen Ort gibt. Genauso gut könnte sich Rom auf dem Jupiter befinden, so weit weg und unerreichbar fühlt es sich für sie an. Sie möchte alle möglichen Dinge über Italien wissen und über die Flugreise dorthin. Mit Sicherheit ist sie in ihrem Leben noch nie geflogen und erst recht nicht nach Rom, daran könnte sie sich garantiert erinnern. William gibt hin und wieder kurze Kommentare zu den Bildern. Jenny ist fasziniert. Er ist so weltgewandt und gebildet. Aber offenbar muss er die Bilder, auf denen seine Exfrau zu sehen ist, gelöscht haben, denn Jenny kann sie auf keinem Bild ausmachen, obwohl sie darauf achtete. Sie ist schon neugierig, wie sie wohl aussieht. Ob sie hübscher ist?, fragt sie sich heimlich. Bestimmt aber ist sie schlauer, William erwähnte bereits, dass sie sich während des Studiums in Phoenix kennenlernten. Egal jetzt, unterbricht sie sich in den negativen Gedanken und konzentriert sich nun auf die Bilder aus Florenz.

»Italien ist schöner als Disneyland«, kommentiert sie, ohne vorher über diese Äußerung nachgedacht zu haben.

Aus dem Augenwinkel bemerkt sie, wie Dr. Burque sich etwas in ihr Notizbuch schreibt und einen merkwürdigen Gesichtsausdruck macht.

William lacht unterdessen: »Du hast den Nagel auf den Kopf getroffen.«

Jenny lächelt zögerlich: »Weißt du, ich habe auch Vorfahren aus Europa. Aber nicht aus Italien, sondern aus Frankreich. Das ist mir neulich eingefallen, es war eine Erinnerung an meine Mutter, wie sie mir das erklärt hat.«

»Das ist ja großartig!« William klingt geradezu euphorisch.

»Sie hat mir gesagt, dass Sorna ein französischer Name ist. Eigentlich hieß die Familie Sournois, aber das konnte niemand aussprechen oder gar schreiben und so wurde der Name hier in den Staaten vereinfacht. Allerdings war meine

Mutter sehr stolz auf ihre französischen Vorfahren, sie selbst sprach allerdings kein einziges Wort Französisch.«

Jenny heitert diese Vorstellung auf und ihre Lippen formen ein Lächeln. Sie sucht Blickkontakt zu William, der ihr ebenfalls bis über beide Ohren strahlend in die Augen blickt.

»Halten wir die Besprechung kurz, denn im Moment geht es lediglich um das Teilen von Informationen. Wir alle sollten noch etwas zur Ruhe kommen, bevor die Ergebnisse der DNA-Abgleiche von Mr. Strong kommen, welcher sich im Übrigen im Labor befindet und aus diesem Grunde nicht anwesend ist. Von meiner Seite aus gibt es zwei interessante neue Aspekte. Erstens, die Zeugin wurde darüber aufgeklärt, ein vermeintliches Opfer in einem Kriminalfall zu sein, jedoch ohne detaillierte Einzelheiten unterbreitet bekommen zu haben. Ihre Genesung schreitet gut voran. Zweitens, es gibt Grund zur Annahme, dass die Zeugin heute früh vom Park der Klinik aus beobachtet wurde. Das nehmen wir sehr ernst und haben als Konsequenz den Personenschutz aufgestockt. Einen ersten Verdächtigen konnten wir zunächst ausschließen. Jeder von Ihnen muss die Augen weit offen halten und sich noch einmal bewusst werden, es könnte eventuell noch einen zweiten Mann da draußen geben, von dem wir bedauerlicherweise absolut gar keine Spur haben. Es könnte folglich jeder sein. Wenn der zweite Mann intelligent genug war, am Tatort keine forensischen Spuren zu hinterlassen, wird er auch durchaus in der Lage sein, sich nun äußerst raffiniert zu tarnen. Auch Menschen, die Sie seit Ewigkeiten kennen, sind verdächtig. Alle sind verdächtig, klar?«

Agent Cooper lässt seinen Blick durch die Runde schweifen und verweilt bei Sheriff Miller besonders lange.

»Gut, Sheriff, Sie haben sich um die Telefonverbindungen gekümmert?«

»Natürlich«, antwortet Sheriff Miller nervös, »ich habe jede Nummer des letzten Monats zurückverfolgt. Absolut unauffällig, bei Pete und auch bei Jeff. Nur eine begrenzte Anzahl gewählter und empfangener Rufnummern, insgesamt wenig telefoniert, außer an der Tankstelle, da kamen viele Anrufe rein, aber die nimmt Pete alle entgegen, weil es nur im Tankstellenhäuschen und nicht in der Werkstatt einen Anschluss gibt. Jeff hatte in seinem Haus keinen Festnetzanschluss, nur sein Mobiltelefon. Kaum benutzt. Alle Verbindungen sind überprüft.«

»Haben Sie sie Auswertungen?«, fragt Agent Cooper knapp.

»Ja.« Der Sheriff sieht irritiert drein.

»Legen Sie sie mir bitte raus? Heute Nachmittag werden wir uns alle ein wenig Zeit für die Papierarbeit nehmen, ehe etwas Besseres um die Ecke kommt.«

Abgespannt und hungrig betritt Agent Cooper das mexikanische Restaurant. Dr. Burque winkt ihm von einem Tisch am Fenster zu. Er macht ein paar lange Schritte, bis er am Tisch ankommt.

»Es tut mir leid, Doktor, ich habe die Zeit vergessen«, entschuldigt er sich.

»Das ist schon in Ordnung. Ich habe mir die Freiheit genommen, den Wein auszuwählen«, erwidert sie mit einer Kopfbewegung zur dunkelgrünen Glasflasche auf dem Tisch.

»Dann bin ich ja beruhigt. Die Idee, das hoteleigene Restaurant einmal auszusparen, war wirklich ein Geniestreich.«

»Hoffen wir es mal.«

»Ich habe hier bereits gegessen, war ganz gut.«

Sie fixieren einen Moment den Blick des anderen.

»Geht Ihnen dieses Nomadenleben im Dienste des FBI manchmal auch auf die Nerven?«, fragt er geradeheraus.

Sie lacht kurz auf: »Manchmal. Aber wissen Sie: Ich denke alles hat seine Vor- und Nachteile, die Frage ist nur, womit man selber am besten umgehen kann. Wenn ich mit Freunden spreche, dann höre ich ebenfalls ständig ein Monieren. Die Ehe, die Kindererziehung, die Berufstätigkeit nebenbei, die viel zu hohe Hypothek, die Schwiegereltern und so weiter. In solchen Augenblicken bin ich tatsächlich erleichtert, dass mir derartiges erspart bleibt.«

»Dafür hat man andere Probleme im Alltag. Waren Sie eigentlich schon beim Four Corners Monument draußen im Reservat?«

Dr. Burque schüttelt den Kopf: »Schade, dass wir nie frei haben, solange es noch hell ist, denn ansonsten würde ich diesen Ort gern besuchen. Waren Sie bereits dort?«

»Nein«, seufzt Agent Cooper. »Im Grunde ist es doch unerheblich, wo man eingesetzt wird. Man sieht von der Gegend sowieso nichts.«

»Auf diese Erkenntnis sollten wir anstoßen.« Sie hebt ihr Glas und lächelt ihm zu.

»Sagen Sie, Dr. Burque, ich hätte da noch eine dienstliche Angelegenheit, bevor wir mit dem Essen beginnen. Es geht um die Zeugin. Vor einer Weile sah ich im Fernsehen einen Bericht, der von Hypnose bei Erinnerungsproblemen handelte. Wäre es nicht eine Möglichkeit, die Zeugin zu hypnotisieren, um verdrängte Erinnerungen wieder freizulegen?«

»Nein«, widerspricht Dr. Burque ihm direkt, »so funktioniert es leider nicht. Ihren Gedanken kann ich nachvollziehen, dennoch ist es fachlich nicht ratsam, die Therapie durch Hypnose zu unterstützen. Die Gefahr von Pseudoerinnerungen wäre viel zu hoch, besonders in diesem Fall. Deshalb gebe ich der Patientin auch lediglich ein Minimum an Informationen über ihre Identität und Vergangenheit.«

»Pseudoerinnerungen?«, hakt Agent Cooper nach.

»Da muss ich jetzt vielleicht etwas weiter ausholen, damit Sie verstehen, warum dieses Vorgehen so umstritten ist. In den achtziger und neunziger Jahren berichteten während der Therapie mit suggestiven Techniken wie Hypnose oder Traumdeutung eine ungewöhnlich hohe Anzahl an Patienten, in ihrer Kindheit Opfer sexuellen Missbrauchs geworden zu sein. Lange Zeit später stellte sich heraus, dass diese Annahmen nicht der Wahrheit entsprachen.«

»Warum haben die Patienten gelogen?« Agent Cooper zieht die Stirn in Falten.

»Nein, nicht gelogen. Das stellt ja die Schwierigkeit dar. Viele Laien glauben an den Erfolg solcher Behandlungen, vielleicht gehen darum auch so viele Therapeuten und Therapeutinnen darauf ein, auch wenn diese es eigentlich besser wissen sollten. Durch Hypnose oder Traumdeutung besteht die Gefahr von … sozusagen eingepflanzten Erinnerungen ganz unabsichtlich, jedoch mit erheblichen Konsequenzen.«

»Also geben die Patienten das wider, was die Therapeuten zuvor über sie gefolgert haben?«

»Auch, aber nicht nur und hier wird es kniffelig: Das Problem mit Erinnerungen ist, dass man ihnen nie vollkommen trauen kann. Sie werden bereits subjektiv wahrgenommen und verändern sich dann unbewusst weiter. Es ist ein völlig normaler psychischer Vorgang, den wir alle unbemerkt vornehmen. So kann es zu dazu kommen, dass sich Menschen gerade in traumatischen Situationen Details falsch einprägen. Wenn jemand erstmal überzeugt ist, etwas erlebt zu haben, dann gibt es neuronal keinen Unterschied mehr zu tatsächlichen Erlebnissen. Verstehen Sie? Die durch Hypnose geweckten Erinnerungen können verzerrt sein und sind deshalb medizinisch und juristisch unzulässig. Es verfälscht erst die Erinnerung und dann die Zeugenaussage. Deshalb ist es nicht geeignet für meine Patientin. Im Übrigen würde jeder noch so dilettantische Pflichtverteidiger Ihnen im Prozess eine so entstandene Zeugenaussage dermaßen um die Ohren hauen, dass Ihnen Hören und Sehen vergeht.«

»Das wusste ich nicht. Sind Sie deshalb so behutsam mit der Zeugin?«

»Die Patientin«, Dr. Burque betont das Wort Patientin ganz besonders, »braucht zurzeit in erster Linien jemanden, der ihre Emotionen auffängt und widerspiegelt. Druck machen und Suggestivfragen sind ein absolutes Tabu. Für mich und für alle anderen ebenso.«

»Verstanden«, versichert Agent Cooper, als er das Vibrieren seines Diensthandys bemerkt. »Entschuldigen Sie, da muss ich rangehen. Mr. Strong?«

Dr. Burque beobachtet interessiert die Gesichtszüge ihres Gegenübers. Diese wechseln von angespannt über ungeduldig bis hin zu erleichtert. Er verabschiedet sich kurz angebunden von dem Forensiker und beendet das Telefonat.

»Die DNA des Verdächtigen ist identisch mit der des Täters. Wir haben ihn.«

TAG 13

Der vierte August ist ein Donnerstag. Obwohl die Wochentage für sie momentan ohnehin keine Bedeutung mehr haben, da jeden Tag ermittelt wird. Deputy Ramirez erreicht an diesem Morgen als Erste das Department und fängt mit den Vorbereitungen für die Besprechung an. Nachdem sie den Tisch mit Tassen und einer gefüllten Kanne Kaffee eingedeckt hat, genießt sie auf ihrem Stuhl noch ein paar Minuten der Ruhe. Ihre Augen wandern durch das Büro und bleiben an der Wand mit den Fotografien der mittlerweile bestätigten Opfer haften. In der Regel zwingt sie sich, an den Bildern einfach vorbeizugehen und ihnen keine weitere Beachtung zu schenken. Der Fall ist auch so schon grausam genug. Doch hängt ihr Blick erstmal an den zwölf Gesichtern, dann lässt er sich so schnell nicht wieder lösen. Deputy Ramirez fallen ihre beiden Töchter ein, die in etwa das gleiche Alter wie die getöteten Frauen haben. Die ungeheure Vorstellung, eine ihrer Töchter hätte ebenso eines der Opfer sein können, schnürt ihr die Kehle zu und ruft Gefühle hervor, die sie nicht einmal in Worte fassen könnte. Wir müssen ihn kriegen, er darf niemandem mehr weh tun, er muss seine gerechte Strafe bekommen. Dieser Gedanke treibt sie an. Was war dieser Milt für ein Mensch? Er muss zweifelsfrei seit seiner Jugend ein Soziopath gewesen sein, auch wenn es niemand zu bemerken schien. Jemand, der planvoll vorgeht, der sich tarnen kann. Plötzlich hat sie einen Einfall: Was ist, wenn Milt noch in der Gegend ist? Und das Anzünden des Hauses lediglich ein Ablenkungsmanöver darstellte? Er könnte der Mann am Fenster der Zeugin gewesen sein. Das verstopfte Lüftungsrohr am Bus spricht hingegen für einen zweiten Täter. Oder könnte es eine Art kollektiver Selbstmord gewesen sein, mit dem die drei Frauen im Bus ihrem sichern, qualvollen Ende zuvorkommen wollten? Sie musste diese Gedanken in der Besprechung unbedingt äußern.

»Guten Morgen, Mrs. Sorna. Wie haben Sie geschlafen?«

Überrascht mustert sie Schwester Betsy und ihre gewöhnungsbedürftige Frisur, als sie sich ihrem Bett nähert.

»Gut. Ich habe ohne Traum geschlafen, glaube ich. Wo ist denn Schwester Tamika?«, möchte Jenny wissen.

»Sie hat heute Mittag einen Termin, deshalb haben wir die Schichten anders gelegt«, antwortet Schwester Betsy, während sie Jennys Kopfkissen aufschüttelt. »Sie sehen schon viel besser aus, Mrs. Sorna. Das ist wirklich schön.«

»Danke«, gibt Jenny lediglich zurück und wendet ihren Blick auf den Park vor dem Krankenhaus.

»Wie steht es denn mit dem Appetit heute früh?«, erkundigt sich die Krankenpflegerin beiläufig, als sie die Werte in der Krankenakte dokumentiert.

»Gut.«

Jenny verspürt ein Hungergefühl. Was sie jedoch am meisten am Essen hier in der Klinik schätzt, ist dieser Moment, in dem ihr das Tablett vorgesetzt wird. Die zusammengestellten Nahrungsmittel ergeben eine kleine Auswahl, es ist jedes Mal wie eine Überraschung, wenn sie das bestückte Tablett sieht. Es wird gebracht und wieder abgeholt, wie in einem richtigen Restaurant. Jenny fühlt sich verwöhnt. Und das fühlt sich gut an. Wenn das Brot manchmal etwas labberig ist, gelingt es Jenny sehr gut, darüber hinwegzusehen.

»Dann komme ich gleich mit dem Frühstück zurück.« Schwester Betsy verlässt mit einem Lächeln den Raum.

Jenny überlegt zum Spaß, was sich wohl heute auf dem Tablett befinden könnte. Wäre William hier, würde sie mit ihm wetten, dass sich drei Scheiben Brot, je eine Scheibe Schnittkäse und Wurst, je ein Päckchen zuckerreduzierte Konfitüre und Frischkäse, ein Glas Saft – vermutlich Orange – und eine Tasse Kamillentee darauf befänden. Die visuelle Vorstellung dieses Frühstücks löst nun etwas in ihr aus. Sie hört eine belehrende, kritisierende Stimme hinter ihrem Kopf: »Nimm nicht so viel von der Konfitüre!«. Bei Jenny ziehen sich die Bauchmuskeln zusammen. Es ist die Stimme ihrer Mutter. Ängstlich wartet sie, ob ihre Mutter noch mehr sagen würde. Doch es bleibt still. Sie dreht ihren Kopf nach hinten, soweit sie kann, und verspürt dabei einen stechenden Schmerz in ihren Schultern. Wie erwartet erblickt sie nur die pastellgrüne Wand hinter dem Kopfteil des Krankenbettes. Was war das? Jetzt fängt ihre Mutter schon an, sie in ihrem Krankenzimmer zu kontrollieren? Dr. Sherman sagte doch, ihre Eltern seien bereits verstorben. Jenny fühlt sich nicht wohl bei dem Gedanken, ihre Mutter könnte ihr hier zusehen. Sie zieht ihre Zudecke bis zum Hals hoch.

Im Department sind mittlerweile alle Ermittler versammelt und Agent Cooper ist äußerst begierig darauf, mit der Besprechung anzufangen.

»Guten Morgen, allerseits. Ich habe für Sie eine sehr, sehr gute Nachricht: Mr. Strong und seinem Team ist es am gestrigen Abend gelungen, die Täter-DNA an nahezu allen konfiszierten Gegenständen aus der Werkstatt von Jeff Milt nachzuweisen. Das Vermuten hat also ein Ende. Jeff Milt ist unser Mann. Mr. Strong arbeitet heute Morgen im Labor weiter und kann deshalb nicht hier sein.«

Er legt eine kurze Sprechpause ein, damit die positive Nachricht wirken kann.

»Wie geht es jetzt weiter? Jeff Milt ist nun offiziell des Mordes in zwölf Fällen tatverdächtig, als auch des sexuellen Missbrauchs, der Körperverletzung und der Freiheitsberaubung in dreizehn besonders schweren Fällen. Die Behörde prüft gerade, ob der Prozess auf die vier Bundesstaaten aufgeteilt werden kann, aus dem die Opfer stammen, anstatt alle Straftaten in einem Prozess abzuhandeln. Das würde für Milt ein erheblich höheres Strafmaß bedeuten. In Arizona und Utah gibt es zudem noch die Todesstrafe. Milt droht also eine rekordverdächtige Strafe, wenn es zum Prozess kommt. Und wir werden dafür sorgen, dass der Scheißkerl auch bekommt, was er verdient. An dieser Stelle möchte ich mich für Ihren überaus engagierten Einsatz in diesem Fall bedanken. Milt ist nun Gegenstand einer internationalen Fahndung, zudem hat die Behörde eine Belohnung von sechzigtausend Dollar ausgesetzt, die für Hinweise gezahlt werden, die zur Verhaftung von Milt führen. Das eingesetzte Geld gilt international. Sollte er sich also in Mexiko aufhalten, wie wir ja befürchten, wird er dort keine ruhige Minute mehr haben. Die Öffentlichkeit wird heute früh durch die Medien informiert, ein Foto von Milt haben wir ebenfalls zur Verfügung gestellt. Ich gehe davon aus, dass es nur noch eine Frage der Zeit ist, bis er irgendwo erkannt wird und wir ihn kriegen. Detective Reach spricht in diesen Minuten mit Mr. Milt Senior, vielleicht ergeben sich aus diesem Gespräch noch Hinweise auf Milts aktuellen Aufenthaltsort. Die Zeugin wird seit gestern, auch aufgrund des Vorfalls gestern im Krankenhauspark, verstärkt geschützt. Die Mediziner als auch die Psychologin sind weiterhin zufrieden mit ihrer Genesung, es ist also möglich, mit ihr bald eine verwertbare Zeugin zu haben. Für den Prozess wäre das Gold wert. Aus der Zentrale habe ich nun auch die rechtliche Befugnis, die Zeugin vernehmen zu dürfen, auch ohne Einverständnis der Ärzte, zurzeit scheint mir das jedoch nicht sinnvoll.«

Während Agent Cooper an seinem Kaffee nippt, läutet sein Diensthandy. Er stellt den Lautsprecher ein.

»Detective Reach? Haben Sie die frohe Botschaft schon erhalten?«

»Allerdings. Ich rufe wegen Milt Senior an. Der Herr ist wirklich sehr senil, da hat Mrs. Goodman nicht übertrieben. Die meiste Zeit hat er über einen Wanderausflug in die Rocky Mountains gesprochen, den er vor einem halben Jahrhundert oder so mal gemacht hat. Es war fast unmöglich, das Gespräch überhaupt zu lenken. Er lebt einfach nicht mehr im Hier und Jetzt. Über Jeff Milt hat er nur gesagt, dass dieser noch zur Highschool gehen würde und ein guter Junge sei, hätte immer was zu tun. Mehr war ihm nicht zu entlocken. Aber er hatte einige alte Postkarten und Fotoalben in seinem Zimmer. Ich bat ihn um Erlaubnis, mir die Dinge ausleihen zu dürfen. Vielleicht sind darin noch Hinweise zu finden, die uns weiterführen.«

»Sehr gut, Detective. Sie haben das Beste daraus gemacht. Einen Versuch war es wert. Sind Sie bereits auf dem Rückweg?«

»Ja. Mein Flug nach Albuquerque geht in einer halben Stunde.«

»Gut. Rufen Sie mich an, wenn Sie zurück in Cortez sind. Die Materialien von Milt Senior geben Sie im Department ab, Deputy Ramirez und Sheriff Miller werden die Sachen durcharbeiten. Bis nachher.«

Agent Cooper beendet das Gespräch. Die Ermittler sehen einander zufrieden an. Endlich gibt es einen definitiven Ermittlungserfolg.

»Ich habe da noch etwas«, sagt Deputy Ramirez. »Ist es möglich, dass die drei Frauen im Bus das Lüftungsrohr selber verschlossen haben? Also Selbstmord begangen haben, um sich Schlimmeren zu entziehen? Dann gäbe es eventuell nur den einen Täter.«

»Hm. Danach werde ich Mr. Strong später im Krankenhaus fragen«, erwidert Agent Cooper.

»Auch ist mir in den Sinn gekommen, ob Milt noch vor Ort ist und diese Fluchtinszenierung nur ein Ablenkungsmanöver darstellen könnte. Hier in der Stadt vermutet ihn schließlich niemand mehr.«

»Das ist auch ein interessanter Gedanke. Wir müssen auf jeden Fall die Augen offen halten, solange wir die Ereignisse, die sich am Morgen des 23. Juli in der Wüste abspielten, nicht mit Sicherheit rekonstruieren können. Die sind immer noch ein Rätsel.«

Jenny liegt völlig erschöpft in ihrem Bett, als Mary, die Physiotherapeutin, sich bis zur nächsten Therapieeinheit verabschiedet und den Raum verlässt. In meinem früheren Leben habe ich Sport mit Sicherheit gehasst, mutmaßt sie. Diese Physiotherapie kann sie nicht leiden. Mary ist zwar sehr freundlich und professionell, aber sie erwartet permanent etwas von Jenny. Sie spürt den Druck und die Erwartungen. Die Befürchtung, diesen nicht gerecht werden zu können, ist allgegenwärtig. Zum Glück hat sie jetzt ihre Ruhe bis morgen, dann steht die nächste Einheit an. Die Übungen für zwischendurch, die Mary ihr zeigte und die sie im Liegen in ihrem Bett durchführen soll, würde sie wie die vergangenen Tage auch schon einfach nicht machen. Einmal am Tag quälen reicht ja wohl, beschließt Jenny missmutig. Sie freut sich auf Dr. Burque. Die Psychologin scheint eine niedrige Erwartungshaltung an sie zu haben und ist stets nachsichtig und gutmütig. Jenny fühlt sich fast schon ein wenig bemuttert. Das gefällt ihr. Sie sieht nach der Uhrzeit und rechnet, dass sie noch etwa eine Stunde Zeit bis zu ihrer Sitzung hat.

»Herein«, ertönt es aus Raum 1.12 in der Southwest Memorial Klinik, worauf Agent Cooper die Klinke herunterdrückt und das Zimmer betritt. Unter seinem Arm ist ein mittelgroßer Karton eingeklemmt, den er nur mit Mühe zu fassen imstande ist.

»Ah, Sie haben an die persönliche Habe von Mrs. Sorna gedacht. Danke sehr.«

Dr. Burque beginnt sogleich damit, den Inhalt zu sichten. Es sind in der Tat nur wenige Gegenstände in der Box. Nicht zu glauben, dass diese wirklich all die Besitztümer der Patientin sein sollen. Hoffentlich ist für ihre nächste Sitzung dennoch etwas Geeignetes dabei.

»Was haben Sie denn damit vor?«, möchte Agent Cooper wissen.

Er klingt ehrlich interessiert.

»Ich brauche persönliche Gegenstände mit hohem emotionalem Wert für die Therapiesitzung heute. Wir versuchen, eine Affektbrücke zu schaffen. Dabei nutze ich neben diesen Dingen auch Trigger wie Gerüche und Geräusche als Auslöser für die Reaktivierung einer neuronalen Verbindung von der jeweiligen Sache zu der dazugehörigen, verschütteten Erinnerung.«

»Sie wollen also Mrs. Sorna mit beispielsweise diesem alten Jahrbuchfoto in ihre Highschoolzeit zurückführen?«, versucht er ihre Äußerung zu vereinfachen.

»Na ja, so etwas in der Art-« Dr. Burque lächelt. »Probieren wir heute Abend das Diner aus? Ich habe schon ewig keine Burger mehr gegessen.«

»Gern. Eine Frage hätte ich aber noch, bevor ich zu Mr. Strong runtermuss: Halten Sie es für möglich, dass Jeff Milt sich nicht abgesetzt hat, sondern sich hier in der Gegend versteckt?«

Eine Weile überlegt Dr. Burque und antwortet schließlich: »Eher nicht. Der erste Augenschein trügt bei Milt. Er macht oberflächlich den Eindruck eines einfachen, ungebildeten Mannes, der nicht viel vom Leben erwartet und dessen Ansprüche niedrig sind. Tatsächlich aber ist ein berechnender, kalkulierender Mensch, der keine Risiken eingeht. Persönliche Beziehungen scheinen ihm nicht allzu viel wert zu sein, nicht mal zu seinen Eltern pflegte er Kontakt und Freunde hatte er ebenfalls keine. Er wird weiterziehen, ohne mit der Wimper zu zucken, und seine perversen Vorlieben an einem anderen Ort ausleben, an dem er sich ungestört fühlt. Er sucht nicht den Nervenkitzel. Aber dabei handelt es sich selbstverständlich nur um Mutmaßungen, Agent.«

»Hm. Glauben Sie, er könnte einen Komplizen gehabt haben?«

»Gibt es dafür Indizien?«

»Nichts Konkretes, nur eine winzige Erklärungslücke in unserer Rekonstruktion des Tathergangs. Aber keine forensischen Spuren oder dergleichen, nein.«

»Auch dies ist lediglich eine Mutmaßung: Ich schätze Jeff Milt eher als Einzelgänger und Einzeltäter ein. Er hat gern die Kontrolle, das Sagen. Ein Komplize würde seine Alleinherrschaftsansprüche bedrohen, daher halte ich es für eher unwahrscheinlich.«

»Vielen Dank, Dr. Burque. Bis heute Abend.«

»Ja, ich freue mich«, sagt sie ihm noch, als er schon fast im Flur verschwunden ist.

Er bahnt sich seinen Weg in das untere Stockwerk und muss sich wie jedes Mal konzentrieren, auch die richtige Route zu nehmen, um am gewünschten Raum anzukommen. Diese Krankenhäuser sind wie Labyrinthe gebaut, schimpft er innerlich, schlimmer als die Casinos in Las Vegas, da findet man sich auch nie zurecht. Im Labor sind alle Arbeitsflächen restlos belegt und diverse Maschinen, die Ähnlichkeiten mit Konvektomaten aus Großküchen haben, sind in Betrieb. Es tummeln sich mehrere Menschen, von weißen Ganzkörperkitteln unkenntlich gemacht, im Raum. Agent Cooper ist noch damit beschäftigt, sich einen Überblick zu verschaffen, da hört er die Stimme von Mr. Strong nach ihm rufen. Er tritt zu dem Leiter der Spurensicherung, der gerade im Begriff ist, zu pipettieren.

»Mr. Strong, mir ist klar, wie beschäftigt Sie sind, aber hätten Sie ein paar Minuten?«

Nickend legt Mr. Strong die Pipette nieder und deutet Agent Cooper an, ihm zu folgen. In einer Ecke des Raumes bleibt er stehen und sieht ihn erwartungsvoll an.

»Ich halte Sie auch bestimmt nicht lange auf, Mr. Strong. Wie sieht es denn mit der restlichen Auswertung aus?«

»Die ersten Annahmen bestätigen sich. Alle bisher untersuchten Zigaretten sowie das Handtuch sind mit derselben DNA überzogen, die auch am Tatort zu finden war. Jetzt sind wir gerade bei den letzten Flaschen, die wir mitgenommen haben. Bis auf eine Einzige kommen wir hier zum selben Ergebnis. Pete von der Tankstelle gab ja auch an, es sei möglich, dass Kunden gelegentlich mit Milt ein Bier tranken. Wir werden heute Abend oder eventuell morgen hier fertig sein.«

»Gut. Erinnern Sie sich noch an das verstopfte Lüftungsrohr im Kleinbus?«

»Wie könnte man das vergessen.«

»Könnte das Rohr auch von der Innenseite, also von unten aus dem Bus heraus verdichtet worden sein? Besteht die Möglichkeit?«

Mr. Strong sieht Agent Cooper ungläubig an. Nach einigen Sekunden antwortet er.

»Ausgeschlossen.«

»Warum?«

»Weil sich im Lüftungsrohr ein kleines Ventilatorenrädchen befand, welches die Luftzirkulation unterstützen sollte. Die Textilie war oberhalb des Rädchens platziert. Diese muss folglich von oben und nicht von unten hineingedrückt worden sein.«

»In Ordnung, vielen Dank für Ihre Zeit, Mr. Strong«, verabschiedet er sich und begibt sich zu Mr. Burns.

Ihn möchte er nach auffälligen oder fremden Menschen auf dem Gelände der Southwest Memorial Klinik fragen und sich die Überwachungsaufnahmen des Parkplatzes noch einmal persönlich ansehen. Mist, denkt er, wer hat diesen Fetzen in das Rohr gestopft, wenn es nicht Milt war? Es ärgert ihn, diese Frage nicht beantworten zu können, gerade jetzt, wo so viel Licht in den Fall fiel und die Lösung zum Greifen nahe scheint.

Eine knappe Stunde später quillt aus seinem Auto eine brütende Hitze, als er die Fahrertür öffnet. Er startet die Klimaanlage und wartet noch einige Minuten draußen, bis sich das Innere des Fahrzeugs auf eine erträgliche Temperatur abgekühlt haben würde. Außerhalb des Wagens ist es zwar auch zu warm, jedoch nicht so schlimm wie innen. Der Parkplatz liegt nun zur Mittagszeit in der prallen Sonne. So weit das Auge reicht, ist nicht eine einzige Wolke in Sicht, die sich vor die Sonne schieben könnte. Das Durchsehen der Kameraaufzeichnungen führte ihn leider nicht zu neuen Erkenntnissen. Er sieht sich um, weil er feststellen möchte, ob es denkbar ist, dass der ins Fenster sehende Mann ohne Auto zur

Klinik gelangt sein könnte. Jedoch hält Agent Cooper diese Annahme für eher abwegig. Die Southwest Memorial Klinik liegt außerhalb des Ortes Cortez, einen anderen Weg sich dem Gelände zu nähren als über den Parkplatz zu kommen gibt es nicht. Theoretisch könnte jemand zu Fuß hier gelangen, diese Person müsste dann allerdings immer noch den kameraüberwachten Parkplatz überqueren oder sich in dessen Nähe vorbeischleichen. Auch das würde aufgezeichnet. Wer war dann dieser Mann, der in das Fenster der Zeugin sah? Agent Cooper spürt seinen Puls anschwellen, als er einen unheilvollen Gedanken hat: Der Mann könnte zum Krankenhaus gehören. Ein Mitarbeiter. Oder ein Patient. Diese Personen können sich unbemerkt auf dem Gelände bewegen. Er würde noch einmal mit den beiden Officers sprechen, die gerade Wache halten, bevor er zurück zum Department fährt und ihnen äußerste Aufmerksamkeit einschärfen. Auch würde er versuchen, noch eine dritte Person für die Überwachung zu gewinnen.

Jenny mustert interessiert die Box, die Dr. Burque zwischen ihren Händen trägt: »Was ist da drin?«

»Das sind einige Gegenstände, die die Polizei aus Ihrer Wohnung in Albuquerque geholt hat. Die wollen wir uns heute ansehen.«

»Haben Sie auch Fotos von meiner Wohnung? Ist sie schön?« Jenny klingt ganz aufgeregt.

»Nein, leider nicht«, entgegnet Dr. Burque mit einem schlechten Gewissen, weil sie Jenny nicht weiter aufklärt. »Sehen wir uns die Dinge doch mal an.«

Mit einem Griff in die Pappschachtel zieht Jenny eine Bluse hervor, die oben aufliegt.

»Ich möchte, dass Sie sich alles genau ansehen, fühlen, daran riechen. Eventuell kommt Ihnen etwas bekannt vor.

Nehmen Sie sich so viel Zeit, wie Sie brauchen. Sie müssen nicht sprechen oder etwas kommentieren. Serin Sie ganz bei sich und Ihren Dingen«, fordert Dr. Burque Jenny auf.

Die Bluse untersuchend und daran schnüffelnd, schließ Jenny die Augen. Ihre Nase nimmt einen leicht muffigen Geruch wahr. Sie öffnet ihre Augen wieder und begutachtet das Kleidungsstück. Sie findet es absolut geschmacklos. Es sieht aus wie aus den Achtzigern, an einigen Punkten sind abgenutzte Stellen zu erkennen. Das soll sie früher getragen haben? Jenny kann es sich nicht vorstellen. Darin muss sie unmöglich ausgesehen haben. Sie legt die Bluse beiseite und lässt ihre Hand erneut in der Box verschwinden, um sie dieses Mal mit einem Jahrbuch wieder herauszuziehen. Es ist das Jahrbuch einer Highschool in Albuquerque. Neugierig blättert Jenny es durch und überfliegt einige Einträge. Es dauert etwas, bis sie findet, wonach sie sucht: Die Seiten mit den Porträtaufnahmen der Schüler und Schülerinnen der verschiedenen Jahrgänge. Die Bilder sieht sie sich ganz genau an, immer auf der Suche nach einem bekannten Gesicht oder zumindest nach ihrem eigenen. Würde sie ein altes Foto von sich überhaupt erkennen? Sie schlägt die folgende Seite auf und lässt ihre Augen weiter über die kleinen rechteckigen Bilder gleiten. Hier. Das ist sie! Nach der anfänglichen Freude, ihr Foto entdeckt zu haben, folgt nun eine ernüchternde Emotion. Jenny sieht furchtbar aus auf diesem Bild, geradezu hässlich. Ihre Haare sind kaum frisiert und sie trägt die Bluse aus dem Karton. Ein Lächeln ist in ihrem Gesicht nicht auszumachen, es sieht sogar so aus, als würde sie gar nicht richtig in die Kamera gucken. So habe ich vor ein paar Jahren ausgesehen? Jenny presst ihre Lippen zusammen. Sie legt das Jahrbuch weg und dreht den Karton so, dass sie hineinsehen kann. Die Box ist kaum gefüllt. In ihr verbleiben noch eine Keramikfigur in Froschform, zwei

CDs mit Musiktiteln und ein aus Papier gefalteter Schmetterling.

»Mehr ist da nicht drin?«, fragt sie Dr. Burque ungläubig.

»Das sind die Gegenstände, die die Polizei mir gegeben hat. Kommt Ihnen davon etwas vertraut vor?«

»Nein«, entgegnet Jenny entschieden. »Als hätte ich die Sachen noch nie gesehen. Ich erkenn mich kaum auf dem Foto wieder.«

»Ist schon in Ordnung, setzten Sie sich nicht unter Druck. Ich werde die Dinge hier lassen, dann können Sie alles erneut genau betrachten, wenn Sie es wünschen.«

In dieser Nacht fällt es Jenny schwer, in den Schlaf zu finden. Sie liegt in ihrem Krankenbett, die Augen starr an die Zimmerdecke gerichtet. Das Betrachten ihrer Sachen wühlte sie sehr auf. Was sie in der Kiste fand, kann sie nicht mit dem Bild vereinbaren, welches sie sich so mühsam in den vergangenen Tagen aufgebaut hat, und dieser Umstand stimmt sie traurig. Wie sollte sie jemals herausfinden, wer sie ist? Oder wer sie war? Sie traut es sich nicht zu. Der Mond scheint mit seinem Silberlicht durch das große Fenster und Jenny richtet ihre Aufmerksamkeit nun auf den Park vor dem Krankenhaus. Sie betrachtet die geometrisch angelegten Beete, hier hat alles seine Ordnung, alles passt zueinander. Wenn nur immer alles so einfach und übersichtlich sein könnte, findet sie, bevor sich ihre müden Augenlider schließen.

TAG 14

Deputy Ramirez lenkt ihren in die Jahre gekommenen Kleinwagen durch Cortez, während sie das Durchstöbern der alten Milt-Familienalben Revue passieren lässt. Sheriff Miller und sie haben den gestrigen Nachmittag mit dem Begutachten verbracht. Sogar im Traum verfolgten sie einige Bilder noch. Bis jetzt kann sie nicht fassen, wie ein Familienleben, das derart normale, ja sogar anrührende Fotografien hervorbrachte, ebenfalls einen zutiefst gestörten Sohn in die Welt entlassen konnte. Die Alben waren chronologisch geordnet. Das Erste beherbergte Bilder aus der Zeit der Eheschließung von Mr. und Mrs. Milt, gefolgt von niedlichen Babyfotos von Jeff Milt. Ein properer Junge, der seine neuen Zähne strahlend zeigte, während er vergnügt im Planschbecken vor dem Haus in der Red Snake Lane saß. Das nächste Album enthielt Bilder seiner Kindheit, Familienurlaube in den Bergen, einige Klassenfotos. Alles, was Deputy Ramirez auf den Fotografien ausmachen konnte, war normal und unauffällig. Kein merkwürdiger Gesichtsausdruck, keine verdächtigen Details im Hintergrund in einem der Bilder. Eine ganz durchschnittliche amerikanische Familie ohne Besonderheiten. Im letzten

Album waren Bilder aus der Jugend von Jeff Milt und einige wenige Fotos aus der kurzen Zeit in Dallas eingeklebt. Sie zeigten die Milts unter anderem beim Barbecue, der fast erwachsene Jeff hält die Grillzange stolz in der Hand, neben ihm Milt Senior, ebenfalls breit lächelnd. Man sollte doch meinen, einen so soziopathischen Menschen erkennen zu können, welcher in der Lage ist, eine Vielzahl von so scheußlichen Taten zu begehen. Deputy Ramirez ist auch verwundet über die Wärme, die Familie Milt auf den Bildern ausstrahlte. Sie vermutete stets, dass Serienmörder und Triebtäter allesamt eine traumatisierende Kindheit durchleben mussten, welche sie dann negativ prägte. Jedoch ist Jeff Milt unter den arglosen Augen aller, ja selbst seiner eigenen Familie, im Geheimen zu einem Soziopathen herangewachsen, ganz unbemerkt. Und diese Vorstellung ängstigt sie am meisten.

TAG 21

Vor dem Spiegel spannt Agent Cooper die Kinnmuskulatur beim Rasieren an. Seine Gedanken kreisen weiter um den Fall, während der die Klingen über seinen mit Rasierschaum bedecken Hals gleiten lässt. Mit der Aufklärung tritt er mittlerweile seit einer Woche auf der Stelle. Es gab nicht die geringste Spur von Milt in ganz Nord- und Mittelamerika. Die Medien überschlagen sich, überall auf dieser Welt müsste das Gesicht des Serienmörders inzwischen bekannt sein, genauso wie die ausgesetzte Belohnung. Und dennoch gab es nicht einen einzigen von Erfolg gekrönten Hinweis. Nach Auswertung aller forensischer Spuren ergaben sich ebenfalls keinerlei zusätzliche Erkenntnisse. Er müsste nun folglich mit dem arbeiten, was er hat. Er spült den Apparat unter dem laufenden Wasserstrahl aus und denkt an die Zeugin im Krankenhaus, welche sich zwar besten Heilungsfortschritten erfreuen konnte, jedoch nach wie vor nicht eine für die Ermittlungen bedeutende Erinnerung zutage brachte. Agent Cooper fragt sich, ob er Mrs. Sorna das Fahndungsfoto von Milt doch zeigen sollte, schließlich hat er die Genehmigung von oberster Instanz erhalten und die Zeit streicht ins Land, ohne dass er neue Erkenntnisse gewinnen konnte. Er steht jetzt ganz gewaltig unter Druck. Wenn er nicht bald imstande wäre, etwas zu liefern, würden ihm nicht nur die Presse, sondern auch die Zentrale in Denver das Leben sehr schwer machen. Zudem könnte er sich dann die Leitung eines weiteren Falles dieses Ausmaßes sicherlich abschminken, schließt er seine Gedanken bitter ab, bevor er zu seinem frisch gebügelten Hemd greift. Heute früh würde er nicht in das Department fahren, sondern gleich in das Krankenhaus.

Im Flur des ersten Stockwerks des Westflügels der Southwest Memorial Klinik begegnen sich Schwester Tamika und Schwester Betsy, welche soeben ihre Nachtschicht beendete.

»Zwölf anstatt acht Stunden! Daran habe ich mich auch noch nicht gewöhnt«, ächzt sie und hält sich eine Hand an den Rücken.

»Ich auch nicht. Hast du wieder Rückenschmerzen?«, erkundigt sich Schwester Tamika besorgt.

Schwester Betsy winkt ab und hält ihr die Patientenakte von Jenny Sorna hin.

»Alles in Ordnung so weit. Bis auf Mary sind alle sehr zufrieden mit ihr«, resümiert Schwester Betsy. »Sie ist aber auch ein wirklich reizendes Mädchen. Das findet auch dieser Mr. Birch, der jeden Nachmittag hier auf der Matte steht, um ihr einen neuen Blumenstrauß zu bringen«, fügt sie augenzwinkernd hinzu.

Tamikas Gedanken richten sich etwas wehmütig auf William Birch. Er gefiel ihr bereits, als sie ihn das erste Mal sah. Seine unübersehbare, herzensgute Art, zudem ist er überdurchschnittlich gutaussehend. Leider musste Tamika schnell feststellen, dass der junge Mann nur Augen für ihre wichtige Patientin hat und nicht für sie.

»Ja, das ist tatsächlich sehr nett von ihm«, antwortet sie gedankenverloren.

»Nett? Pah! Bis über beide Ohren verliebt sind sie ineinander, das sieht doch jedes Kind. Würde mich nicht wundern, wenn Mrs. Sorna bald Mrs. Birch heißt.«

»Möglich wäre es«, sagt Tamika dahin.

»Also, ich muss los. Denk dran: Die Patientin ist noch immer auf Schonkost gesetzt.«

»In Ordnung. Schönen Feierabend, Betsy«, verabschiedet sie sich von ihrer Kollegin und begibt sich zum bewachten Krankenzimmer.

Dem jungen Officer vor diesem freundlich zunickend, betritt sie Jennys Zimmer.

»Guten Tag, Mrs. Sorna. Meine Schicht hat angefangen, ich wollte Sie begrüßen. Brauchen Sie etwas?«, erkundigt sich Tamika, während ihr Blick an dem gigantischen, violettfarbenen Strauß hängen bleibt.

»Guten Tag, Schwester Tamika. Nein, danke, ich habe alles.«

»Das sehe ich«, rutscht es Tamika raus.

Jenny scheint die Äußerung nicht negativ aufzunehmen: »Sind sie nicht wunderschön?«

Tamika bewegt ihren Kopf automatisch auf und ab, um Zustimmung zu signalisieren.

»Bekommen Sie heute wieder Besuch?«

Jenny antwortet mit einem breiten Lächeln: »Ja, heute Nachmittag.«

»Gut. Vorher haben Sie noch Therapie bei Mary und Dr. Burque. Zum Mittagessen gibt es heute gedünsteten Fisch mit Gemüse, ich hoffe, das ist etwas für Sie.«

»Oh, sicherlich.«

»Ich habe auch die Wimperntusche besorgt, um die Sie mich baten.«

Tamika reicht Jenny eine kleine, schmale Pappschachtel in die Hand.

»Danke sehr. Die werde ich gleich nachher ausprobieren«, sagt Jenny vergnügt.

Tamikas Reaktion besteht aus einem Lächeln. Als sie sich zur Tür umdreht, rutschen ihre Mundwinkel jedoch augenblicklich hinunter und ihr Magen fühlt sich flau an. Reiß dich zusammen, ermahnt sie sich selbst, dann verlässt sie das Krankenzimmer.

Die gräuliche Tür zum Raum 1.12 im ersten Stock der Klinik steht offen, wie Dr. Burque es zu handhaben pflegt, wenn sie an ihrem Schreibtisch sitzt und Berichte verfasst. Daher bemerkt sie Agent Cooper sogleich, als er im Türrahmen steht.

»Guten Tag, Agent.«

»Haben Sie etwas Zeit für mich?«

»Natürlich.« Sie deutet ihm an, sich niederzulassen.

Agent Cooper schließt die Tür hinter sich und braucht einen Augenblick, bis er einigermaßen verwertbare Worte findet.

»Dr. Burque, Sie wissen, wie sehr ich Ihre fachliche Meinung schätze. Jedoch muss ich mittlerweile auf ein Gespräch mit der Zeugin bestehen. Sie wissen, ich habe die Rechte dazu zur Verfügung.«

»Ich habe mir schon gedacht, dass dieser Tag kommt. Wir alle versuchen hier doch nur, unseren Job gut zu machen, nicht wahr?« Sie atmet aus und sieht ihn wieder direkt an. »Wenn es sein muss. Aber wir werden im Vorfeld alles durchsprechen und ich werde bei Ihrem Gespräch mit Mrs. Sorna anwesend sein.«

»Gern, das ist bestimmt hilfreich. Sie vertraut Ihnen.«

»Ich werde der Patientin anfangs einen kleinen Einblick in die aktuelle Situation geben. Bitte berücksichtigen Sie, Agent:

Mrs. Sorna hat nur geringfügige Informationen zu ihrer prekären Lage erhalten. Da kann ich ihr nun nicht alles weitere an einem einzigen Tag vor den Latz knallen, verstehen Sie? Zum Beispiel werde ich grausame Details aussparen und Sie offiziell nur als Polizisten vorstellen. Wenn die Patientin das Wort FBI hört, geht ihr Puls sonst durch die Decke.«

Ganz aufmerksam beobachtet Agent Cooper die Psychologin. Sie agiert ruhig und professionell, jedoch kennt er sie inzwischen gut genug, um zu sehen, wie aufgebracht sie tatsächlich ist.

»Danke, Dr. Burque, mir ist bewusst, wie unglücklich Sie dieses Vorgehen finden.«

»Darüber brauchen wir nicht weiter zu diskutieren, denke ich.« Sie atmet erneut langsam und geräuschvoll aus. »Ich habe nur Bedenken, weil dieses radikale Konfrontieren vermutlich der Genesung und auch den Ermittlungen mehr schadet, als es hilft.«

»Ich werde so behutsam wie möglich vorgehen, versprochen. Das Fahndungsbild von Milt werde ich jedoch zeigen müssen.«

Dr. Burque kneift ihre korallenrot geschminkten Lippen zusammen, bevor sie reagiert: »Die Therapiesitzung werden wir heute durch die Befragung ersetzen, das ist schon genug Aufregung für die Patientin. Um ein Uhr mittags nach dem Mittagessen. Seien Sie pünktlich.«

»Kommen Sie, Jenny. Noch fünfmal!«, feuert Mary sie an, als Jenny angestrengt eine kleine, türkisfarbene Hantel mit den Armen auf und ab bewegt.

Aufgrund ihrer Verletzungen erhält Jenny noch immer die Physiotherapie in ihrem Krankenzimmer. Niemals hätte sie es für möglich gehalten, dass Übungen im Liegen oder Sitzen dermaßen fordernd sein können. Sie schnaubt. Mit einem

Stöhnen gelingt es ihr, die Hantel hochzustemmen. Im Kopf zählt sie mit. Hoffentlich ist dies die letzte Übung für heute, seht Jenny herbei. Ihre Gedanken gehen zu William über. Sie wird sich noch frisch machen müssen. Bei dieser Gelegenheit kann sie den neuen Mascara auftragen. Sie freut sich, während sie wie durch ein Polster Marys Stimme wahrnimmt.

»Hervorragend, Jenny! Sie werden immer besser.« Mary nimmt ihr die Hanteln ab. »Morgen kümmern wir uns verstärkt um Ihre Beine, aus den paar Schritten machen wir doch ohne Weiteres ein paar Dutzend«, kündigt Mary zuversichtlich an.

Hauptsache für heute ist Schluss, kontert Jenny innerlich. All ihre Gedanken sind auf den Besuch von William später am Tage fokussiert. Zuvor hat sie noch eine Sitzung bei Dr. Burque. Jenny ist sehr zufrieden mit der Therapie. Zwar kommen Erinnerungsfetzen nur langsam, aber stetig zurück. Diese zeigen ihr zumeist Gedanken, Gefühle oder Situationen aus ihrer Kindheit, die alles andere als schön verlief, wie Jenny feststellen musste. Einige Bilder, die in ihren Kopf zurückfinden, sind wohl im jungen Erwachsenenalter entstanden. Auch diese Lebensphase schien nicht allzu glücklich gewesen zu sein, Jenny musste sich oft durchboxen im Leben und finanziell mehr schlecht als recht über Wasser halten. Jedoch handelte nicht eine einzige Erinnerung von ihrem Unfall mit William oder der Zeit direkt davor. Dr. Burque versicherte zwar stets, dies sei völlig normal, jedoch beunruhigte es Jenny schon. Und dieses ungute Gefühl wächst und wächst. Was war geschehen? Warum kann sie sich ausgerechnet an diese wichtige Zeitphase nicht erinnern? Auch Dr. Burque und die Polizei scheinen ahnungslos zu sein. Das Schweigen stellt keinen Versuch dar, sie zu schonen, die wussten auch nichts, da ist sich Jenny sicher. Sie nimmt Marys Stimme erneut wahr und findet ins hier und jetzt zurück: »Bis morgen, Mary.«

Der Tag des zwölften Augusts unterscheidet sich von den unzähligen hochsommerlichen Tagen in den Wochen zuvor. Heute ist vom ansonsten so strahlend blaue Himmel nichts zu sehen. Dicke, dunkle Wolken hängen davor. Es ist ein ungewohnter Anblick, der sich in den Sommermonaten hier in der Wüste nicht oft bietet. Durch die fehlende Sonne ist es zwar weniger heiß, jedoch fühlt sich die Luft unangenehm schwül und stickig an. Agent Cooper beschließt, dass ihm die Sonne vielleicht doch lieber wäre. Dieses schwere Grau, das einem permanent über dem Kopf schwebt, drückt irgendwie auf das Gemüt. Oder vielleicht irrt er sich und es ist doch vielmehr seine berufliche Aufgabe, die ihm die Stimmung heute verdirbt.

Er ist pünktlich in der Southwest Memorial Klinik vor dem Büro von Dr. Burque, um mit ihr gemeinsam mit der Zeugin Sorna zu sprechen. Erstaunt stellt er fest, wie aufgeregt er wegen der Befragung ist. In seiner Position als FBI-Agent führte er bereits so manch heikle Befragung durch. Schwierige Themen und komplizierte Menschen waren ihm vertraut, stellten sein täglich Brot dar. Bei Jenny Sorna jedoch liegt der Fall etwas anders. Diese Frau erlitt Unsagbares, sie schaffte es, einem Serienmörder lebendig zu entkommen. Als einzige von mindestens dreizehn Opfern. Anschließend überlebte sie einen Autounfall, wie durch ein Wunder, wie Dr. Sherman sagte. Ganz zu schweigen von einer Kindheit, die man ebenfalls niemandem wünschen würde und welche sicherlich auch nicht jeder überstanden hätte. Er ärgert sich, weil ihm keine anderen Spuren zur Verfügung stehen und nun diese junge Frau zum Ausgleich dafür herhalten muss. Lieber wäre ihm, er müsse die Zeugin nicht behelligen, könne sie ihr Leben, welches sie gegen alle Wahrscheinlichkeiten noch hat, einfach ungestört weiterleben lassen. Diese Wahl hat er jedoch nicht mehr. Die Zeit spielt gegen seine Ermittlungen.

Dr. Burque tritt aus ihrem Büro, schweigend gehen sie in den Westflügel der Klinik, an dessen Ende sich das gesicherte Krankenzimmer von Mrs. Sorna befindet.

»Herein«, ertönt eine noch beinahe jugendliche Stimme.

Als die aufschwingende Tür den Blick auf die Zeugin freigibt, bemerkt Agent Cooper ihr verunsichertes Gesicht. Sicherlich rechnete sie nicht mit ihm. In dieser Situation ist es bestimmt auch nicht von Vorteil, dass er ein männlicher Agent ist. Mrs. Sorna könnte unterbewusst noch Angst vor Männern haben, warnte ihn Dr. Burque vor. In Mrs. Sornas Gesicht war jedoch keine Angst ablesbar, nur Irritation. Und vielleicht ein bisschen Neugier. Agent Cooper bemüht sich um sein freundlichstes Lächeln. Er ist fasziniert von ihrer Genesung. Als er die Zeugin zum ersten und vorerst auch letzten Mal sah, lag sie im künstlichen Koma und machte eher den Anschein einer lebenden Toten. Kein Vergleich zu heute, stellt er fest. Mrs. Sorna sitzt aufrecht in ihrem Bett, bis auf einen Clip am Finger ist sie von Kabeln und Schläuchen befreit. Die abheilende Platzwunde, die noch von einem Bluterguss umrahmt wird, ist inzwischen sehr unauffällig geworden. Die junge Frau sieht frisch und vital aus, geradezu positiv und attraktiv. Agent Cooper kann diese Verwandlung kaum fassen.

Wie zuvor mit der Psychologin abgesprochen, lässt sich Agent Cooper auf dem Stuhl nieder, der weiter vom Krankenbett entfernt steht, sodass Dr. Burque der Zeugin näher ist. Diese stellt Agent Cooper als Mr. Cooper von der Polizei vor und eröffnet der verdutzten Jenny, der Polizist habe einige Fragen wegen des Unfalls und wie es zu diesem kam.

»Aber ich kann mich doch gar nicht daran erinnern!«, beteuert Jenny schnell.

»Keine Sorge, Mrs. Sorna, darüber bin ich bereits informiert. Es ist lediglich ein Versuch, ob nicht vielleicht doch etwas an Erinnerung zurückkommt, wenn Sie gezielt gefragt werden. Fühlen Sie sich bitte nicht unter Druck gesetzt.«

Jenny lächelt zaghaft: »Okay.«

»Welche ist die letzte Erinnerung, bevor Sie das Bewusstsein verloren?«, beginnt Agent Cooper.

»Da bin ich in einer Wohnung in Albuquerque. Meine Wohnung, glaube ich. Ich suche nach meinen Portemonnaie. Aber das kann Monate vorher gewesen sein«, gibt Jenny zu bedenken.

»Können Sie sich erklären, wie Sie hier in die Gegend gelangt sind, nach Cortez im Süden von Colorado?«, fragt er weiter.

Jenny vermag ihr Lächeln nun nicht mehr zu halten und antwortet betroffen: »Nein.«

»Spielen in den Erinnerungen, die Ihnen bisher wieder einfielen, andere Menschen eine Rolle?«

»Ja«, antwortet Jenny sofort, froh, eine Auskunft geben zu können, »meine Mutter habe ich oft gesehen. Dr. Sherman sagte mir allerdings, sie sei schon vor Jahren verstorben. Genauso wie mein Vater, den ich auch ab und zu in meinen Erinnerungen gesehen habe.«

»Weitere Personen?«

»Nein.« Jenny zögert, fährt dann jedoch fort: »Ich träumte einmal davon, dass mich jemand verfolgt und ich durch die Wüste laufe. Ich war voll mit rotem Sand. Aber ich kann nicht sagen, wer das war. Das war schon alles, aber der Traum war sehr beängstigend.«

Agent Cooper nickt verständnisvoll. Verdammt, denkt er, die Zeugin ist in der Tat nicht die geringste Hilfe. Sie weiß nichts, zumindest noch nicht. Und niemand kann vorhersagen, ob und wann es so weit sein wird, wann eine ergiebige Aussage möglich sein könnte.

»In Ordnung, vielen Dank, Mrs. Sorna. Ich nehme an, Sie wissen es bereits von Dr. Burque: Wir suchen nach einem

Mann, der Ihnen womöglich etwas antun wollte. Anderen Frauen ebenso. Leider haben wir ihn noch nicht, daher erhalten Sie auch Polizeischutz. Wir nehmen zurzeit an, sie könnten diesen Verdächtigen vor dem Unfall eventuell gesehen haben, sich jedoch momentan nicht an ihn erinnern. Ich möchte Ihnen gern ein Foto des Verdächtigen zeigen, vielleicht können Sie mir sagen, ob Ihnen dieser Mann bekannt vorkommt. Einverstanden?«

Jennys Augen werden immer größer vor Aufregung: »Ja.«

Aus der Innenseite seines Jacketts holt Agent Cooper eine Fotografie hervor und reicht diese der Zeugin.

Jenny betrachtet das Bild zwischen ihren verkrampften Händen lange und ausgiebig. Es handelt sich um eine Art Porträtaufnahme. Ein Mann, sicherlich zehn Jahre älter als sie selbst, ist darauf abgebildet. Sein Haar ist nicht sehr kurz geschnitten, er trägt es seitlich gescheitelt. Die Farbe sieht wie ihre eigene Haarfarbe aus. Der Mann sieht in die Kamera, ohne sein Gesicht zu verziehen, es ist kein Lächeln erkennbar. Das entspannte Gesicht ist schmal, ein Dreitagebart wächst auf der gebräunten Haut. Von undefinierbarer Farbe sind seine Augen, Jenny würde diese als grünlich bezeichnen. Am unteren Rand des Fotos ist ein kariertes Hemd erkennbar. Der Mann sieht weder unsympathisch noch freundlich aus. Irgendwie neutral und unauffällig. Jenny ist sich sicher, ihn nie gesehen zu haben. Sollte das tatsächlich der Mann sein, der ihr solche Angst einjagte und der sie durch die Wüste verfolgte, würde sie ihn sicherlich erkennen. So vergesslich konnte sie doch gar nicht sein.

»Ich kenne diesen Mann nicht«, antwortet sie schließlich.

»In Ordnung.« Agent Cooper nimmt das Foto wieder an sich. »Bitte machen Sie sich keine Gedanken, Mrs. Sorna, sollten wir den Verdächtigen bis zu Ihrer Entlassung aus dem Krankenhaus nicht gefasst haben, erhalten Sie einen Platz im Zeugenschutzprogramm. Diese Person wird Ihnen nichts antun können, das versichere ich Ihnen. Haben Sie vielen Dank für Ihre Zeit und Ihre Hilfe. Falls Ihnen noch etwas einfällt, Dr. Burque und auch die Krankenschwestern haben meine Telefonnummer«, beendet er das Gespräch und verlässt ernüchtert den Raum.

Auf dem Flur stellt sich ihm Dr. Burque mit in die Taille gestemmten Händen gegenüber: »Ich habe es Ihnen doch gesagt. Jedenfalls scheint sie die Befragung relativ gut weggesteckt zu haben. Nachher werde ich nochmal nach ihr sehen.«

Ohne ein weiteres Wort dreht sie sich um und lässt Agent Cooper enttäuscht stehen.

William streckt einen Stapel Reisemagazine durch die Türöffnung, bevor er selber zum Vorschein kommt. Mit einem breiten Lächeln auf den Lippen schaut er, ob Jenny ihn bemerkt hat.

Sie lacht laut: »Keine Blumen?«

»Wären dir Blumen lieber gewesen?«

»Nein, etwas zum Lesen ist genau das Richtige, um mir hier die Zeit zu vertreiben«, gibt sie zurück.

»Es sind viele Artikel über Italien darunter.« William zeigt ihr die Titel auf den Coverseiten.

»Heute ist etwas Komisches passiert«, beginnt Jenny sogleich, die in den vergangenen Tagen William mehr und mehr ins Vertrauen zog. »Ein Polizist war hier.«

»Es ist doch immer einer vor der Tür«, reagiert William unbeeindruckt.

»Aber heute hat er mit mir gesprochen, hat mir Fragen gestellt und ein Foto von einem Verdächtigen gezeigt.«

»Und? Hast du ihn erkannt?« William bleibt vor Überraschung der Mund offen stehen.

»Leider kein bisschen.« Jenny seufzt.

»Hm. Ich weiß nicht, ob das gut oder schlecht ist«, überlegt William.

»Der Polizist hat auch von einem Zeugenschutzprogramm gesprochen. Da kann ich rein, wenn sie den Verdächtigen nicht kriegen.«

»Und wie geht es dir damit?« William wundert sich über Jennys gelassene Art.

»Eigentlich ganz gut. Das ist eine gute Nachricht. Mir kann dann nichts mehr passieren. Alle passen auf mich auf.«

William greift nach ihrer Hand und drückt diese fest, während sie ihm mit einem etwas erschöpften Lächeln antwortet.

»Das würde ich auch gern«, flüstert er mit einer weichen Stimme, seine blauen Augen suchen den direkten Kontakt mit den ihren.

»Agent Cooper!«, ruft Sheriff Miller ihm entgegen, als er gerade einmal im Türrahmen des Büroraums im Department steht. »Eine wichtige Meldung hat uns soeben erreicht. Aus Mexiko!«

Aus Mexiko, hallt es in seinem Kopf nach. Sofort hat Sheriff Miller seine ungeteilte Aufmerksamkeit. Vielleicht wurde Jeff Milt gefasst?

»Reden Sie schon, ist Milt verhaftet?«

»Nein«, entgegnet der Sheriff langsam. »Das nicht.«

»Was dann?« Agent Cooper wird nun ungeduldig.

»Er wurde gesichtet. Vor knapp zwei Stunden, in einer Stadt namens Alvarado, das liegt am Golf von Mexiko etwas weiter im Süden. Ein Einwohner hat ihn erkannt und die Polizei angerufen. In dem Ort wird jetzt mit Hochdruck nach ihm gefahndet.«

Agent Cooper lässt Luft durch seine Nase ausströmen: »Immerhin eine Spur. Sollte es sich bei dem Mann tatsächlich um Milt handeln, zeigt es auch, wie richtig wir mit unseren Annahmen lagen.«

Er nimmt auf einem der Stühle Platz und gießt sich Kaffee ein. Seine Mimik ist so düster und verärgert, dass sich Deputy Ramirez und Sheriff Miller unbeholfen ansehen und nicht zu sprechen wagen. Der Agent trinkt langsam und bedächtig, Schluck für Schluck. Dabei starrt er geradeaus auf den leeren Tisch.

»Dieser Mörder muss zur Rechenschaft gezogen werden. Er darf nicht irgendwo in Mittelamerika verschwinden. Er muss seine gerechte Strafe bekommen.«

»Ja, Agent«, pflichten ihm Sheriff Miller und Deputy Ramirez kleinlaut bei.

»Ich möchte zu gern wissen, was da draußen in der Wüste am 23. Juli geschah. Das wissen wir nämlich immer noch nicht!« Mit einem lauten Geräusch lässt er die Tasse auf die Tischplatte sausen. »So ein verdammter Mist!«

Nachdem einigen Momenten traut sich Deputy Ramirez, einen Kommentar zu geben: »Nach allen Gedankenspielen bleibt theoretisch nur noch die Möglichkeit, dass wir es mit einem zweiten Mann zu tun haben.«

»Der aber keine Spuren hinterlassen hat«, fügt Sheriff Miller hinzu und erntet von seiner Kollegin direkt einen abmahnenden Gesichtsausdruck.

»Eventuell haben wir eine Möglichkeit übersehen«, sagt Agent Cooper, während er sein Kinn massiert, als habe er Verspannungen. »Ein zweiter Mann im Hintergrund, der so gerissen ist, ohne Spuren zu agieren. Das wäre denkbar. Aber irgendetwas muss passiert sein an dem Morgen in der Wüste, warum wurden die drei Frauen so ad hoc zum Sterben zurückgelassen? Das passt nicht zum Muster des Täters, etwas Unvorhersehbaren muss zuvor eingetreten sein. Aber was?«

»Jemand war ihm auf den Fersen oder hatte einen Verdacht«, mutmaßt Sheriff Miller.

»Dann wäre diese Person später doch zu uns gekommen, oder?«

»Vielleicht wollte diese Person den Täter gar nicht verraten, sondern nur erpressen«, schlägt Deputy Ramirez vor.

Agent Coopers Hand wandert von seinem Kinn an seine Stirn. Leicht schüttelt er den Kopf.

»Wir können nur raten. Hoffentlich schnappen die mexikanischen Behörden den Mann und es ist tatsächlich Milt. Haben Sie eine Rufnummer, Sheriff?«

Mit der Notiz der krakeligen Handschrift des Sheriffs zwischen den Fingern, kommt Agent Cooper erneut ins Grübeln. Seit den Patzern des Sheriffs während der Ermittlungen in den ersten Tagen formt sich ein Gedanke in ihm, den er bisher nicht in aller Deutlichkeit zuließ. Was ist, wenn der Sheriff etwas mit dem Fall zu tun hat, wenn es sich bei ihm um den zweiten Mann handelt? Die Ermittlungspannen könnten Absicht gewesen sein. Er kennt Eric und sicherlich auch das Gelände des Gebrauchtwagencenters sehr gut, seit Jahren schon. Bei ihm handelt es sich um ein Urgestein dieser Gegend. Möglicherweise war er für den Diebstahl des Kleinbusses vor zwanzig Jahren verantwortlich. Zudem kennt er hier Land und Leute in- und auswendig. Angenommen, er und Milt waren Komplizen, dann könnte dieser vom Sheriff gewarnt worden sein. Mit einem langen Zug des Ausatmens lässt Agent Cooper die Luft aus seinen Lungen entweichen und stellt ermattet fest, wie sehr ihm dieser Fall mittlerweile auf die Nerven geht. Vielleicht sieht er aus diesem Grunde schon Gespenster. Seine Augen sehen am sperrigen Smartboard vorbei aus dem Fenster. Draußen verdichteten sich die dunklen Wolken weiter und ein sanfter Nieselregen setzt ein.

Sie sitzt nur in Unterwäsche bekleidet auf einem mit Estrich bedeckten Boden, der sich unangenehm kalt und staubig auf ihrer Haut anfühlt. Ihre Beine sind angewinkelt, die Arme schützend vor Kopf und Brust verschränkt, der Rücken gegen eine Steinwand gelehnt. Sie kann nicht weiter zurückweichen. Die Angst ist zu groß, um aufzusehen. Hören kann sie ihn jedoch. Er beschimpft sie mit einer lauten, aggressiven Stimme. Jenny beschließt, abzuwarten, er würde sie noch ein paar Mal schlagen, vielleicht auch treten und beschimpfen. Dann jedoch würde er irgendwann von ihr ablassen. So war es jedes Mal. Still verharrt sie in ihrer Pose. Am meisten tun ihr seine Worte weh, nicht die Schläge oder die Tritte.

»Du blöde Kuh, immer versaust du alles! Nicht ein Mal kriegst du was hin, dumme Schlampe!«, schreit er in einer Wut, die Jenny kaum aushalten kann.

»Tut mir leid, Jeff«, beteuert sie.

»Halt deine verdammte Fresse, du Hure! Sonst kannst du was erleben!«, ruft er ihr direkt ins Ohr. Speicheltropfen fliegen ihr auf die Haut, sie kann seine Bierfahne riechen. Dann trifft sie ein Schlag auf den hinteren Kopf, gefolgt von einem Tritt in den unteren Bauch. Jenny schämt sich. Sie weiß nicht genau, was sie verbrochen hat, aber die Scham ist dafür umso größer. Noch ein weiteres Mal brüllt er sie an, anschließend holt er aus und schmeißt die Bierflasche aus seiner linken Hand auf den Boden neben ihr, die sogleich in unzählige Scherben zerspringt und einen süßlichen Geruch nach Bier im kargen Raum verströmt. Dann ist es wieder ruhig.

Plötzlich ertönt ein ausladender Donner, der sie aufschrecken lässt. Jenny braucht einen Augenblick, bis sie realisiert, wo sie sich befindet. Nicht in dem kahlen Raum ohne Bodenbelag, zusammen mit diesem Jeff. Sie liegt wohl geborgen in ihrem Krankenbett. Ihr Zimmer sieht wie immer aus, vor ihrem Fenster kann sie trotz der Dunkelheit der Nacht den starken Regen und die Blitze erkennen. Ein Gewitter. Auf ihrem Dekolletee bildete sich eine rutschige, klebrige Schweißschicht, sie wischt mit einer Hand darüber und muss feststellen, dass nahezu ihr gesamter Körper von kaltem Schweiß bedeckt ist. Ihr Krankenhemd und auch die Bettwäsche sind nass. Richtig nass. Was für ein schlimmer Alptraum! Jenny atmet einige Male ganz bewusst langsam ein und aus, um sich zu beruhigen. War es überhaupt ein Alptraum? Oder handelte es sich vielmehr um eine Erinnerung? Es fühlte sich so real an. Sie streift ihr Hemd ab, in diesem würde sie nicht mehr schlafen können, und lässt es auf den Boden neben dem Bett fallen. Als es das ausgelegte Linoleum trifft, erzeugt es ein feuchtes, klatschendes Geräusch. Mühsam dreht sie die Bettdecke auf die andere Seite, um sich mit der trockenen wieder zudecken zu können. Ein Blick auf ihren Beistelltisch verrät ihr, dass dort noch ein gefülltes Glas Mineralwasser steht. Mit Schmerzen im Arm greift sie nach dem Glas und leert es in einem Zuge. Beruhige dich, ermahnt sich Jenny, es war nur ein Traum. Nur ein blöder Traum. Morgen würde sie alles Dr. Burque erzählen und diese würde mit einigen tröstenden Worten antworten und alles wird dann nur noch halb so schlimm sein. Minutenlang konzentriert sie sich auf ihre Atmung, dann lehnt sie sich wieder zurück, den Rhythmus nicht verlierend. Mit geschlossenen Augen holt sie weiter regelmäßig Luft, und nochmal, und nochmal, und dann fällt sie erneut in den Schlaf, begleitet von dem Prasseln der Regentropfen vor ihrem Fenster.

TAG 22

Jenny legt zärtlich die Arme um ihn, ihr Gesicht ist nun ganz dicht neben dem seinen. Er küsst ihr leidenschaftlich die Wange und den Hals entlang, flüstert ihr ins Ohr: »Du bist so schön.« Ihre Gefühle überwältigen sie. Liebe und Lust versetzen ihren Körper in Bewegung. Sie stöhnt, während er in sie eindringt. »Ich liebe dich«, seufzt sie erregt auf. »Jeff.«

Mit einem hastigen Wimpernaufschlag ist Jenny wieder wach. Ihre vor Entsetzen aufgerissenen Augen irren durch die Luft und bleiben an der vertrauten Einrichtung ihres Krankenzimmers hängen. Bei dem Versuch, sich zu orientieren, bemerkt sie das abgestreifte Krankenhemd neben dem Bett. Sie wird sich der vergangenen Nacht wieder bewusst. Zweimal träumte sie in dieser Gewitternacht, die nun einem frühen sonnigen Morgen gewichen war. Jenny lässt sich erleichtert auf ihr Kopfkissen fallen und schließt ihre Augenlider. Doch dann öffnet sie diese langsam wieder, wie in Zeitlupe zieht sie sie auf. Ihre Augenbrauen bewegen sich aufeinander zu, ihr Mund fühlt sich wie versteinert an. »So war es also«, sagt Jenny laut und tonlos zu sich selbst, als ihr all die Erinnerungen ihres Lebens gleichzeitig zurück in den Kopf schießen.

Jetzt, da diese wieder da sind, kommt es ihr so vor, als seien sie niemals fortgewesen. Jenny sieht ihre Eltern vor sich, voller Abscheu ihnen gegenüber. Sie verachtete ihre manipulative Mutter und ihren passiven, alkoholkranken Vater. Später kam noch der Drogenmissbrauch hinzu, fällt ihr wieder ein. Sobald es ihr damals möglich war, ging Jenny von ihnen fort und kam nie mehr zurück. In der Highschool war sie stets eine Außenseiterin. Jemand mit abgetragener, unmodischer Kleidung, die diese typischen Aktivitäten der Jugendlichen ihres Alters aus Geldmangel nicht mitmachen konnte. Sie verließ die Schule ohne Abschluss, ihre Noten waren dafür ohnehin zu schlecht. Sie verließ alles, aber sie kam nicht weit. Von Albuquerque nach Rio Rancho, was genau genommen noch zum Stadtgebiet gehört. Durch eine Liaison mit einem älteren Mann kam sie zu einem Einzimmer-Apartment, auf das sie mächtig stolz war. Jedoch traten mit der Zeit Schwierigkeiten auf, die Miete für die kleine Wohnung aufzubringen. Jenny verdiente als Kellnerin nur wenig und verwendete ihr Einkommen für den übrigen Lebensunterhalt. Sie besuchte auch häufig Partys und Bars, flirtete gern. Der Mann, welcher zu Beginn für die Kosten ihres Apartments aufkam, beendete die Beziehung samt finanzieller Unterstützung, als seine Ehefrau von ihr erfuhr. So stand Jenny wieder einmal alleine da. Dank einer Affäre mit dem Hausverwalter gelang es ihr, vorerst nicht vor die Tür gesetzt zu werden. Doch im Laufe der Zeit war Jenny doch gezwungen, häufig umzuziehen. Ihre Wohnungen wechselten, ihre Jobs wechselten noch schneller, ebenso wie ihre Liebhaber. Jedoch brachte sie es stets fertig, am Ende des Tages immer ein Dach über dem Kopf und etwas Essbares auf dem Teller zu haben. So vergingen die Jahre und Jenny überdauerte. Eines Tages jedoch, es war in diesem Frühling, änderte sich ihr Leben schlagartig. In einer Bar nördlich von Rio Rancho lernte sie einen Mann kennen, von dem sie sich sofort magisch angezogen fühlte. Ein Blick, ein paar Worte und es war um sie geschehen. Jeff nahm sie mit in sein Haus auf dem Land. Sie fühlte sich wie eine Königin. Jenny ließ ihr Leben ohne zu zögern stehen und liegen für ihn. Tatsächlich hätte sie wegen des Verzugs von Mietzahlungen ihre aktuelle Wohnung ohnehin bald verlassen müssen, also beschloss sie, an Ort und Stelle mit ihm zu gehen. Sie lebten glücklich zusammen, wie Mann und Frau. Jenny kümmerte sich um den Haushalt, während Jeff als Mechaniker arbeitete. Abends aßen sie zusammen, wie ein richtiges Paar. Endlich hatte sie das Zuhause, welches sie sich ein Leben lang so sehr wünschte. Nur durfte sie Jeff nicht verärgern, er wurde schnell wütend. Doch damit konnte Jenny umgehen, im Laufe ihres Lebens kam ihr schon Schlimmeres unter. Immer nachdem Jeff sich beruhigt hatte, war es jedes Mal wieder wunderschön. Jeff liebte sie und vertraute ihr, nur ihr. Das stellte er auch unter Beweis, als er ihr kurz nach ihrem Einzug sein Geheimnis verriet: Er entführte Frauen. Er hielt sie gefangen in einem Versteck. Bei der nächsten Gelegenheit zeigte er es ihr. Es war mitten in der Wüste, weit außerhalb des Ortes. Jenny war beeindruckt, wie intelligent Jeff alles organisierte. Es war ein unterirdisches Versteck, mit einer Luke, einem Luftrohr und einem Generator für Strom. Die Luke kam jedoch erst zum Vorschein, wenn man etwas Sand beiseite gewischt hatte, ebenso war es mit dem Generator. Alles war so gut verborgen. Eine Frau hielt Jeff damals gefangen. Jenny avancierte nun zu seiner Komplizin, weil er sie so sehr liebte und alles mit ihr teilen wollte, sagte er ihr. Mit der Zeit gab er Jenny immer wichtigere Aufgaben, bald durfte sie fast jedes Mal mit ihm kommen, wenn er zum Versteck fuhr. Sie war so stolz. Ihre Aufgabe bestand darin, den Müll und den Toiletteneimer mithilfe eines Seils aus dem Versteck zu holen und zu entsorgen. Außerdem gestattete er ihr, mit einer Campingdusche die Frau abzuspritzen. Wenn das Benzin für den Generator zur Neige ging, war es Jennys Aufgabe, den ebenfalls im Boden versteckten Tank freizulegen und mit Kanistern aufzufüllen. Jeff lobte sie oft und nannte sie dann Schätzchen. Jenny liebte es, wenn er sie so nannte. Er ließ sie auch dabei zuzusehen, wenn er sich mit der Frau beschäftigte. Zu Beginn schrie er diese meist an und Jenny freute sich sogleich, dass sie nicht diejenige war, die von Jeff angebrüllt wurde. Das bedeutete nämlich, sie machte alles richtig. Jeff hatte auch Sex mit der Frau, er konnte ihr jedoch glaubhaft versichern, dass er nur sie wirklich liebte. Und Jenny glaubte ihm ohne Bedenken. Sie genoss es, seine richtige Freundin zu sein, sie wollte ihn unterstützen und helfen, damit er noch glücklicher mit ihr werden würde. Also schlug sie ihm vor, mehr Frauen zu entführen, dann würde er auch bestimmt mehr Freude haben. Gemeinsam waren sie nicht aufzuhalten, da Jenny die Rolle des Lockvogels übernahm und es so spielend einfach war, die ahnungslosen Frauen zu Jeff in den Wagen zu locken. Jeff beseitigte die letzte Frau, die noch im Versteck war, und sie ersetzten sie durch die drei Neuen. Jenny erinnert sich jedoch nur ungern an den Abend, als sie das Loch für die Leiche schaufeln sollte. Jeff trug ihr auf, mindestens ein Meter fünfzig tief zu graben. Anfangs war es leicht, doch zunehmend wurde es immer anstrengender. Ihre Arme wurden schwer und an ihren Händen bildeten sich schmerzende Blasen. Als sie Jeff um eine Pause bat, fing dieser an zu toben: »Wenn man eine Leiche verbuddelt, muss man sich beeilen, du dumme Kuh!«. Er gab ihr eine Backpfeife, dass ihre Haut auf der rechten Wange nur so zwirbelte. Schnell grub sie weiter, mit Tränen in den Augen. »Jetzt heult sie auch noch, was erwartet ihr Frauen eigentlich? Dann müsst ihr auch mal Sachen so gut machen wie Männer, dann passiert so was auch nicht«, predigte Jeff und Jenny gab sich alle Mühe, von nun an alles zu Jeffs Zufriedenheit zu erledigen.

Jenny fasst sich unbewusst wieder an ihre Wange, so als ob der Schmerz heute, Wochen später, noch da sei. Ihre Gedanken überschlagen sich nun: Was war geschehen? Was ist mit Jeff passiert? Warum ist sie im Krankenhaus? Irgendetwas muss schiefgelaufen sein. Jenny beschleicht das ungute Gefühl, sie könne dafür verantwortlich sein.

Vor ihrem inneren Auge tauchen nun die Bilder wieder auf. Die letzten Eindrücke, die sie wahrnahm, bevor sie hier im Krankenhaus das Bewusstsein wiedererlangte. Jeff setzte sie morgens beim Versteck ab, bevor er zur Arbeit fuhr. Jenny erhielt die Aufgabe, den Tank für das spätere Befüllen freizulegen und das Versteck zu säubern, anschließend zu warten, bis Jeff zurückkäme. Für den Notfall, falls eine der Frauen auf dumme Gedanken käme, gab er ihr seine Pistole. Jenny platze fast vor Stolz. Sie gab ihrem Jeff noch einen langen Abschiedskuss und begann mit dem Freilegen des Tanks, nachdem sie ihm noch eine Weile hinterher gewinkt hatte. Je weiter die Sonne am Himmel stand, desto heißer wurde es. Jenny zog den Pullover aus und beschloss, nun erstmal den Müll und den Toiletteneimer aus dem Versteck zu ziehen und später das schweißtreibende Graben fortzusetzen. Als sie die Luke aufmachte, blickten ihr drei Augenpaare ängstlich aus der Tiefe entgegen. »Wie dumm ihr seid!«, lachte Jenny auf. Oft sah sie Jeff zu, wenn er die Frauen schlug. Ihr gefiel das Gefühl, welches sie währenddessen spürte. Das Gefühl von Macht. In ihrem Leben hatte sie zuvor eine derartige Empfindung nie haben können, mächtig waren immer nur die anderen. Doch mit Jeff war alles anders. Mit ihm hatte sie Liebe, Macht, ein richtiges Zuhause, alles, was sie sich nur wünschen konnte. Und so kam sie plötzlich auf die Idee, es Jeff an diesem Tag gleichzutun. Sie dürfte die Frauen nur nicht zu sehr verletzen, das würde Jeff bemerken und sie war sich aus irgendeinem Grund sicher, dass er es nicht billigen würde, wenn sie ebenfalls in die Machtrolle schlüpfte. Nur ein bisschen, solange er nichts davon erfährt, dachte Jenny, und richtete die Pistole durch die offene Luke auf die verstörten Frauen. »Rauskommen!«, rief Jenny möglichst streng. Doch keine der Frauen bewegte sich auch nur einen Zentimeter. Noch zweimal brüllte Jenny ihre Anweisung, ohne dass etwas geschah. »Euch werde ich es zeigen, ihr Nutten! Ihr blöden Nutten! Ihr macht, was ich sage, klar?« Jenny traute ihren Augen nicht. Bei Jeff waren die Frauen verängstigt und machten alles, was er von ihnen verlangte, auch wenn es ganz erniedrigende Dinge waren und er die Waffe nicht gezogen hatte. Bei Jenny jedoch passierte nicht das Geringste. Dieser Umstand ließ sie noch wütender werden. »Für ihn macht ihr die Beine breit und mir gehorcht ihr nicht mal?«, kreischte sie hysterisch, den einen Fuß schon auf der ersten Sprosse der Leiter, die in das Versteck führte. Jenny war sich bewusst, wie riskant es war, schließlich bläute Jeff ihr oft genug ein, das unterirdische Versteck niemals zu betreten, immer draußen zu bleiben. Doch sie musste jetzt ein Exempel statuieren, sie konnte diesen Mangel an Respekt nicht zulassen. Plötzlich wurde Jennys Fuß in die Tiefe gerissen, Hände schnappten nach ihrem zweiten Fuß. Etwas Hartes traf sie aus der Öffnung heraus am Kopf. Sofort bemerkte sie, wie das warme Blut über ihr Gesicht lief. Mit viel Geschrei gelang es Jenny jedoch, die greifenden Hände und Arme mit Schlägen der Pistole zu vertreiben. Sie richtete sich auf und zielte wieder in die Luke in der Erde. Drück ab, sie haben es verdient, sagte sie sich. Doch sie war zu feige, zu schwach, ihr Finger wollte nicht das tun, was ihr Verstand diesem befahl. Mit einem Satz war sie auf den Knien, klappe den Deckel der Luke zu und verriegelte diesen. Schnell atmend, hockte sie am Boden im staubigen, roten Sand und überlegte fieberhaft, was sie nun tun sollte. Wenn eine dieser blöden Weiber Jeff etwas verraten würde, gäbe das einen riesigen Streit. Jeff würde ihren Vertrauensbruch niemals verzeihen. Tränen stießen in ihre Augen, rollten über ihren Wangen und mischen sich mit dem Blut aus der Wunde an ihrer Stirn. Es war eine Katastrophe. In nur wenigen Sekunden war alles kaputt, was sie sich mit Jeff aufgebaut hatte. Ihr blieb jetzt nur eine Möglichkeit: Sie musste verschwinden und ein neues Leben beginnen. Sie würde die Löcher im Sand mit den Händen zuschaufeln, die Frauen und die Pistole loswerden und anschließend fliehen. Da sie kein Fahrzeug zur Verfügung hatte, würde sie sich wohl oder übel zu Fuß zum Highway durchschlagen müssen und von dort aus als Anhalterin weiter Richtung Norden reisen. Da würde sie sicherlich niemand vermuten. Aber die Frauen dürften nicht quatschen, beschoss sie und hob ihren sandigen Pullover vom Boden auf, stopfte ihn in das Lüftungsrohr und rannte los. In wenigen Stunden, noch bevor Jeff zurückkommen würde, wären die Frauen allesamt erstickt. Jeff erklärte ihr einst, wie wichtig daher der Generator für das kleine Ventilatorenrädchen im Lüftungsrohr sei, damit es sich drehen und genügend Sauerstoff transportieren könne. Jeff würden sie später nichts mehr verraten können, davon war Jenny überzeugt. Mit der stechenden Sonne auf der Haut und der Pistole in der Hand lief Jenny davon. Sie hatte Durst und ihre Beine waren weich vor Erschöpfung. Die Waffe vergrub sie später provisorisch unter etwas Sand und rannte weiter. Langsam meldete sich ihr Kreislauf, immer wieder wurde ihr schwarz vor Augen. Dieser beschissene Highway musste hier irgendwo sein, Jenny war sicher, in die richtige Richtung unterwegs zu sein. Da! In ein paar hundert Metern Entfernung erkannte sie die Straße mit den gelben Markierungen. Ich habe es geschafft, dachte Jenny froh und bewegte sich weiter. Das Bild vor ihren Augen verschwamm immer mehr. Noch ein Stück, noch ein Stück, trieb Jenny sich an. Mit halb geschlossenen Lidern erreichte sie die Fahrbahn, als sie auf einmal Dunkelheit umfing.

»Guten Morgen, Mrs. Sorna!« Schwester Tamika betritt den Raum und hält irritiert inne, als sie das Krankenhemd auf dem Boden vor Jennys Bett bemerkt. »Ist etwas passiert?«, erkundigt sie sich besorgt.

Jenny braucht einige Sekunden, bis sie versteht, was Schwester Tamika meint. Zuerst fühlt sie sich ertappt, bis ihr bewusst wird, dass die Krankenpflegerin von ihren wiedergekehrten Erinnerungen und ihren begangenen Taten ja gar nichts wissen konnte.

»Ein Alptraum.« Jenny bemüht sich um ein paar Tränen. »Ich habe so geschwitzt, da habe ich das Hemd ausgezogen.«

Sie vergräbt ihr Gesicht in den Händen.

»Oje, das tut mir leid. Warum haben Sie denn nicht geklingelt?«

Jenny zuckt mit hängendem Kopf die Schultern, ohne die Hände wegzunehmen.

»Soll ich Dr. Burque holen?«, schlägt Schwester Tamika vor.

Jenny reagiert sofort abweisend: »Nein! Ich … ich möchte einfach meine Ruhe haben.«

»In Ordnung, ich bringe Ihnen erstmal ein frisches Hemd.« Sie sieht Jenny voller Mitleid an. »Eigentlich sollte heute ein besonders schöner Tag für Sie werden, weil Dr. Sherman endlich die Schonkost aufgehoben hat. Sie können von nun an wieder schlemmen.«

Tamika freut sich, als Jenny mit einem kleinen Lächeln reagiert.

Dr. Burque sieht von ihrem Bildschirm auf, als es an der Tür klopft. Schwester Tamika steht im Türrahmen und bittet um ein kurzes Gespräch.

»Es geht um die Patientin. Sie sagt, sie habe einen schlimmen Alptraum gehabt. Ihr Krankenhemd und die komplette Bettwäsche waren durchgeschwitzt. Sie hat einen verstörten Eindruck auf mich gemacht. Allerdings wolle sie ihre Ruhe haben. Sie bat mich auch darum, den Physio- und Psychotherapietermin als auch den Besuch von Mr. Birch für heute abzusagen.«

»Herrje. Danke fürs Bescheidgeben, ich werde später nach Mrs. Sorna sehen.«

Als Dr. Burque wieder alleine in ihrem Büro ist, zeigt sie ihre Wut. Mit verschränkten Armen und angespannter Miene lässt sie die gestrige Befragung der Patientin durch Agent Cooper vor ihrem geistigen Auge noch einmal ablaufen. Es war einfach zu viel für Mrs. Sorna, stellt sie wiederholt fest. Wer weiß, welche Rückschritte die Therapie durch das vorschnelle und ungeduldige Vorgehen des Agents zeigen wird. Bevor sie die Patientin aufsucht, muss sie ihrem Ärger Luft machen und greift zum Telefonhörer.

Auch an diesem Morgen erhält Agent Cooper noch keine Neuigkeiten von der mexikanischen Polizei. Milt befindet sich nach wie vor auf der Flucht, höchstwahrscheinlich in Mexiko. Er überlegt, ob Milt versuchen könnte, sich nach Südamerika durchzuschlagen. Dort wäre es noch schwieriger, ihn aufzuspüren. Hier in Cortez kann er nichts mehr ausrichten, denkt er deprimiert. Vielleicht sollte er seinen Vorgesetzten bitten, nach Alverado fliegen zu dürfen, um vor Ort behilflich zu sein. Noch während er die Vor- und Nachteile abwägt, vibriert sein Diensthandy auf dem Tisch neben ihm. Angezeigt wird die Rufnummer von Dr. Burque.

In ihrem frisch bezogenen Bett, gesäumt von farbenfrohen Schnittblumen, versucht Jenny fieberhaft ihre Gedanken zu sammeln und einen Plan zu schmieden. Denn einen solchen würde sie nun dringend brauchen. Für heute könnte sie den Schock über ihren Alptraum als Vorwand nutzen, mit niemandem sprechen zu müssen. Je weniger sie spricht, desto geringer ist die Wahrscheinlichkeit, dass jemand ihr auf die Schliche kommen könnte. Und das müsste sie um jeden Preis verhindern. Schließlich ist sie eine mehrfache Mörderin, auch wenn das zurzeit niemand auch nur vermutet. Jeder hält sie für das arme, bedauernswerte Opfer. Wie dämlich die Menschen doch sind! Selbst diese Dr. Burque ist ihr auf den Leim gegangen. Dabei hat die eingebildete Kuh doch noch so stolz von ihren Diploma berichtet, die sie an Eliteunis gesammelt hat. Und doch lässt sie sich von mir täuschen, eine schöne Psychologin ist das. Jenny schmunzelt bei dem Gedanken. Sie ist geradezu stolz auf sich, besser hätte die Geschichte nicht für sie ausgehen können. Anstatt zu fliehen und sich vor Jeff fürchten zu müssen, wird sie nun behandelt wie ein rohes Ei, alles wird ihr geboten, ohne dass sie überhaupt danach fragen muss. Sobald sie hier rauskäme, würde sie im Zeugenschutzprogramm aufgenommen werden. Das bedeutete eine Wohnung, Geld für den Unterhalt, einen neuen Namen. Ein voll finanzierter Neustart statt Gefängnis. Wieder lacht Jenny auf, die Vorstellung amüsiert sie. Genauso würde sie es machen: Sie würde weiterhin die Amnesie vorspielen, bis sie hier rauskäme, und dann ein neues Leben ohne Sorgen beginnen. Jenny glaubt nicht, jemand könne ihr noch auf die Spur kommen. Wenn es Hinweise gäbe, die auf sie deuteten, wären die Leute sicherlich nicht so freundlich zu ihr. Nein, die sind alle vollkommen ahnungslos. Wichtig ist jetzt, nicht die Nerven zu verlieren und bei ihrer Geschichte zu bleiben. Jeff könnte sie verraten, überlegt Jenny, jedoch hält sie ihn für zu gerissen, um tatsächlich von der Polizei geschnappt zu werden. Mit Sicherheit ist er längst untergetaucht, weit weg und unerreichbar.

TAG 23

Agent Cooper meldet sich am Telefon mit seinem Namen, an der Rufnummernanzeige konnte er die Ländernummer von Mexiko bereits ablesen. Ein Polizist redet aufgeregt mit ihm, er spricht mit einem starken Akzent und setzt spanische Worte an Stellen ein, wo ihm die englischen fehlen. Daher ist Agent Cooper nicht ganz sicher, ob er den Mann richtig verstand. Ist Milt wirklich gefasst worden? Das wäre ja zu schön, um wahr zu sein. Winkend gibt er Deputy Ramirez Zeichen, sie solle zu ihm kommen.

»Ein Polizist aus Tapachula ist dran. Ich glaube, er sagte, Jeff Milt sei geschnappt, aber ich konnte ihn nicht gut verstehen.« Er reicht das Telefon an sie weiter.

Stimmvoll und lebhaft spricht Deputy Ramirez mit dem mexikanischen Polizisten auf Spanisch. Nach ein paar Sätzen sieht sie Agent Cooper direkt an und nickt mit dem Kopf. Etwas irritiert fragt er sich, warum sie dabei eine so besorgte Miene macht.

»Was ist los?«, fragt er, als sie das Telefonat beendet hat.

»Es gibt eine gute und eine schlechte Nachricht«, beginnt sie.

»Nun sagen Sie schon!«
»Die Gute ist: Sie haben ihn, die Beschreibung passt.«
»Und was soll daran schlecht sein?«
»Er ist tot.«

Im Park der Southwest Memorial Klinik laufen die Rasensprenger, welche für ein sattes Grün der Pflanzen sorgen, hier inmitten der ansonsten so kargen Wüste. Jenny beobachtet, wie sich die Richtung der dünnen Wasserstrahlen regelmäßig ändert. Da erkennt sie ihn plötzlich: Er steht an der gleichen Stelle wie vorgestern, vor einem Baum, die Blickrichtung zur Klinik gerichtet. Für den Bruchteil einer Sekunde nahm Jenny ab, es sei Jeff. Doch schnell besinnt sie sich wieder. Jeff wäre nicht so töricht, hier aufzutauchen. In Richtung des Fensters lehnend, mustert Jenny die Gestalt nun genauer: Es handelt sich definitiv um einen Mann. Aber was tut er dort in aller Frühe? Sie kneift die Augen leicht zusammen. Jetzt kann sie eine Zigarette erkennen, die der Mann an den Mund führt. Sie kann auch ein Namensschild an seinem Hemd ausmachen. Der Mann trägt die Pflegekleidung des Krankenhauses. Ein Angestellter, der eine Raucherpause im Park macht, das ist alles. Schade, findet Jenny, und sie beschließt, die Geschichte vom Mann, der sie von außen zu beobachten versucht, für Dr. Burque und die Polizei wieder aufleben zu lassen. Das ist doch eine ganz hervorragende Ablenkung, sie könnte auch noch ein bisschen Panik simulieren. Dann würden sie wieder wie die aufgescheuchten Hühner herumlaufen. Zufrieden lehnt sie sich an das Kopfteil zurück und genießt die Aussicht auf die Grünanlage. Sie drückt den Knopf und wartet auf Schwester Tamika, während sie schon mal ein entsetztes Gesicht aufsetzt.

»Tot?« In Agent Coopers Stimme schwingt Ungläubigkeit mit.

»Das sagte der Polizist. Es ist bei einem Verkehrsunfall passiert. Zufällig. Milt hat einem anderen Verkehrsteilnehmer die Vorfahrt genommen, da hat es dann gekracht. Die Polizisten an der Unfallstelle haben sein Gesicht anhand der Fahndungsbilder erkannt. Er sagte, die Beschreibung passe zu einhundert Prozent. Der Leichnam ist schon unterwegs in die Staaten für eine Identifizierung durch uns.«

»Ich werde verrückt.« Agent Cooper schüttelt den Kopf. »Niemals hätte ich erwartet, dass es so ausgeht.«

Er stemmt die Hände auf die Hüften und blickt lange auf den Boden im Department.

»Wir geben noch keine Meldung raus. Erst möchte ich zweifelsfrei sicher sein, vorher sagt niemand ein Wort. Zu niemandem.« Mit einem strengen Blick lässt er seine Augen durch den Raum wandern.

»Natürlich, Agent«

»Wo wird er hingebracht?«

»Zum nächsten Flugplatz. Für den Weitertransport.«

»Ich muss mich mit der Zentrale in Verbindung setzen. Dr. Benekee und Mr. Strong sollen sich bereithalten, die Identifizierung muss schnellstmöglich abgeschlossen werden.«

Die Ereignisse überschlagen sich, denkt Dr. Burque auf ihrem Weg zum Krankenzimmer von Jenny Sorna. In der Nacht zu gestern begann es mit dem Alptraum der Patientin, falls es überhaupt ein Traum war und keine wiederkehrende Erinnerung. Dann die wiederholte Sichtung eines verdächtig agierenden Mannes im Park vor dem Fenster der Patientin. Zu guter Letzt setzte sie Agent Cooper soeben darüber in Kenntnis, dass der Täter vermutlich in der vergangenen Nacht bei einem Autounfall in Mexiko ums Leben kam. Ob sich die Patientin heute für ein Gespräch öffnen kann? Sie klopft, wartet auf eine Reaktion und betritt den Raum. Mrs. Sorna liegt, die Bettdecke bis über das Kinn hochgezogen, in ihrem Bett am Fenster. Die dünnen, hellen Gardinen sind hingegen der sonstigen Gewohnheit der Patientin zugezogen, jedoch vermögen diese nicht den strahlenden Sonnenschein auszusperren. Als sie Dr. Burque bemerkt, fährt sie das Kopfteil mit der Bedienung automatisch hoch.

»Wie fühlen Sie sich heute?« Die Psychologin betrachtet sie besorgt.

»Ich weiß nicht. Irgendwie ängstlich durch den Traum und den Mann im Park, der wider da war. Bin ich wirklich sicher hier? Im Notfall kann ich nicht mal weglaufen.« Eine kleine Träne rollt Jenny über die Wange und bleibt an ihrem Kinn hängen.

»Mrs. Sorna, haben Sie bitte keine Bedenken. Ihr Personenschutz wurde erhöht, ab jetzt ist auch im Außenbereich immer ein Polizeibeamter zu ihrer Sicherheit abgestellt, zudem zwei hier im Gebäude. Und das medizinische Personal samt hauseigener Security ist ja auch noch da. Keine Chance, zu ihnen vorzudringen. Glauben sie mir.«

Ein beruhigtes Lächeln umspielt Jenny Mund: »Das ist gut. Ich bin gar nicht mehr zur Ruhe gekommen. An Schlaf ist gar nicht zu denken. Ich bin so kaputt. Können wir unsere Sitzung nicht heute ausfallen lassen?«

»Ehrlich gesagt halte ich es für das Beste, wenn die Therapien weiterlaufen und auch ansonsten so viel Normalität wie möglich herrscht.«

Verdammt, ruft Jennys innere Stimme. Diese Dr. Burque ist zwar nativ, aber sehr hartnäckig. Am klügsten wäre es, wenn sie weiter dieses Schmierentheater mitspielte. William würde sie für heute wieder absagen. Schließlich hat er sich in die unschuldige Jenny verliebt, eine Jenny, die es in Wirklichkeit gar nicht gibt. Zu anstrengend findet sie den Gedanken, ihn auch noch täuschen zu müssen. Die Schwestern und

Dr. Burque reichen ihr in diesem Punkt völlig. Sie nimmt sich vor, möglichst zeitnah wieder auf die Beine zu kommen, damit sie dieses elende Krankenhaus endlich verlassen könnte. Das bedeutet allerdings auch, sie müsse nun beginnen, bei der Physiotherapie richtig mitzumachen, müsse sich anstrengen und die täglichen Übungen im Anschluss auch tatsächlich selbstständig durchführen. Jenny rollt mit den Augen bei diesen Aussichten.

»Alles in Ordnung, Mrs. Sorna?«

»Ja. Ich bin bloß müde«, lügt Jenny. »Ich würde gern mit dem Polizisten sprechen, der neulich hier war.«

»Also das halte ich für keine gute Idee. Sie sollten erstmal zur Ruhe kommen.«

»Aber das kann ich nicht, solange ich mir Sorgen mache. Ich möchte bei den Ermittlungen helfen und dem Polizisten von meinem Traum erzählen. Vielleicht hilft das ja.«

»Also gut. Sie sind wirklich eine ganz besonders starke Person«, erwidert Dr. Burque.

Sie haben ja keine Ahnung, antwortet Jenny in Gedanken und lächelt matt.

In der Zeit, in der sie auf den Polizisten wartet, geht Jenny innerlich durch, was sie sich von dem Treffen erhofft. Selbstverständlich möchte sie die Fühler etwas ausstrecken, um den Stand der Ermittlungen so genau es geht zu erfahren. Leider ist Jenny klar geworden, dass sie Spuren in Jeffs Haus hinterließ. Mit Sicherheit wird die Polizei Jeffs Haus unter die Lupe genommen haben, zumal er ja bereits unter Verdacht steht. Jenny ließ dort Kleidung und Kosmetika zurück, ganz zu schweigen von Fingerabdrücken und anderen Spuren. Wie sollte sie ihre Anwesenheit erklären? Sie konnte nur hoffen, dass Jeff sämtliche Spuren beseitigt hat, sonst könnte es noch ziemlich unangenehm für sie werden. Außerdem hegt Jenny den Plan, Dr. Burques Reputation gegenüber der Polizei etwas leiden zu lassen. Falls der Super-Psychologin doch irgendwann etwas merkwürdig vorkam, sollte ihre Glaubhaftigkeit schon angekratzt sein. Wieder schaut Jenny in den Park der Klinik und malt sich ihr neues Leben im Zeugenschutzprogramm aus. Wie ihre Wohnung wohl aussehen mag? Ob sie diese selber einrichten darf? Oder bekommt sie sogar ein Haus mit einem Garten? Das würde ihr gefallen, beschließt sie. Durch das Geräusch des Klopfens wird sie aus ihren Gedanken gerissen.

»Ja?«

Der Polizist, der bereits vorgestern bei ihr war, tritt zu ihr und nimmt auf dem Besucherstuhl Platz.

»Hallo, Officer«, begrüßt sie ihn freundlich. »Ich hatte vor Kurzem einen Traum, von dem ich ihnen berichten will. Vielleicht ist es wichtig.«

»Ich weiß Ihre Mitarbeit sehr zu schätzen, Mrs. Sorna. Erzählen Sie mir davon.«

Jenny gibt ihre fiktive Geschichte, wie der Mann auf dem Foto sie im Traum geschlagen habe, wieder, unterbrochen von Tränen und Seufzern. Mit feuchten Wimpern blickt sie den Polizisten an.

»Hilft Ihnen das weiter?«, fragt sie mit zitternder Stimme.

»Sicherlich. Vielen Dank für Ihre Mitarbeit. Das ist bestimmt nicht einfach für Sie und ich weiß es daher durchaus zu schätzen. Etwas möchte ich gern noch wissen: Sie haben darauf bestanden, alleine mit mir zu sprechen. Warum war Ihnen das so wichtig?«

»Es geht um Dr. Burque. Ich will sie ganz sicher nicht schlecht machen, aber ich habe mich gefragt, ob ich mir auch einen anderen Therapeuten aussuchen darf.«

Der Polizist ist sichtlich überrascht von ihrer Frage.

»Warum möchten Sie das?«

»Na ja, wir haben nun schon so viele Sitzungen hinter uns und alles, was mir bisher wieder eingefallen ist, sind Träume. Und die sind bis auf den einen allesamt unbedeutend. Es hat mir gar nichts gebracht, verstehen Sie? Vielleicht könnte ich mit einem anderen Therapeuten mehr Fortschritte machen.«

»Hm. Ich halte Dr. Burque eigentlich für eine äußerst kompetente Therapeutin.«

»Eventuell können Sie nochmal darüber nachdenken?«, insistiert Jenny weiter.

»Das kann ich machen.«

»Haben Sie denn den Mann schon? Der auf dem Foto war?«, erkundigt sie sich.

»Wir sind ihm ganz dicht auf den Fersen«, weicht er aus.

»Sagen Sie mir Bescheid, wenn Sie ihn haben? Dann hört möglicherweise diese schreckliche Angst endlich auf.« Jenny sieht ihn mit großen Augen an.

»Das werde ich, versprochen.«

»Dann ist es doch vorbei, wenn er geschnappt ist, oder?«

»Davon gehen wir aus. Falls es noch dauert, erhalten Sie, wie gesagt, einen Platz im Zeugenschutzprogramm. So oder so, Sie brauchen nichts zu befürchten«, versichert er ihr.

»Das ist gut«, sagt sie befriedigt.

TAG 24

An diesem Morgen drapiert Jenny sich vor dem Fenster mit einem sehnsüchtigen Blick auf die Grünanlage, als Schwester Tamika in ihr Krankenzimmer kommt. Sie deutet auf die Frau, die mit einer Tasse Kaffee in der Hand auf der Bank direkt vor dem Fenster sitzt.

»Es sieht so idyllisch aus. Ich wünschte, ich könnte auch wieder draußen sein«, beklagt sich Jenny mit einem wehleidigen Blick.

»Also ich kann Sie zwar nicht rauslassen, aber ich könnte ihr Bett etwas näher an das Fenster schieben, damit Sie besser hinaussehen können. Und eine Tasse Kaffee darf ich Ihnen auch ganz offiziell besorgen.«

»Stimmt, keine Schonkost mehr.«

»Genau. Möchten Sie eine Tasse?«

»Oh, das wäre wirklich super.« Jenny freut sich.

»Wie trinken Sie denn Ihren Kaffee?«, erkundigt sich Tamika und bereut ihre unüberlegte Frage sogleich, denn die Patientin kann darauf ja gar nicht antworten.

»Schwarz mit zwei Stück Zucker«, gibt diese jedoch ohne Bedenkzeit zurück.

Tamika reagiert erstmal unbeeindruckt: »Kommt sofort.« Sie verlässt verwirrt das Zimmer und beginnt, in der Stationsküche ein kleines Tablett zurechtmachen. Was war das gerade? Die Patientin gibt doch stets an, sich an nichts erinnern zu können. Welche Speisen und Getränke ihr schmecken, musste sie in den letzten Tagen erst wieder durch Testen herausfinden. Oft blieb bei den Mahlzeiten etwas liegen und Tamika bemühte sich um Alternativen, damit die Patientin ordentlich essen und wieder zu Kräften kommen konnte. Und nun kann sie wie aus der Pistole geschossen die Frage, wie sie ihren Kaffee trinkt, beantworten? Wie kann denn das sein? Falls sich Mrs. Sorna wieder an etwas erinnern würde, hätte sie es bestimmt mitgeteilt. Das machte sie in der Vergangenheit immer so, geradezu euphorisch. Tamika findet diesen Umstand sehr merkwürdig. Sie beschließt, das Tablett mit allem herzurichten, was Menschen so in ihren Kaffee zu tun pflegen: Milch, Zucker, Süßstoff, sogar ein abgepacktes Döschen Honig landet darauf. Das Ensemble rundet sie mit einem eingeschweißten Keks ab. Wollen wir doch mal sehen, was sie jetzt macht, denkt Tamika. Mit dem Tablett in der Hand kommt sie zurück in das bewachte Krankenzimmer. Beiläufig stellt sie es auf dem am Krankenbett befestigten Beistelltisch ab und beginnt mit dem Umstellen des Bettes. Während sie schiebt und die Bremsen wieder anzieht, plaudert sie über das Wetter. Danach teilt sie der Patientin die Uhrzeit für die Krankengymnastik mit und den Speiseplan für das Mittagessen. Aus dem Augenwinkel mustert sie Jenny Sorna ganz genau. Tamika staunt nicht schlecht, als sie beobachtet, wie die Patientin gezielt zu den Zuckersachets greift. Auf das Tablett legte Tamika drei Tütchen mit Zucker, von denen nun zwei gegriffen und geöffnet wurden. Ohne Überlegen, ganz sicher und routiniert. Gespannt sieht Tamika zu, wie Jenny Sorna an der Tasse nippt.

»Schmeckt's?«

Mit einem Nicken und breitem Lächeln wird ihre Frage beantwortet.

»Gut«, entgegnet Tamika, »denn den meisten Leuten schmeckt der Kaffee hier nicht. Dann genießen Sie heute ihren neuen Speiseplan.«

Tamika bemüht sich um ein unauffälliges Lächeln, geht zur Tür und schließt diese von außen. Langsam lehnt sie sich an die Wand und versucht, ihre Gedanken zu ordnen.

»Liebe Kolleginnen und Kollegen«, begrüßt Agent Cooper seine Mitarbeiter im Department, »ich habe auf der Fahrt hierher eine sehr gute Nachricht aus Denver erhalten. Die Identifizierung der aus Mexiko überführten Leiche ist soeben abgeschlossen worden. Es handelt sich zweifelsfrei um Jeff Milt.«

Die Ermittler sind sichtlich gelöst und froh.

»Gott sei Dank!«, kommentiert Deputy Ramirez.

»Ja, jetzt ist der Spuk vorbei«, meint auch Sheriff Miller.

»Und ich kann endlich meine Koffer packen. Meine Frau hat bestimmt schon vergessen, wie ich aussehe«, lacht Detective Reach.

Auch Agent Cooper kann sich ein kleines Lächeln des Triumphs nicht verkneifen: »Vielen Dank an Sie alle. Die Ermittlungen waren nicht immer leicht und teilweise sehr zäh, jedoch hat sich die Beharrlichkeit letzten Endes ausgezahlt. Detective Reach und ich warten im Moment noch auf Anweisungen aus Dallas zum weiteren Vorgehen. Heute Mittag gebe ich eine kleine Pressekonferenz vor dem Department. Könnten Sie das Pult mit dem Mikrofon wieder herrichten, Detective? Danke sehr.«

»Und es ist hundertprozentig Milt?«, vergewissert sich Deputy Ramirez nochmal.

»Ja. Der DNA-Abgleich, die Fingerabdrücke vom Tatort, medizinische Unterlagen des Haus- und Zahnarztes, alle sind ohne Zweifel zuzuordnen. Die Verletzungen, die Milt beim Unfall erlitt, beschränken sich nur auf den Körper, das Gesicht blieb unversehrt und war ebenfalls eindeutig identifizierbar. Dr. Benekee und Mr. Strong haben die ganze Nacht daran gearbeitet. Sie lassen grüßen.«

»Da hat sich der Mistkerl alles so schön ausgedacht und wird dann von einem banalen Verkehrsunfall ausgehebelt. Das ist schon fast komisch«, findet der Sheriff.

»Wir haben Glück gehabt. Hätte er sich nach Kolumbien durchgeschlagen, hätten wir ihn vermutlich nie gekriegt«, stimmt ihm Detective Reach zu.

»Bis auf weiteres erhält unsere Zeugin weiterhin Personenschutz. Dafür musste ich mich bei der Zentrale ganz schön ins Zeug legen.«

»Ist das denn wirklich notwendig, Agent? Schließlich ist Milt jetzt offiziell unschädlich«, wirft Detective Reach ein.

»Das stimmt. Jedoch bin ich mir unsicher, ob die Zeugin dennoch weiter in Gefahr schweben könnte. Gestern wurde wieder ein verdächtiger Mann im Krankenhauspark beobachtet. Und dann wäre ja noch das Rätsel um die Abläufe am Morgen des 23. Juli zu klären.«

»Darüber habe ich auch wiederholt nachgedacht«, kontert Detective Reach, »Ist es eventuell möglich, dass sich der Sauerstoff langsamer verbrauchte, als von Mr. Strong berechnet? Zum Beispiel könnten die Frauen durch das Vermeiden von Sprechen und schnellen Atmen den Verbrauch herabgesetzt haben, dann hätte der Sauerstoff länger gehalten. Folglich könnte Milt morgens auf dem Weg zur Arbeit die Lüftung manipuliert haben.«

Agent Cooper legt die Hand ans Kinn, sein Gesichtsausdruck ist ernst.

»Ist schließlich keine genaue Wissenschaft. Es wäre ebenso möglich«, setzt Detective Reach nach.

»Möglich wäre es in der Tat. Trotzdem: Die Zeugin bleibt unter Polizeischutz. In dem Punkt will ich kein Risiko eingehen. Sie hat als Einzige dieses Martyrium überstanden und so soll es auch bleiben«, sagt Agent Cooper entschieden.

»Das verstehe ich ja, Agent. Aber vielleicht hat sich die Zeugin diesen Mann auch nur eingebildet. Nach dem, was sie erlebt hat, wäre es nicht verwunderlich, wenn sie eine Art Verfolgungswahn ausgebildet hat«, meint Sheriff Miller.

»Sie weiß doch gar nicht im Detail, was passiert ist«, gibt Deputy Ramirez zurück. »Wie soll sie da paranoide Züge bekommen?«

»In der Befragung habe ich ihr durchaus mitgeteilt, dass sie mutmaßlich von einem Mann verfolgt wurde, bevor der Unfall auf dem Highway geschah.« Agent Cooper zuckt die Schultern. »Ich denke, mit dieser Lösung fahren wir am besten. Indizien, geschweige denn stichhaltige Beweise für die Existenz eines zweiten Täters haben wir ohnehin nicht. Für die Zeugin wird ja gesorgt.«

Bill reißt die Plexiglastür zu Williams Büro am Rande der Werkhalle auf. Mit ihm dringen auch laute Geräusche mit in das kleine, fensterlose Büro.

»Hast du es schon gehört?«

William begutachtet Bills rotes Gesicht, in der Hoffnung, er könne in diesem einen winzigen Anhaltspunkt für die Neuigkeit finden. Nach Raten ist ihm heute gar nicht zumute, zu sehr hat ihm Jennys Stimmungsschwankung zugesetzt. Warum wollte sie ihn nicht mehr sehen? Angeblich sei sie zu schwach und brauche Ruhe, sagte Schwester Tamika am Telefon. William wusste jedoch, dass dies nicht die Wahrheit sein konnte, schließlich empfing Jenny ihn auch, als es ihr körperlich noch sehr viel schlechter ging als jetzt. Etwas anderes muss dahinterstecken und er kann sich beim besten Willen nicht vorstellen, was das sein sollte. Die Gefühle zwischen ihnen, die Chemie, das war echt. William kann es sich nicht eingebildet haben. Unmöglich.

»William?«, versichert sich Bill seiner Aufmerksamkeit.

»Ja, entschuldige. Was ist passiert?«

»Der Four-State-Killer ist geschnappt. Tot. In Mexiko verunglückt. Habe gerade die Pressekonferenz im Fernsehen gesehen. Es war ein Mann aus Cortez namens Jeff Milt. Kanntest du ihn?«

William hört diesen Namen zum ersten Mal: »Nein. Du?«

Bill schüttelt den Kopf. »Soll an der Tankstelle gearbeitet haben, ist mir aber nie aufgefallen. Wie auch immer: Das wäre vorbei und dann kann in dieser Stadt endlich wieder Frieden einkehren.«

Bill macht geradezu einen überglücklichen Eindruck. Er mustert William, der noch immer abwesend an seinem Schreibtisch sitzt.

»Fährst du später noch ins Krankenhaus? Gibt ja was zu feiern«, kommentiert Bill mit einem zwinkernden Auge.

»Nein, Jenny braucht Ruhe«, erwidert er bloß.

Einen Augenblick scheint Bill auf eine weitere Ausführung zu warten, dann verabschiedet er sich jedoch und verlässt Williams Büro. Die Sicherstellung des Täters könnte sich positiv auf Jenny auswirken, möglicherweise wäre sie bald wieder bereit, ihn zu empfangen. Zumindest hofft William das sehr. Außerdem ist sie nun endlich außer Gefahr, dieses Monster kann ihr nie wieder weh tun. Bei diesem Gedanken sträuben sich William die Haare. Ab jetzt wird seine Jenny in Sicherheit sein und er würde dafür sorgen, dass es ihr an nichts fehlte.

Tamika beobachtet, wie Mary das Krankenzimmer der Patientin Sorna verlässt. Auf dem unbelebten Flur am Ende des Westflügels spricht sie die Physiotherapeutin an.

»Mary? Guten Tag. Wie läuft es denn bei dir?« Sie vollzieht eine Kopfbewegung in Richtung des Krankenzimmers.

»Tamika, hallo. Oh, super, danke der Nachfrage. Mrs. Sorna ist heute dermaßen motiviert gewesen, einfach toll. Wir haben heute so viel geschafft, wie in den letzten Wochen nicht.«

»Tatsächlich?« Tamika kneift ihre Lider leicht zusammen. »Wie schön.«

»Das ist es. Ich freue mich so für sie. Hast du in den Nachrichten gehört, dass der Mörder getötet wurde? Vermutlich hat das Mrs. Sorna beflügelt, sie war wie ausgewechselt heute. Ohne Angst trainiert es sich eben besser.«

»Wie ausgewechselt«, wiederholt Tamika langsam.

»Ja. Alles in Ordnung bei dir? Sind bestimmt die zwölf Stunden Schichten, die zehren am Gemüt. Aber wenn Mrs. Sorna weiterhin so gute Fortschritte macht, haben sich die Überstunden bald erledigt.« Lächelnd verabschiedet sich Mary und geht zügig den Flur entlang.

Wie ausgewechselt, wiederholt Tamika noch einmal in Gedanken. Das trifft es ganz genau, beschließt sie.

Tamika beendet ihren Dienst an diesem Tag mit einem schweren, unheilvollen Gefühl im Magen. Irgendetwas stimmt nicht mit der Patientin, oder vielmehr: Stimmt nicht mehr. Bis gestern war Mrs. Sornas Verhalten für Tamika den furchtbaren Umständen entsprechend normal gewesen. Seit der Situation mit dem Kaffee jedoch rumort es in ihr. Wenn sich die Patientin erinnern kann, wie sie ihren Kaffee zu trinken pflegt, dann hätte sie das sicherlich mindestens ihr, Dr. Burque und Mr. Birch direkt auf die Nase gebunden. Das tat sie immer so. Doch gestern nicht. Und wenn Menschen etwas immer auf die gleiche Art machen und sich das plötzlich ändert, dann kommt es Tamika merkwürdig vor. Den heutigen Tag beobachtete, nein observierte Tamika die Patientin geradezu. Sie bemerkte einen stark veränderten Gesichtsausdruck bei Mrs. Sorna, je nachdem, ob sie sich beobachtet fühlte oder nicht. Waren Dr. Sherman oder Dr. Burque anwesend, setzte sie ein leidende, verängstigte Miene auf. Stand sie jedoch unter dem Eindruck, allein zu sein, änderten sich die Züge augenblicklich. Tamika stand während eines Großteils der Schicht hinter der halb angelehnten Tür zum Krankenzimmer, um die Patientin sehen zu können. Der arme Polizist vor der Tür bekam schon den Eindruck, sie wolle mit ihm flirten. Am Ende des Tages ist Tamika sich nun absolut sicher: Mrs. Sorna spielt etwas vor. Sie weiß noch nicht, was es ist, aber das würde sie herausfinden. Welchen Grund könnte es geben, eine wiederkehrende Erinnerung zu verschweigen? Warum spielt Mrs. Sorna allen vor, es würde ihr schlechter gehen, als es tatsächlich der Fall ist? Und wieso strengt sie sich bei der Krankengymnastik auf einmal so an, machte sogar die Übungen weiter, nachdem Mary sich bereits verabschiedet hatte? Tamika ist überzeugt von der Annahme, die Patientin verheimlicht etwas. Wenn sie etwas zu vertuschen versucht, dann gibt es dafür auch einen triftigen Grund. Unbedingt muss Tamika diesen Grund in Erfahrung bringen. Doch was kümmerte sie das eigentlich? Sollte sie nicht vielmehr froh sein, dass sich ihr spezieller beruflicher Auftrag bald dem Ende neigte? Tamikas Gedanken richten sich auf Mr. Birch und ihr wird der Grund ihrer Bemühungen schlagartig bewusst: Sie möchte Mr. Birch eine Enttäuschung ersparen. Wenn Mrs. Sorna nicht die liebe, freundliche Frau ist, für die sie sich ausgibt, dann will sie das Mr. Birch unter Beweis stellen. Grübelnd sitzt sie auf einem Stuhl im Stationszimmer und wartet auf die Schichtübergabe an Schwester Betsy. Sie musste versuchen, die Krankenpflegerin mit ins Boot zu holen. Wenige Minuten später tritt Schwester Betsy durch die Tür.

»Entschuldige, mein Auto sprang wieder mal nicht an.«

»Schon gut. Sag mal: Ist dir gestern Nacht irgendwas aufgefallen an unserer Patientin?«

»Aufgefallen?« Schwester Betsy stellt eine Frischhaltedose auf dem Tisch ab und überlegt. »Nein. Warum? Ist etwas passiert?«

»Nicht direkt. Ich finde nur, Mrs. Sorna benimmt sich seit gestern Morgen anders, und ich habe das Gefühl, dass sie etwas verheimlicht«, erklärt Tamika.

Schwester Betsy prustet vor Lachen: »Etwas verheimlicht? Sie weiß doch selber nicht einmal, was sie verheimlichen sollte. Die Patientin leidet unter Amnesie, Himmelherrgott. Du bekommst ja schon Verfolgungswahn.« Sie erkundet Tamikas Gesicht und fügt dann hinzu: »Oder geht es hier um Mr. Birch? Mir ist nicht entgangen, wie du ihn anschmachtest, wenn er hier ist. Ich denke, du bildest dir da etwas aus Eifersucht ein.«

»Also das ist ganz sicher nicht der Anlass«, verteidigt sich Tamika.

Doch ihre Beteuerung scheint vergebens zu sein, ihre Kollegin legt ihr mit einem mitleidigen Lächeln die Hand auf ihre Schulter und sagt: »Lass es gut sein, Kindchen. Er will nichts von dir. So traurig es auch für dich sein mag.«

TAG 25

Nach der morgendlichen Besprechung, die äußerst kurz ausfiel, begibt sich Agent Cooper auf den Weg in die Southwest Memorial Klinik. Heute früh, noch bevor der Wecker die Gelegenheit bekam, ihn aus dem wohlverdienten Schlaf zu reißen, erhielt er den erwarteten Anruf aus Denver. Er und Detective Reach sollen sich am Morgen des nächsten Tages auf den Rückweg in die Zentrale machen. Ihm bleibt folglich nur noch dieser eine Tag, um letzte Angelegenheiten zu klären. Die Tatsache, die Geschehnisse am Morgen des 23. Juli nicht absolut zweifelsfrei aufklären zu können, nagt noch an ihm. Jedoch konnte er der Zentrale, welche die Angelegenheit durchaus anders einschätzt als er, einen reduzierten Personenschutz für die Zeugin zumindest für die Dauer des Krankenhausaufenthaltes abringen. Das allein kostete ihn seine ganze Überredungskunst. Offenbar vertritt man in Denver die Ansicht, die Zeugin habe aufgrund des Todes des Täters an Bedeutsamkeit deutlich eingebüßt. Mehr konnte Agent Cooper hier nicht ausrichten. Als er sich in seinem Wagen der Klinik nährt, fragt er sich, wie viele Nächte er ruhig werde verbringen können, ehe ihm die Rastlosigkeit und der Zeitdruck eines neuen Falles auflauerten. Ganz dringend müsse er sich wieder einmal richtig ausschlafen.

In der Klinik sucht er zuerst Dr. Sherman auf. Dieser ist in seinem Büro und empfängt ihn freundlich.

»Agent, Glückwunsch zum gelösten Fall! Wir sind alle sehr froh über das Ende dieser grauenhaften Geschichte.«

»Das glaube ich. Den Ermittlern geht es nicht anders. Ich wollte mich in aller Form bei Ihnen bedanken und verabschieden. Heute ist mein letzter Tag hier in Cortez.«

»Danke, ebenso. Wo führt Sie denn Ihr nächster Fall hin?«

»Ach, wer weiß«, lacht Agent Cooper. »Wie geht es denn der Zeugin? Ich habe durchsetzen können, dass zumindest eine Wache für den Rest der Behandlungszeit hier in der Klinik abgestellt wird.«

»Wenn sich die Patientin damit besser fühlt. Sie ist auf bestem Wege, wieder auf die Beine zu kommen. Auch psychisch hat sie sich als äußerst resistent erwiesen. Innerhalb der nächsten vier Wochen können wir sie guten Gewissens ziehen lassen.«

»Oh, das sind ja fabelhafte Neuigkeiten. Nun werde ich mich noch von der Pflegerin und Dr. Burque verabschieden. Alles Gute, Dr. Sherman.«

Zurück auf dem Flur beschließt er zuerst zu Schwester Tamika zu gehen, dies fällt ihm leichter als sich gleich mit Dr. Burque auseinanderzusetzen. Er findet sie vor dem Krankenzimmer, in welches sie durch die halb angelehnte Tür hineinspäht. Als sie ihn bemerkt, wendet sie sich ihm zu.

»Agent Cooper, kann ich einen Augenblick mit Ihnen sprechen?«

»Sicher«, antwortet er, während er sich fragt, warum sie so geheimnisvoll tut.

Schwester Tamika möchte offenbar nicht hier an Ort und Stelle mit ihm sprechen, denn sie geht den Flur hinunter und deutet ihm an, ihr zu folgen. Schließlich lotst sie ihn in das Stationszimmer des Personals, welches zurzeit nicht genutzt wird.

»Kaffee?«, fragt sie.

»Nein, danke, ich hatte schon genug im Department. Heute habe ich ein Abschiedsfrühstück ausgegeben.«

»Ach, Sie gehen wieder? Das wusste ich noch nicht.«

»Deshalb bin ich hier, um mich zu verabschieden und Ihnen zu danken.«

Schwester Tamika hat eine ungewohnt strenge Mimik, als sie erklärt: »Ich wollte mit Ihnen sprechen, weil mir die Patientin seit Kurzem merkwürdig vorkommt. Natürlich kann ich es nicht beweisen oder mit Gewissheit sagen, aber ich vermute, Mrs. Sorna kann sich an mehr erinnern, als sie uns erzählt.«

Erwartungsvoll sieht sie Agent Cooper an, welcher völlig überrascht und irritiert von ihrer Äußerung ist.

»Wie kommen Sie denn darauf?«

»Sie verhält sich anders. Gestern hat sie sich auch an etwas erinnert und es nicht gleich an die große Glocke gehängt, wie sonst.«

»Und was soll das gewesen sein?«

»Sie wusste sofort, wie sie ihren Kaffee trinkt. Eigentlich behauptete sie ja, sie wisse nicht, was ihr schmecken würde und sie müsste daher alles erneut ausprobieren. Jedes Mal, wenn ihr etwas wieder einfiel, hat sie es gleich allen mitgeteilt. Aber nicht bei dem Kaffee gestern. Außerdem ändert sich ihr Gesichtsausdruck von einer Sekunde auf die andere, wenn sie glaubt, niemand würde sie beobachten.«

»Haben Sie deshalb durch die Tür geguckt?«, fragt Agent Cooper ungläubig.

Nickend stimmt Schwester Tamika zu.

»Hören Sie, es ist gut, wie genau Sie die Zeugin im Blick haben, aber ich fürchte, Sie sind etwas zu sensibel mit dem

Bild, das diese momentan abgibt. Es handelt sich hier um eine schwer verletzte und traumatisierte Frau. Da können Sie nicht jeden Gesichtsausdruck und jede Geste auf die Goldwaage legen.« Agent Cooper lächelt. »In Ordnung?«

»Aber ich bin mir sicher, dass etwas nicht stimmt.«

»Das ist nur ein Gefühl, glauben Sie mir. Dieser Fall hat uns alle mitgenommen.«

»Das ist es nicht.«

»Gut, ich mache einen Vorschlag: Sollten Sie etwas Stichhaltiges haben, rufen Sie bitte im Department an und teilen dies dem Sheriff mit. Und bitte halten Sie ansonsten Ihre Annahmen für sich, ich möchte die Zeugin nicht unnötig beunruhigen. Verstanden?«

Tamika entgeht der belehrende Tonfall des Agents nicht. »Jawohl.«

Jenny schlürft nach dem Frühstück ihren Kaffee, während sie durch das Fenster die Parkanlage beäugt. Sie freut sich so sehr auf den Tag, an dem sie entlassen wird, um ein neues Leben zu beginnen. Fern ab von all den Altlasten. Ein neuer Name, ein unbekannter Wohnort, eine andere Wohnung, das alles scheint wie ein wahr gewordener Traum. Ob sie sich einen Namen aussuchen darf? Sicher würde ihr etwas Besseres als Jenny einfallen. Vielleicht Amanda? Oder Tiffany? Durch das Geräusch der sich öffnenden Tür wird ihre Aufmerksamkeit auf den eintretenden Mr. Cooper gelenkt.

»Guten Morgen, Mrs. Sorna. Geht es Ihnen gut?«

Jenny nickt nur verunsichert. Ob er ihr verträumtes Lächeln eben bemerkte?

»Ich möchte mich verabschieden.«

Ein Stein fällt Jenny vom Herzen. Die Polizei zieht sich zurück. Aber warum denn? Bisher waren sie doch ganz verrückt nach der Sache. Oder haben sie Jeff etwa verhaftet?

Jenny fleht innerlich, dass dies nicht der Grund für das Verschwinden von Mr. Cooper ist. Jeff könnte sie verraten. Dann würde sie im Gefängnis landen. Oder sogar im Todestrakt.

»Warum verabschieden?«, bringt sie vor lauter Aufregung nur hervor.

»Weil wir den Täter haben, es ist vorbei.« Agent Cooper lächelt ihr aufmunternd zu.

»Was?«, kreischt Jenny und macht automatisch eine Bewegung, die ihr Wasserglas vom Beistelltisch fegt.

»Ganz ruhig. Der Täter wurde in Mexiko gefunden. Dort ist er bei einem Autounfall ums Leben gekommen. Von ihm geht keine Gefahr mehr aus. Sie brauchen keine Angst mehr haben«, redet Agent Cooper beruhigend auf sie ein.

Jenny blickt lange vor sich hin, bis sie ihre Stimme wieder unter Kontrolle hat: »Und da sind Sie sicher? Dass es der richtige Mann ist, meine ich?«

»Ja, absolut sicher.«

Langsam und ausgiebig lässt Jenny die Luft aus ihren Lungen weichen. Sie ist nun tatsächlich in Sicherheit, zwar auf eine andere Art und Weise, wie der Polizist es meinte, aber dennoch kann man es so formulieren. Niemand könnte sie nun noch verraten oder ihr etwas nachweisen.

»Das ist gut«, entgegnet sie tonlos.

»Das ist es. Vor allem, weil Sie aufgrund der neuen Entwicklungen nicht mehr in das Zeugenschutzprogramm müssen. Sie können Ihr Leben behalten. Ist das nicht wunderbar?«

»Hm-hm.« Jenny ist zum Heulen zumute. »Ist es nicht vielleicht doch besser?«

»Nein, das ist nicht mehr nötig. Die Behörde würde es unter den gegebenen Umständen auch nicht mehr veranlassen. Alles wird wieder gut. Ich wünsche Ihnen nur das Beste, Mrs. Sorna. Sollte Ihnen noch etwas Relevantes einfallen, rufen Sie bitte im Department an, fragen Sie nach Deputy Ramirez.«

»Danke.«

»Leben Sie wohl.«

Als die Tür sich wieder schließt, tritt Jenny mit den Füßen vor Wut an das Fußende des Krankenbettes, dass es nur so wackelt. So ein Mist, so ein verdammter Mist! Innerlich ist sie dermaßen aufgebracht und es fällt ihr sehr schwer, nicht laut zu schreien. Jeff ist tot. Für einige Sekunden denkt sie an ihn und ihre leidenschaftliche Liebe. Nun ist er nicht mehr am Leben. Sie jedoch musste ihres wieder einmal in die eigene Hand nehmen. Zumindest bräuchte sie keine Strafverfolgung zu befürchten. Was in Teufels Namen sollte sie anstellen, wenn sie hier entlassen wird? Eventuell könnte sie ihre Entlassung hinauszögern. Nein, das ist auch keine gute Idee, schließlich ist dieses Geheimhalten und das Versteckspiel auf Dauer ein zu hohes Risiko. Voll und ganz verließ sie sich auf den Eintritt in das Zeugenschutzprogramm. Einen neuen Plan braucht sie jetzt, händeringend! Fieberhaft überlegt sie, bis ihre Augen an den aufgereihten Blumensträußen hängen bleiben. William, fällt ihr plötzlich ein. Er würde ihr Ticket in ein neues Leben sein.

»Agent Cooper?« Dr. Burque sieht von ihren Aufzeichnungen überrascht auf.

»Guten Tag, Dr. Burque. Ich mache gerade meine Abschiedsrunde.«

»Ich habe schon gehört, die haben Sie zurückbeordert. Mich auch. Aber ich habe insistiert. Ich bleibe so lange, wie die Patientin hier behandelt wird. Schließlich ist nun nicht weniger Patientin, nur weil der Mörder unschädlich gemacht wurde«, kommentiert sie entschlossen.

»Interessante Formulierung: unschädlich gemacht. Aber sie haben natürlich Recht, Mrs. Sorna soll ihre Therapie weiterhin erhalten. Es wundert mich etwas, wie haben Sie die Zentrale überreden können?«

»Berufsgeheimnis.«

Er lacht. »Ach so.« Dann blickt er sie wieder ernst an. »Ich möchte Sie gern heute Abend zum Essen einladen. Zum Abschied. Was sagen Sie?«

Nervös wartet er auf ihre Antwort, mit der sie sich Zeit lässt. Nach dem Vorfall mit dem Foto von Jeff Milt war Dr. Burque sehr auf Abstand gegangen. Er befürchtet sogar, sie könne sein Angebot ablehnen.

»Ist gut, heute Abend. Unter einer Bedingung: Kein Wort über die Arbeit.«

»Damit kann ich leben«, erwidert er erleichtert und verabschiedet sich bis zum Abend.

»Alles in Ordnung, Mrs. Sorna? Sie haben geklingelt?«, fragt Tamika, als sie das Krankenzimmer betritt.

»Ja, ich möchte nur telefonieren. Können Sie mir ein Telefon holen?«

»Ähm, ja. Sie wissen, dass ich dann anwesend sein muss? Sicherheitsvorschriften.«

»Ja. Ich brauche nicht lange«, versichert sie.

Tamika kommt mit einem schnurlosen Telefon zurück und überreicht es Jenny, während sie so diskret wie möglich ans Fenster tritt und ihren Blick durch die Grünanlage schweifen lässt. Aus dem Augenwinkel jedoch verfolgt sie jede Bewegung der Patientin, die einen Zettel vom Beistelltisch nimmt und eine Nummer einzutippen beginnt. Obwohl noch kein Wort gesprochen wurde, ist sich Tamika ganz sicher, wen die Patientin anrufen möchte.

»William? Hier ist Jenny«, hört sie die Patientin säuseln. »Ja, es tut mir leid. Es ging mir nicht gut … ja, viel besser, lieb, dass du fragst. Ich würde dich so gern wiedersehen. Hast du heute Zeit? Oh, super. Ja, ich freue mich auch. Bis später.«

Anschließend nimmt Tamika das Telefon entgegen und entfernt sich aus dem Raum. Im Stationszimmer verweilt sie einen Augenblick, um sich zu beruhigen. Irgendetwas in der Art, wie die Sorna mit Mr. Birch sprach, beunruhigt Tamika über alle Maßen. Es klang so manipulativ und unehrlich. Doch woran macht sie das fest? Oberflächlich betrachtet war es ein ganz normales, harmloses Gespräch. Nein, sie ist sich sicher: Mit der Patientin ist etwas faul. Sie macht uns allen etwas vor. Nur warum bloß? Für mehr Aufmerksamkeit? Mehr Aufmerksamkeit als Jenny Sorna kann man gar nicht bekommen, findet Tamika. Mitleid vielleicht? Hat sie eigentlich auch schon genug. Möglicherweise steckt auch etwas anderes dahinter, etwas sehr viel Dunkleres. Wenn die Sorna Erinnerungen verschweigt, hat sie dafür gute Gründe. Diese sind logischerweise ebenfalls solche, die sie zu verbergen versucht. Warum sollte das einzig überlebende Opfer eines Serienkillers Erinnerungen verschweigen? Die Erkenntnis trifft Tamika wie ein Schlag in die Magengrube: Natürlich! Sie ist gar kein Opfer. Sie spielt uns allen etwas vor. Niemand verdächtigt sie, etwas mit den Morden zu tun zu haben. Von Beginn an, seit dem Tag nach ihrer Einlieferung, als die Polizei anrief und die Vermutung mitteilte, das Unfallopfer könne dem Four-State-Killer entflohen sein, wurde diese Annahme als bare Münze genommen. Nicht einmal wurde dieser Umstand hinterfragt. Tamika stützt sich mit beiden Handflächen auf der Arbeitsfläche der kleinen Einbauküche ab. Was kann ich tun?, überlegt sie hektisch. Sie muss mit den Leuten sprechen, die in der Lage sind, auch etwas auszurichten und Nachforschungen anstellen können. Bei dem FBI-Agenten, den Tamika eigentlich für sehr scharfsinnig hielt, bräuchte sie es gar nicht nochmal versuchen. Sie würde sich an Dr. Burque wenden. Mit einem Blick auf die Uhr mutmaßt sie, dass die Psychologin in diesem Augenblick sicherlich aus der Kantine in ihr Büro zurückkehrt, so wie jeden Tag um zwei Uhr nachmittags. Das Büro ist hier gleich um die Ecke und mit dem Pieper in der Kitteltasche könnte sie den Abstecher wagen. Als sie das kleine Büro erreicht, schließt sie sofort die Tür hinter sich.

»Schwester Tamika, was ist denn los? Ist etwas mit der Patientin?«

»Nein. Doch. Ich muss mit Ihnen reden.«

»Ich verstehe nicht.«

»Bei dem Agent habe ich es schon versucht, aber er wollte mir nicht zuhören. Mir ist ein Verdacht gekommen. Ich glaube, die Patientin ist gar kein Opfer, sondern verbirgt etwas vor uns. Sie verhält sich komisch.« Tamika berichtet von der gestrigen Situation mit dem Kaffee. »Außerdem verstellt sie ihre Stimme und ihre Mimik, wenn sie mit anderen spricht.«

»Jetzt einmal ganz langsam!« Dr. Burque hält ihr die ausgestreckten Handflächen entgegen. »Ich denke, Sie verrennen sich da in was, Schwester Tamika. Diese langen Schichten ohne einen freien Tag in der Woche und das schon seit fast einem Monat, da liegen die Nerven natürlich blank.«

»Das ist es nicht«, widerspricht Tamika entschieden. »Es ist die Patientin, sie verhält sich merkwürdig. Warum verschweigt sie Dinge?«

»Aber Sie wissen das doch gar nicht mit Sicherheit, sie glauben es nur. Das ist ein großer Unterschied. Sie mischen Realität und Annahme.« Und mit einem besorgten Blick fügt sie hinzu: »Sie brauchen ganz dringend ein paar Tage frei. Ich werde mit Dr. Sherman sprechen.«

»Nein.« Tamika winkt ab. »Das wird nicht nötig sein. Es war ja nur so eine Idee.« Sie lächelt und versucht dabei, möglichst nativ zu wirken. »Ich lese gerade einen Krimi, vielleicht ist meine Phantasie da etwas mit mir durchgegangen. Ich muss jetzt los.«

»Lesen Sie lieber einen Liebesroman«, ruft ihr Dr. Burque hinterher, als Tamika bereits um die Ecke zum Flur biegt.

TAG 26

Es ist ein Ausblick wie auf einem Poster oder der Titelseite seines Reisemagazins. Agent Cooper drückt das Gaspedal seines Wagens noch ein Stück weiter runter. In diesem Moment genießt er es, auf dieser leeren Straße durch die Wüste zu fahren. Die Weite, das menschenleere Land und der farbliche Kontrast zwischen dem blauen Himmel und dem rötlichen Sand ist ein wunderschöner, romantischer Anblick. Obwohl er seit seiner Ankunft diesem Tag, dem Tag der Abreise, freudig entgegenblickte, überfällt ihn jetzt ein Anflug von Wehmut. Er seufzt laut und denkt: Auf zum nächsten Fall.

Später an diesem Tag, es ist bereits später Nachmittag, hält William seinen schwarzen Escalade auf dem Parkplatz vor dem Krankenhaus. Auf dem Beifahrersitz liegt der obligatorische Schnittblumenstrauß und wartet darauf, ein wunderschönes Lächeln in Jennys Gesicht zu zaubern. William wird wiederholt klar, dass sein Glück unlösbar mit dem von Jenny verknüpft ist. Die Annahme, sie könne sich aus seinem Leben zurückziehen, die er in den vergangenen Tagen hatte, machte ihm sehr zu schaffen. Um jeden Preis musste er verhindern, dass dieser Fall tatsächlich eintritt. Er müsste jetzt Farbe bekennen, eindeutig seine Gefühle kundtun, um Jenny zu gewinnen. Dieses Mal würde ihm das Glück nicht durch die Finger rinnen.

In Jennys Zimmer staunt er nicht schlecht, als er sie statt im Krankenbett auf einem Stuhl am Fenster sitzend vorfindet.

»Jenny!« Er strahlt sie voller Freude an.

»Ich habe es aus dem Bett geschafft.« Sie erwidert sein Lächeln.

»Da hast du auch lange genug drin gelegen.«

»Oh ja! Mary sagt, ich würde richtig gute Fortschritte machen. Ich bin heute bis zum Stationszimmer und wieder zurück gelaufen. Mit einem Rollator zwar, aber ich habe mich nur ein ganz kleines bisschen aufgestützt«, berichtet Jenny stolz.

»Vielleicht wird es langsam Zeit, Pläne zu schmieden. Für den Tag, an dem du unten aus der Tür laufen kannst.« Er blickt sie liebevoll und fragend an.

»Vielleicht«, antwortet sie mit einem vielsagenden Schmunzeln.

Tamika ist fassungslos über das, was sie da sieht, während sie durch den winzigen Spalt in der Tür zum Krankenzimmer späht. Sie sieht sich um, um sich zu versichern, dass sie selbst nicht beobachtet wird. Diese Schlange!, ärgert sich Tamika. Hilflos muss sie dabei zusehen, wie die Sorna alle hereinlegt. Und alle lassen sich nur zu gern von ihr etwas vormachen, das ist das Schlimme. Damit muss Schluss sein! Doch an wen könnte sie sich jetzt noch wenden? Bisher wollte ihr niemand glauben. Sie erinnert sich an Theresa Ramirez, der Mutter einer Freundin von ihr aus der Highschool. Diese arbeitet mittlerweile für den Sheriff und Tamika sah sie hier im Krankenhaus zusammen mit dem FBI-Agenten. Mit ihr könnte sie offen sprechen, bei ihren Besuchen im Hause Ramirez vor einigen Jahren nahm sie sie stets als freundlich und fair wahr. Die Telefonnummer des Departments steht in der Notfallliste, die der Agent da ließ. Im Stationszimmer wählt sie die Nummer und hört ein Freizeichen.

»Deputy Ramirez? Hier spricht Tamika Etienne, ich war mit Ihrer Tochter Maria in der Highschool befreundet. Erinnern Sie sich? Gut. Ich muss Sie sprechen, aber nicht in der Klinik oder dem Department. Können Sie heute Abend zur Chicken Factory kommen?«

Deputy Ramirez sitzt bereits eine halbe Stunde vor der ausgemachten Uhrzeit an einem Tisch im hinteren Bereich des Schnellrestaurants Chicken Factory. So dämlich sie den Namen des Lokals auch immer fand, die Hähnchen schmecken hier besonders gut. Daher gönnte sie sich ein Menü, bevor Tamika eintreffen würde. Was sie nur will? Es kann nur mit dem Fall zu tun haben, folgert Deputy Ramirez. Nur warum möchte Tamika jetzt mit ihr sprechen, wo der Fall doch bereits gelöst ist? Und dann auch noch an diesem Ort, in der Chicken Factory? Während sie ein paar Pommes frites in den Mund steckt, kann sie Tamika bereits ausmachen, wie sie mitten im großen Raum steht und sich suchend umblickt. Das Kleid, welches sie trägt, ist so knapp geschnitten, dass Deputy Ramirez sich fragt, ob es sich dabei wirklich um ein Kleid oder vielmehr um ein langes Shirt handelt. Es ist auffallend bunt gemustert. Falls Tamika vorhatte, sich möglichst heimlich mit ihr hier zu verabreden, dann ist diese Mission alleine schon durch die Wahl der Kleidung ganz gehörig missglückt, stellt Deputy Ramirez fest. Mit einer winkenden Geste signalisiert sie Tamika ihren Sitzplatz.

»Hallo Deputy Ramirez.« Tamika ist ganz außer Atem.

»Sag doch Theresa, so wie früher.«

»Gern. Wie geht es Mary? Hab schon eine Weile nichts mehr von ihr gehört.«

»Gut, sie macht noch immer die Ausbildung in Grand Junction.«

»Das freut mich. Ich bin aber wegen etwas anderem hier.«

»Das habe ich mir schon gedacht. Hat es was mit dem Four-State-Killer zu tun?«

Tamika nickt. Ohne zu fragen, nimmt sie sich einen Pommes frites von ihrem Teller, den sie sogleich verspeist. Bevor sie zu sprechen beginnt, sieht Tamika ihr direkt in die Augen.

»Du musst mir helfen. Mit dieser Jenny Sorna stimmt etwas nicht. In den letzten Tagen haben ich verschiedene Situationen beobachtet, die merkwürdig waren. Ich habe auch schon mit Dr. Burque, Dr. Sherman und Agent Cooper gesprochen, aber keiner hat mich ernst genommen. Du bist meine letzte Chance.«

Tamika beginnt in allen Einzelheiten ihre Beobachtungen und Vermutungen zu schildern. Deputy Ramirez hört zu, ohne sie zu unterbrechen.

»Du glaubst also, wenn ich das mal zusammenfassen darf, dass die Zeugin, die schwer verletzt ist und unter Polizeischutz steht, etwas mit den Verbrechen in der Wüste zu schaffen hat?« Deputy Ramirez zieht die Augenbrauen hoch.

»Genau«, bestätigt Tamika, froh, verstanden worden zu sein. »Du glaubst mir doch, oder?«

»Es gibt da einen Umstand in den Ermittlungen, der nicht eindeutig geklärt werden konnte«, gibt sie zurück, ohne die Frage direkt zu beantworten. »Aber darüber musst du schweigen, verstanden? Sonst komme ich in Teufels Küche.«

»Klar«, bestätigt Tamika.

»Die Spurensicherung hat vermutet, dass am späten Morgen, beziehungsweise eher am Vormittag des 23. Juli eine Person beim Verlies in der Wüste gewesen sein muss, in dem die

Frauen gefangen gehalten wurden. Diese Person ist für den Tod der drei letzten Opfer verantwortlich. Es gab jedoch nur forensische Belege für einen Einzeltäter. Jeff Milt, wie sich später herausstellte. Der hat für die fragliche Zeit allerdings ein Alibi. Lange haben wir gerätselt, ob es einen zweiten Täter geben könnte und diese Theorie letzten Endes verworfen, als Milt in Mexiko ums Leben kam.«

»Die Sorna ist der zweite Täter! Es passt doch alles wie die Faust aufs Auge! Sie hat die letzten Opfer umgebracht und ist dann geflüchtet. Auf der Flucht wurde sie später angefahren. Alle nahmen an, sie sei dem Täter entkommen, dabei ist sie die Täterin gewesen!« Tamika hält sich nach dem letzten Wort erschrocken die Hand vor den Mund.

»Ich sage nicht, dass es so war, aber möglich wäre es. Da ist nämlich noch etwas: Ich habe versucht, möglichst viel über Jeff Milts Privatleben herauszufinden, jedoch gab es da nicht viel. Pete von der Tankstelle hat mit allerdings erzählt, Milt habe in den letzten Wochen oder so eine Freundin gehabt. Niemand will wissen, um wen es sich da gehandelt hat.«

»Niemand wusste es, weil es keine Frau von hier war«, sagt Tamika bestimmt.

Deputy Ramirez zieht den Mund zur Seite und schlägt die Stirn in Falten.

»Möglich«, gibt sie zu. »Aber das ist keine Tatsache.«

»Wenn die beiden Komplizen oder sogar ein Paar waren, muss es doch Spuren von ihr im Haus von Jeff Milt geben«, wirft Tamika ein.

»In dem Haus gab es gar keine Spuren mehr. Alles verbrannt.«

Tamika macht große Augen: »Oh.« Sie grübelt weiter. »Und am Tatort? In der Wüste? Waren da keine Spuren von der Sorna?«

»Doch, aber diese beweisen nur, dass sie vor Ort war und nicht, dass sie eine Täterin ist.«

»Könnte es denn sonst noch irgendwo irgendwelche Beweise geben?«, fragt Tamika verzweifelt.

»Nicht, dass ich wüsste. Und Milt können wir ja nicht mehr fragen.«

»Warum hat dieses Biest nur immer so viel Glück?« Tamika lehnt sich nach hinten an den Stuhl und verschränkt die Arme vor der Brust, ihre roten Lippen formen einen Schmollmund.

»Wir können nicht mit Sicherheit sagen, wie es tatsächlich war. Vielleicht ist das auch alles nur ein Zufall. Mach jetzt bloß keine Dummheiten!«, sagt Deputy Ramirez streng.

»Keine Sorge. Aber du glaubst es doch auch?« Tamika klingt hoffnungsvoll.

»Ich halte es jedenfalls nicht für vollkommen abwegig«, antwortet sie langsam mit einem abwesenden Blick.

TAG 27

Seine Gedanken kreisen noch immer um den gestrigen Besuch im Krankenhaus, als er den Abschnitt am Highway im Vorbeifahren wieder erkennt: Hier fuhr er sie an, vor fast einem Monat. Darauf entwickelten sich diese unfassbaren Ereignisse. Hier, mitten in der Einsamkeit der Wüste, hielt Jeff Milt die Frauen gefangen, quälte sie, tötete sie. Verborgen unter dem staubigen Sand. Unwillkürlich schüttelt sich William, welcher die grausame Realität noch immer nicht in voller Gänze begreifen kann. Doch diese liegt nun in der Vergangenheit. Jenny geht es von Tag zu Tag besser. Lange würde es nicht mehr dauern, bis sie ein – zumindest halbwegs – normales Leben würde führen können. In diesem Leben will William auch eine Rolle spielen, die Hauptrolle sogar, wenn es nach ihm ginge. Letzte Nacht verbrachte er damit, sich alles bis ins Detail auszumalen: Heute würde er früher mit der Arbeit aufhören, zum Juwelier fahren und den schönsten Verlobungsring kaufen, den man in Cortez nur bekommen kann. Dazu ein Dutzend rote Rosen. So ausgestattet würde er Jenny einen Heiratsantrag machen und dafür sorgen, dass die Trauung so schnell wie möglich stattfindet. Anschließend könnten sie von ihr wegziehen, als verheiratetes Paar. William würde gern nach Phoenix zurückkehren, jedoch möchte er hauptsächlich fort von hier und mit Jenny zusammen sein, also dürfte sie den künftigen Wohnort aussuchen. Es wird einfach alles ganz herrlich werden. William schmunzelt verträumt.

Schwester Betsy, die heute in der Tagesschicht arbeitet, sitzt gerade vor einer mit Salat gefüllten Frischhaltedose aus Kunststoff, als er an der Tür zum Stationszimmer klopft. Sobald die Krankenpflegerin den Blumenstrauß und die kleine verräterische Schmuckschachtel vom Juwelier registriert, schlägt sie die Hände vor den Mund.

»Oh, Mr. Birch, Sie machen tatsächlich einen Antrag? Das ist ja wundervoll!« Unerwartet umarmt sie ihn.

William lacht verlegen: »Ich hoffe nur, sie nimmt ihn auch an.«

»Oh, mit Sicherheit.«

»Wissen Sie, ich habe in der Aufregung etwas zum Anstoßen vergessen ...« Den Satz kann er nicht mehr zu Ende sprechen.

»Kein Problem! Ich bringe Orangensaft, ist das in Ordnung?«, unterbricht sie ihn.

»Das wäre einfach toll. In zehn Minuten?«

Mit einem Nicken antwortet Schwester Betsy und William geht zum Krankenzimmer weiter, vor dem noch immer ein Polizist sitzt und lustlos in einem Magazin blättert. Als Jenny von ihrem Sitzplatz am Fenster aus die Blumen und das Kästchen in seinen Händen bemerkte, sieht sie sichtlich gerührt aus. Seine Nervosität erreicht ihren Höhepunkt, als er sich auf die Knie niederlässt und die Frage aller Fragen stellt. Jenny zögert keine Sekunde und antwortet sofort mit ja. es folgt ein langer Kuss und eine ebenso ausführliche Umarmung.

»Ich möchte so schnell wie es nur geht heiraten«, verkündet Jenny. »Gleich, wenn ich hier entlassen werde.«

»Ist mir recht.« William lächelt sie an. »Dann sorge bloß dafür, dass dieser Tag so zügig kommt, wie es nur geht.«

Mit einem kleinen Tablett auf der Hand betritt Schwester Betsy nun den Raum.

»Ich sehe, man darf gratulieren«, sagt sie.

»Schwester Betsy, ich bin so glücklich.«

»Das glaube ich, Liebes.«

»Es ist nur ...« Jenny schaut verlegen drein. »Ich habe ja keine Familie mehr und ...« Sie unterbricht sich kurz. »Und brauche ja doch eine Brautjungfer und eine Trauzeugin.«

»Sag nicht mehr, Liebes, das übernehme ich natürlich.«

»Oh, danke.« Eine Träne läuft Jenny über das Gesicht, die William sogleich mit einem Taschentuch abtupft.

»Laden Sie doch auch Schwester Tamika ein«, schlägt Schwester Betsy vor.

»Das ist eine wundervolle Idee«, stimmt Jenny zu.

»Dann lasse ich die beiden Glücklichen mal alleine.« Sie verteilt noch die Gläser mit dem Orangensaft und schließt die Tür hinter sich.

»Auf uns!« William erhebt sein Glas.

»Auf das Schicksal!« Jenny prostet ihm zu. Nach einem Schluck berichtet sie aufgeregt: »Stell dir vor: Heute Vormittag hat mich ein Mann namens Muller aus dem True Crime Verlag Chicago angerufen. Er möchte, dass ich ein Buch schreibe. Also zusammen mit einem richtigen Autor. Das Honorar beträgt einhunderttausend Dollar.«

William verschluckt sich beinahe an seinem Saft: »Wie bitte? So viel Geld? Das ist ja toll für dich. Nur, wie soll ich das sagen, du erinnerst dich doch gar nicht richtig.«

»Das habe ich Mr. Muller auch gesagt, aber er meinte, so schlimm sei das nicht. Ein paar Erinnerungen würden reichen und der Rest wird von einem Ghostwriter aufgefüllt. Wenn mein Name auf dem Buch steht, würde es sich verkaufen, hat er mir versichert.«

»Na dann, lass uns noch einmal auf deine erfolgreiche Karriere als Bestsellerautorin anstoßen.«

In der Chicken Factory starrt Tamika fassungslos auf das Display ihres Mobiltelefons: *Mr. Birch hat der Patientin einen Antrag gemacht. Wir sind beide zur Hochzeit eingeladen. Bis heute Abend, Gruß, Betsy!* Tamika will nicht wahrhaben, was sie soeben las. Ist er blind? Diese Frau ist ein durchtriebenes Miststück und er merkt es nicht einmal. Nein, durchtriebenes Miststück ist eine noch viel zu harmlose Beschreibung für diese hinterhältige Mörderin. Eine Soziopathin ist sie, die es irgendwie jedes Mal schafft, sich durch das Leben zu mogeln. Sie sieht auf, als sie bemerkt, wie Deputy Ramirez ihr gegenüber Platz nimmt.

»Was ist denn mit dir los?«

»Jenny Sorna heiratet William Birch.«

»Was? So schnell?«

»Sie muss ja irgendwo unterkommen nach der Behandlung in der Klinik.«

Deputy Ramirez zieht die Augenbrauen hoch.

»Und Schwester Betsy ist ganz aus dem Häuschen, die native Idiotin«, fügt Tamika hinzu.

»So, und du atmest jetzt erstmal durch. Ich habe nicht viel Zeit, nach der Mittagspause muss ich wieder im Department sein. Es ist viel Schreibkram liegen geblieben.«

»Lass mich raten: Der Sheriff macht die nicht.«

»Volltreffer.« Sie rollt mit den Augen. »Also, ich habe den ganzen Tag damit verbracht, die Ermittlungsakten Wort für Wort durchzugehen. Es ist leider tatsächlich so, wie ich es gestern schon vermutet habe. Es liegt nicht ein einziger

Beweis, nicht ein winziges Indiz vor, welches Jenny Sorna mit der Ausführung der Taten in Verbindung bringt. All ihre Spuren werden als die eines Opfers ausgelegt. Wir haben nichts, Tamika. Es werden auch keine neuen Beweise reinkommen, alles ist ausgewertet und abgeschlossen. Die einzige Chance wäre, wenn sie sich verrät oder gesteht. Und wir beide wissen, wie unwahrscheinlich diese Möglichkeit ist, oder?«

Tamika vollzieht eine hilflose Geste.

»Beim Sheriff habe ich heute ein bisschen vorgetastet, wie es mit einer erneuten Befragung der Zeugin Sorna aussieht. Darauf ist er fast in die Luft gegangen. Nachdem Agent Cooper das eine Mal so vorgeprescht ist mit seiner Befragung, genießt die Sorna jetzt wohl so eine Art Welpenschutz. Es wurden Vereinbarungen getroffen, nach denen sie erst dann wieder befragt werden darf, wenn sie sich wieder an die Vorfälle erinnert.«

Tamika lacht ungläubig auf: »Das ist ein Scherz, nicht wahr?«

»Leider nicht. Wir sind auf uns gestellt.« Deputy Ramirez lehnt sich zurück. Mit einem Augenzwinkern fügt sie hinzu: »Jedoch wird mir wohl niemand einen kleinen Anstandsbesuch im Krankenhaus übel nehmen, schließlich muss ich zur Verlobung gratulieren. Ich bleibe dran, Tamika, versprochen.«

TAG 51

Der 12. September ist ein Montag. Dr. Burque verlässt an diesem Morgen das Städtchen Cortez und somit auch die Patientin, um die sie sich die letzten Wochen über kümmerte. Zwar ist sie nicht zufrieden mit den Ergebnissen der Therapie, dennoch fährt Dr. Burque mit einem zufriedenen Gefühl zurück nach Denver. Schließlich geht es der Patientin gut und das sollte letztendlich doch am meisten zählen. Sie ist wieder auf den Beinen, macht grandiose Fortschritte in ihrer körperlichen Rehabilitation. Auch das private Glück hat sich durch die Verlobung mit Mr. Birch eingestellt. Er würde schon für sie sorgen und darauf achten, dass es ihr an nichts fehlte. Durch den Unfalltod des Täters hat sich die Lage deutlich entspannt, die Patientin war zuletzt vollkommen frei von Ängsten. Dr. Burque ist sehr froh über diese Schicksalswendung.

Heute kommt es also zum Showdown, denkt Deputy Ramirez. Sie befindet sich in der Southwest Memorial Klinik, auf der Suche nach dem Stationszimmer. Hier findet sie Tamika, welche bereits ihre Schwesternkleidung gegen einen schlichten Rock und eine hübsche hellblaue Bluse tauschte.

»Bereit?«

»Nein«, antwortet Tamika traurig.

»Jetzt setze mal ein Gesicht auf, das zu deinem schönen Aufzug passt, hm? Und denke daran: Die Sorna darf nicht bemerken, dass wir sie verdächtigen!«

»Keine Sorge, ich verrate schon nichts.«

»Am besten einfach den Mund halten und immer lächeln.«

»Mache ich. Schwester Betsy wird sowieso permanent quatschen, da fällt es sicherlich nicht auf, wenn ich stumm wie ein Fisch bin.«

Gemeinsam warten sie am Ausgang zum Parkplatz, bis die Braut in einem von Schwester Betsy geschobenen Rollstuhl zu ihnen stößt. Sie trägt bereits ihr weißes, romantisch anmutendes Hochzeitskleid. Deputy Ramirez bemerkt, wie Tamika ihre Augen abwendet und zum Explorer vorgeht. Nachdem die Braut samt Brautjungfer auf dem Rücksitz verstaut sind, lässt sie den Wagen schließlich an. In den vergangenen Wochen zermarterte sie sich das Hirn, wie sie eine Reaktion von Jenny Sorna provozieren könnte, die Tamikas Vermutung bestätigte. Und an einem späten Abend vor einigen Tagen kam dann schließlich der ersehnte Einfall. Deputy Ramirez bot sich zu guter Letzt nicht aus reiner Nächstenliebe für die Aufgabe an, die Hochzeitsgesellschaft zur Kapelle zu chauffieren. Vielmehr verfolgt sie ein eigenes Vorhaben: Sie möchte sich heute klar darüber werden, ob an Tamikas abenteuerlichen Vermutung etwas dran ist.

Die Stimmung auf dem Rücksitz ist fröhlich und ausgelassen. Wie von Tamika erwartet, ist die Stimme von Schwester Betsy pausenlos zu hören. Jenny Sorna hingegen lacht viel. Mit einem Blick auf den Beifahrersitz sucht sie Blickkontakt zu Tamika und versucht diese durch ein aufmunterndes Lächeln aufzubauen. Wenig später lenkt sie den Wagen in die Red Snake Lane. Jetzt ist es Tamika, die den Augenkontakt sucht. Ich weiß, was du vorhast, scheint sie ihr wortlos mitzuteilen. Auf der Höhe des Hauses mit der Hausnummer 405 nimmt Deputy Ramirez den Fuß etwas vom Gas. Langsam bewegt sich der Explorer an Jeff Milts verlassenem Haus vorbei. Durch den schlechten Zustand der Straße werden die vier Insassinnen ein wenig durchgeschüttelt. Im Rückspiegel, den sie vor dem Verlassen des Klinikparkplatzes entsprechend einstellte, beobachtet Deputy Ramirez nun jede winzige Muskelzuckung von Jenny Sorna. Sollten ihre bisherigen Angaben und Aussagen der Wahrheit entsprechen, würde sie diesen Ort nicht erkennen und sich folglich unbedarft und unauffällig verhalten.

»Warum fahren Sie so langsam? Ist was mit dem Auto?«, will Schwester Betsy wissen.

»Nur Schlaglöcher«, lügt Deputy Ramirez, ohne die Augen vom Rückspiegel abzuwenden.

Auf der linken Seite sitzend, müsste Jenny Sorna einen hervorragenden Blick auf das Haus mit der Nummer 405 haben. Es sieht noch genauso wie an dem Tag aus, an dem Deputy Ramirez vor der Tür stand und den Brandgeruch bemerkte. Und dann passiert es: Durch Schwester Betsys Frage verwundert, dreht Jenny Sorna ihren Kopf, um besser auf die Straße sehen zu können. Ihr von einem Lächeln geformtes Gesicht sieht plötzlich wie in Stein gemeißelt aus. Ohne eine Regung fixiert sie starr das Haus. In ihren Augen jedoch spiegelt sich das Entsetzen wider. Nun schließt sich ihr Mund und sie schluckt einmal trocken, wie Deputy Ramirez an ihrem angespannten Hals erkennen kann. Ihre Hand krallt sich am Griff der Wagentür fest, so stark, dass die Haut auf ihren Fingerknöcheln ganz hell zu werden beginnt. Mit ihren Augäpfeln verfolgt sie noch eine ganze Weile den Anblick des heruntergekommenen Hauses, bis sie endlich ihren Blick abwendet und diesen direkt in den Rückspiegel wirft, so dass sich ihre

Augen für einen kurzen Moment streifen. Bei deren Ausdruck läuft es Deputy Ramirez kalt den Rücken herunter. Dieser ist kühl, wissend und kontrollierend. Sicherlich versteht sie nun, was Deputy Ramirez hier auf dieser Straße, abseits des Ortes, vorhatte. Sie sieht zurück auf die Straße und beschleunigt den Wagen wieder, während Tamika auf dem Beifahrersitz nervös hin und her rutscht.

»Wir sind gleich da«, kündigt Deputy Ramirez an.

Vor der schweren Holztür mit den schönen Messingbeschlägen der kleinen Kapelle richtet Schwester Betsy die Braut noch ein letztes Mal her, streicht bedächtig Haarsträhnen aus dem Gesicht und frischt etwas Lippenstift auf. Inzwischen betreten Deputy Ramirez und Tamika das hölzerne Gebäude mit der weißen Fassade, welches von einem kleinen Rosengarten umgeben wird, welcher in voller Blüte steht. So romantisch die Kapelle bereits von außen aussieht, umso zauberhafter präsentiert sich diese nun von innen. Ebenso schlicht, die Holzbalken in weiß lackiert. Hinter dem Alter ist ein großes Buntglasfenster eingelassen, durch das wie auch durch die großen Fenster an den beiden Seiten links und rechts der Bänke viel Tageslicht einfällt. Die massiven, schweren Bänke sind von einem dunklen Braun und ruhen auf einem Natursteinboden. Den Altar ziert ein ausladendes Kruzifix, welches von stabilen Drähten in der Luft gehalten wird und mit filigranen Schnitzereien verziert ist. Schwester Betsy hat in ihrer Funktion als Trauzeugin und Brautjungfer alle Arbeit geleistet, stellt Tamika fest. An den Bänken sowie auf dem Pult am Altar sind kleine Blumengestecke mit Rosen in Creme- und Pastellrosafarben angebracht. Der Anblick der Kapelle ist ein Genuss und lenkt Tamika für einen kurzen Augenblick von ihrer düsteren Stimmung ab, so bezaubernd wirkt dieser Ort. Auf der rechten vorderen Bank warten Williams Eltern und seine Schwester in feinen Anzügen und Kostümen und sichtlich gerührt auf die Zeremonie. William steht ebenfalls auf der rechten Seite vor dem Altar, hinter dem sich der Referent befindet, und knetet nervös seine Hände. Seine Mutter wirft ihm einen beruhigenden Blick hinüber. Tamikas Herz setzt für einen Moment aus, als sie es wagt, ihn genauer zu betrachten. Er trägt einen hellgrauen Anzug, am Revers steckt eine Rose, passend zu der floralen Dekoration und dem Brautstrauß. Darunter ist ein gestärktes, weißes Hemd erkennbar. In seinem Augenwinkel kann Tamika eine Träne ausmachen. Das ist ja wie in einem kitschigen Hollywood-Film, spottet sie in Gedanken, obwohl sie in dieser Sekunde die pure Eifersucht übermannt. Sie spürt die Hand von Deputy Ramirez, welche sie am Oberarm weiter auf die linke vorderste Bank zieht. Freundlich lächeln die beiden Frauen William und seiner Familie im Vorbeigehen zu und lassen sich schließlich nieder. Tamika fühlt einen Kloß im Hals, einen Stein im Magen und überlegt, ob ihr eventuell schlecht werden könnte. Währenddessen ertönt laut und deutlich der Hochzeitsmarsch aus der Orgel hinter ihren Köpfen. Alle erheben sich, als Jenny Sorna, noch leicht gestützt von Schwester Betsy, welche den Auftritt ebenso zu genießen scheint, den mittleren Gang von der Tür zum Altar hinabschreitet. Tatsächlich muss Tamika zugeben, wie wundervoll sie an diesem Tag aussieht. Das Brautkleid passt wie angegossen, die elegante Hochsteckfrisur sowie die geschmackvolle, dezente Schminke runden das Gesamtbild ab. Niemals hätte man diese Erscheinung mit einer soeben aus dem Krankenhaus Entlassenen oder gar mit einer Mörderin in Verbindung gebracht. Niemals. Tamika mutmaßt, dass diese Szene Jenny Sorna bestimmt im Zuge ihres Images des unschuldigen Opfers sehr in die Karten spielen wird. William steckt seine Hände weit aus, um Jennys so früh wie möglich fassen zu können. Sein Lächeln macht keine Pausen mehr.

Schwester Betsy tritt an die linke Seite neben Jenny, auf der rechten tut ihr dies Williams Schwester gleich, welche offensichtlich die Rolle der Trauzeugin übernimmt. Der Referent leitet die Zeremonie mit wenigen Worten ein, unter der Betonung der Tatsache, dass das Brautpaar den Wunsch äußerte, möglichst schnell mit dem Vortragen ihrer selbst verfassten Gelübde beginnen zu können. Mit einer Handgeste, die von einem tiefen Nicken begleitet wird, gibt er William das Zeichen anzufangen. Dieser fischt mit einem etwas verlegenen Gesichtsausdruck einen Notizzettel aus der Innentasche des Jacketts. Mit feuchten Augen sieht er seiner Braut nun direkt in die ihren.

»Liebe Jenny, heute nehme ich dich zu meiner Frau, vor Gott und meiner Familie gelobe ich dir Treue, Fürsorge und Liebe, in guten wie in schlechten Zeiten. Und ich würde dies alles nicht sagen und versprechen, wenn ich nicht felsenfest daran glaubte. Du bist wie ein Engel in mein Leben getreten, ganz plötzlich, unerwartet und hast mit deiner bezaubernden Art alles wieder gut gemacht. Auch wenn dir selber noch viele Erinnerungen fehlen, ich weiß mit Bestimmtheit trotzdem, dass du die Richtige für mich bist. Ganz unabhängig von deiner Vergangenheit, oder ob du nun Sorna oder Sournois heißt: Ich liebe dich.«

Bei Williams letzten Worten durchflutet eine Welle von Übelkeit und Ekel Tamikas Körper, unwillkürlich nimmt sie eine Hand vor den Mund. Deputy Ramirez mustert sie besorgt und nervös von der Seite.

»Fang jetzt bloß nicht an, dich zu übergeben«, flüstert sie.

Tamika befindet sich nun nicht mehr in einer gefühlsduseligen Liebesschnulze aus Hollywood. Sie sitzt mitten in einem Horrorfilm. In solchen ist gewiss, dass der Zuschauer es sofort weiß, wenn Unheil oder ein Mord bevorsteht. Nur die Charaktere im Film sind bis zur letzten Sekunde völlig ahnungslos. Sie ist hier die Zuschauerin. Und William der Charakter, den es als Nächstes erwischen würde. Und dagegen könnte sie gar nichts ausrichten.

»Sournois ist französisch«, erklärt Tamika und sieht Deputy Ramirez entsetzt an. »Übersetzt heißt das: hinterhältig.«

Die Pupillen in Deputy Ramirez' Augen weiten sich, sie nimmt jetzt Tamikas Hand und drückt diese ganz fest.

»Versuche, ganz ruhig zu bleiben«, beschwört sie sie.

»Ich will ihr die Augen auskratzen, das ist doch eine Farce hier!«

»Still jetzt! Nach der Zeremonie gehen wir kurz raus.«

Nachdem William seinen Notizzettel tränenreich wieder in der inneren Tasche verstaut hat, ist nun Jenny an der Reihe ihre vorbereiteten Worte vorzutragen.

»Lieber William, du sprichst mir aus der Seele. Es war die Fügung des Schicksals, die uns zusammenbrachte. Eine glückliche Fügung. Und so soll es von nun an bleiben«, endet sie mit einem Lächeln, welches von dem Auf- und Zuschlagen der getuschten Wimpern begleitet wird.

Beinahe hastig präsentiert Schwester Betsy jetzt die Eheringe auf einem flaschengrünen Samtkissen. William streift Jenny ihren Ring über, danach erhält er seinen Ring von ihr, gefolgt von einem langen, intensiven Kuss. Tamika verzieht tonlos das Gesicht, jedoch kann es nicht einmal ansatzweise die Abscheu widerspiegeln, die sie in ihrem Inneren spürt. Sie hört Deputy Ramirez neben sich schlucken. In dieser Sekunde erfüllt die Orgelmusik erneut die Kapelle, Jenny, nun von William gestützt, geht voran in Richtung Ausgang, gefolgt von den beiden Trauzeuginnen und den Eltern des Bräutigams, sowie zuletzt von Tamika und Deputy Ramirez. Vor der ausladenden Holztür erhält das frisch vermählte Paar die Gratulationen und Glückwünsche der Anwesenden. Mit weichen Knien gelingt es Tamika, die Angelegenheit ohne unpassenden Kommentar hinter sich zu bringen. Im Garten hinter der Kirche findet nun noch eine von Williams Familie organisierte kleine Feier mit Sekt und Canapés statt. Auch hier bietet sich dem Betrachter ein reizendes Bild: Zwischen den Rosenbeeten auf einer sattgrünen Wiese befinden sich mit weißen Tischtüchern überzogene Stehtische. Rosa Schleifen und Blumenschmuck verbreiten eine dem Anlass angemessene Feierlichkeit. Unter dem azurblauen Himmel schießt Williams Schwester einige Aufnahmen des Brautpaares vor dieser Kulisse. William und Jenny strahlen um die Wette, seine Familie sowie Schwester Betsy sind zu Tränen gerührt, während sie ein Plausch halten und den beiden beim fotografiert werden zusehen. Etwas abseits stehen Deputy Ramirez und Tamika, welche sich bereits zum zweiten Mal von dem Sekt nachschenkt. Deputy Ramirez nimmt ihr sogleich das langstielige Glas ab.

»Reiß dich zusammen, Tamika«, zischt sie ihr zu.

Die Fotoaufnahmen scheinen beendet zu sein und Jenny lässt ihren Blick jetzt durch den Garten schweifen. Ein zufriedener, ja geradezu triumphaler Ausdruck liegt auf ihren Gesichtszügen. Dann fixiert sie die beiden Frauen, die sich noch immer am Rande des Geschehens befinden. Ihr Herzschlag beschleunigt sich, als Tamika feststellt, wie Jenny auf sie und Deputy Ramirez zukommt. Im Hintergrund sieht sie, wie Familie Birch angeregt und fröhlich lachend miteinander spricht.

»Ist es nicht ganz wundervoll hier?« Jenny lächelt.

»Besser als der Knast auf jeden Fall.« Tamikas Stimme klingt hart.

Jenny setzt eine verständnislose Miene auf: »Ich verstehe nicht ganz.«

»Oh, du verstehst sehr gut, du mordende Schlange.«

Augenblicklich ändert sich Jennys Gesichtsausdruck. Ihre Mundwinkel rutschen nach unten und sie kneift die Lieder leicht zusammen. Ihre Stimme ist eine Oktave höher gerutscht und wird von einem sarkastischen Unterton begleitet.

»Ich habe wirklich keinen blassen Schimmer, wovon du redest«, erwidert sie gelassen. Das Sektglas in Tamikas Händen betrachtend, fügt sie hinzu: »Vielleicht solltest du nicht so viel trinken. Bekommt dir nicht.«

»Ich weiß, dass du mit Milt zusammen die Frauen gefangen und getötet hast!« Tamikas Nasenflügel beben vor Wut.

»Das ist ja wirklich zu drollig, was du dir da zusammengereimt hast. Wenn es tatsächlich Beweise gäbe, meinst du nicht, die Polizei hätte mich nicht schon längst verhaftet?« Jenny legt den Kopf schief und zeigt ein abfälliges Grinsen.

Bevor Tamika einen Satz nach vorne ausführen kann, hält sie der Arm von Deputy Ramirez zurück. Jennys Kopf wandert nun auf die andere Seite in die Schieflage.

»Wenn ihr mich jetzt entschuldigen wollt, mein reizender Bräutigam hat sicherlich schon Sehnsucht nach mir.«

Sie dreht sich auf dem Absatz um und begibt sich ohne umzublicken zu dem Stehtisch, an dem sich die kleine Hochzeitsgesellschaft befindet. William legt sofort seinen Arm um sie. Tamika und Deputy Ramirez sehen Jenny noch hinterher, bis sie am Tisch ankommt, dann blicken sie sich gegenseitig kapitulierend an.

»Sie hat recht, Tamika. Ihr kann nicht das Geringste nachgewiesen werden. Lass uns gehen.«

Deputy Ramirez zieht sie am Ärmel ihrer Bluse fort von den feiernden Menschen.

LUZIFER
VERLAG